ISSN
0001-5318

ACTA BIOLOGICA ET MEDICA GERMANICA

Zeitschrift für funktionelle Biowissenschaften

Band 36
Heft 9 · 1977
Seite 1199–1362

EVP 24,- M

ABMGAJ 36 (9) 1199–1362 (1977)

31002

THEORIA CUM PRAXI

AKADEMIE-VERLAG
BERLIN

Aufnahmebedingungen

1. Die ACTA BIOLOGICA ET MEDICA GERMANICA, Zeitschrift für funktionelle Biowissenschaften, publiziert Arbeiten aus den Fachgebieten Biochemie, Molekular- und Zellbiologie, Physiologie (einschließlich Pathophysiologie), Pharmakologie und Immunbiologie. Es werden nur Arbeiten angenommen, die nicht an anderer Stelle mit demselben Inhalt veröffentlicht oder zur Veröffentlichung angeboten werden. Der Autor verpflichtet sich nach Annahme, die Arbeiten an keiner anderen Stelle zu veröffentlichen.

2. Die Arbeit muß wissenschaftlich wertvoll sein. Bestätigungen bekannter Tatsachen, Versuche und Beobachtungen ohne positives Ergebnis werden, wenn überhaupt, nur in kürzester Form aufgenommen. Nicht aufgenommen werden Polemiken und spekulative Arbeiten, falls sie nicht wesentlich neue Gesichtspunkte enthalten.
   Die Arbeiten sollen den Charakter wissenschaftlicher Originalarbeiten haben. Als solche gelten alle Mitteilungen, die zur vorwärtsführenden Erweiterung des Erkenntnisstandes auf den genannten Fachgebieten führen. Originalarbeiten sollen 20 Manuskriptseiten nicht überschreiten. Kurzmitteilungen werden bei der Drucklegung zeitlich bevorzugt; sie dürfen 5 Manuskriptseiten nicht überschreiten. Als Kurzmitteilung gelten solche Arbeiten, in denen über neue Ergebnisse berichtet wird, ohne Details einer Originalarbeit zu enthalten.
   Besonders aktuelle Untersuchungsergebnisse können in kurzer Form (bis 4 Seiten) im Offsetverfahren publiziert werden, wofür reproduktionsreife Manuskripte erforderlich sind.
   In Form von Übersichtsarbeiten (Reviews) werden Artikel entgegengenommen, die zu aktuellen Gebieten einen Überblick geben, in dem Fakten dargestellt, besprochen und kritisch bewertet werden.

3. Die Arbeiten müssen so kurz als möglich abgefaßt werden und in einem druckreifen Zustand geschrieben sein. Einleitung (Problematik), Methodik, Befunde und Diskussion sollen deutlich in Erscheinung treten. Der Arbeit ist eine Zusammenfassung der wesentlichsten Ergebnisse voranzustellen, wobei bei deutschsprachigen Manuskripten auch eine englische Übersetzung notwendig ist.
   Arbeiten werden in Deutsch, Englisch und Russisch angenommen. Die Manuskripte sind in zweifacher Ausfertigung einzureichen. Bei Manuskripten in deutscher Sprache ist die Schreibweise des „Duden" verbindlich; bei eingedeutschten Wörtern ist die „K-Z"-Schreibweise anzuwenden.
   Von den Abbildungen sind 2 Kopien sowie 1 Satz reproduktionsreife Vorlagen beizufügen. Genaue Hinweise zur Manuskriptgestaltung sind von der Redaktion der Zeitschrift anzu fordern und unbedingt einzuhalten. Manuskripte, die diesen Bedingungen nicht entsprechen, gehen unbearbeitet zur Revision an den Autor zurück.

4. Die Arbeiten werden im Sofortumbruch gesetzt; Korrekturen in Form von Streichungen bzw. Zusätzen sind daher in der Umbruchkorrektur nicht zulässig.

5. Manuskripte sind an die Redaktion der ACTA BIOLOGICA ET MEDICA GERMANICA, DDR-1115 Berlin-Buch, Lindenberger Weg 70, zu senden.

6. Von jeder Originalarbeit werden kostenlos 80 Sonderdrucke geliefert.

Chefredaktion/Herausgeber

Zeitschrift ACTA BIOLOGICA ET MEDICA GERMANICA

Herausgeber: Prof. Dr. R. Baumann, Prof. Dr. H. Dutz, Prof. Dr. A. Graffi, Prof. Dr. F. Jung, Prof. Dr. O. Prokop, Prof. Dr. S. M. Rapoport.

Verlag: Akademie-Verlag, DDR-108 Berlin, Leipziger Straße 3–4; Fernruf 2236221 oder 2236229; Telex-Nr. 114420; Postscheckkonto: Berlin 35021. Bank: Staatsbank der DDR, Berlin, Kto.-Nr.: 6836-26-20712.

Chefredaktion: Prof. Dr. Heinz Bielka, Prof. Dr. Werner Scheler.

Anschrift der Redaktion: DDR-1115 Berlin-Buch, Lindenberger Weg 70. Fernruf: 5697851, App. 222.

Veröffentlicht unter der Lizenznummer 1318 des Presseamtes beim Vorsitzenden des Ministerrates der Deutschen Demokratischen Republik.

Gesamtherstellung: VEB Druckerei „Thomas Müntzer", DDR-582 Bad Langensalza.

Erscheinungsweise: Die Zeitschrift erscheint monatlich. Die 12 Hefte eines Jahrganges bilden einen Band. Bezugspreis je Heft 35,— M (Preis für die DDR: 24,— M); Bandpreis 420,— M zuzüglich Versandspesen (Preis für die DDR 288,— M).

Bestellnummer dieses Heftes: 1053/XXXVI/9.

AN (EDV) 50117

ACTA BIOLOGICA ET MEDICA GERMANICA

ISSN 0001-5318

Zeitschrift für funktionelle Biowissenschaften **Band 36 1977 Heft 9**

Acta biol. med. germ., Band 36, Seite 1199—1212 (1977)

Forschungsinstitut Manfred von Ardenne, 8051 Dresden—Weißer Hirsch, DDR

Messungen und Berechnungen zur Aglykon-Freisetzung aus hochmaskierten CMT-Selectinen mit β-Glukuronidase bei pH 6

Realisierung des Transportform-Wirkform-Prinzips mit Kanzerotoxika: Selektivitätstheorie

M. VON ARDENNE, A. VON ARDENNE und W. KRÜGER

Eingegangen am 15. 7. 1976, nach Revision am 24. 11. 1976)

Zusammenfassung

Methoden und Ergebnisse der Bestimmung von Zeitkonstanten für die Aglykonfreisetzung aus verschiedenen Glukuroniden (CMT-Selectinen) mit β-Glukuronidase werden beschrieben. Auf der Basis der Bestimmung bzw. Kenntnis der Zahlenwerte der beteiligten Parameter sowie der zu erwartenden Penetrationseigenschaften der Glukuronide in die Zellen wird eine Abschätzung der mit CMT-Selectinen theoretisch möglichen Selektivität bei hochgradiger Übersäuerung der Krebsgewebe vorgenommen. Die unter den angegebenen Vereinfachungen hierfür aufgestellten Gleichungen werden mitgeteilt und ausgewertet. Der berechnete hohe Selektivitätswert $S \approx 20$ ist praktisch nur dann realisierbar, wenn das betreffende CMT-Selectin einen Maskierungsindex in bezug auf toxische Wirkung und renale Clearance mit einem Wert von $S^* > 20$ hat. Da die CMT-Selectine chemisch so gestaltet sind, daß ein hoher Maskierungsindex vorliegt, gelingt mit ihnen die Realisierung des echten Transportform-Wirkform-Prinzips bei verschiedenen Arten von Kanzerotoxika.

Abkürzungen: PPG = Phenolphthalein-β-D-glukuronid; pNPG = p-Nitrophenyl-β-D-glukuronid; pNPGMe = p-Nitrophenyl-β-D-glukuronsäuremethylester; 2,4-DNPGMe = 2,4-Dinitrophenyl-β-D-glukuronidmethylester; 6-MPGNa = 6-Merkaptopurin-β-D-glukuronid (Na-Salz); Me = Methylester; CMT = „Cancer Multistep Therapy" (Krebs-Mehrschritt-Therapie)

Einleitung

Seit einem Jahrzehnt verfolgen wir zur Gestaltung einer Krebs-Chemotherapie hoher Selektivität zwei Forschungsziele:

1. Die möglichst starke, selektive Übersäuerung aller Krebsgewebe des Organismus [1]. Als Mittel hierzu fanden wir die Stimulierung der aeroben Glykolyse der Krebszellen [2—3] durch Erhöhung der Blutglukosekonzentration um etwa den Faktor 4 über mehr als 4 Std. [4—9] und die zusätzliche Verstärkung der Übersäuerung durch spezielle Pharmaka, wie z. B. die körpereigene Substanz NAD (Nikotinamid-Adenin-Dinukleotid) [10]. So konnten wir den mittleren *p*H-Wert im Krebsgewebe von normal 6,9 bis 7,2 auf 5,75 (gemessener Streubereich 5,40 bis 6,10) senken.
2. Die möglichst starke, selektive Aktivierung von kanzerotoxischen Substanzen im hochübersäuerten Krebsgewebe. Unter den von uns hierzu früher gewiesenen Wegen [1, 11] bevorzugen wir heute die Nutzung von Glukuroniden mit stark wirkenden kanzerotoxischen Verbindungen als gut maskierbarem Aglykon (CMT-Selectine [12] mit hohem Maskierungsindex) und die Freisetzung solcher Aglykone durch β-Glukuronidase [13]. Dieses Enzym liegt im stark übersäuerten Krebsgewebe in freier Form hinreichend aktiv und in gegenüber Normalgeweben selektiv erhöhter Konzentration intrazellulär (und extrazellulär) vor [14]. β-Glukuronidase hat nach unseren Messungen bei *p*H 6 eine etwa 9fach höhere Aktivität als beim *p*H-Wert des Normalgewebes. Der aus der relativ höheren Konzentration folgende Aktivitätsgewinn beträgt 2—4, so daß sich theoretisch ein totaler Aktivitätsgewinn in Krebsgeweben von A = 18—36 gegenüber Normalgeweben errechnet [14]. Hinzu kommt der weitere Vorteil, daß wegen der relativ niedrigen Molmasse der CMT-Selectine ihre Wirkdosisabnahme im interkapillaren Raum der Krebsgewebe klein bleibt [15].

Hingegen versuchen andere Autoren [16, 17], durch Applikation von verschiedenartigen Glykosiden und den korrespondierenden, aber körperfremden Enzymen eine Verwirklichung des Transportform-Wirkform-Prinzips unter Nutzung der künstlichen Krebsgewebe-Übersäuerung zu erreichen.

Aufgabe der vorliegenden Arbeit ist es, durch Messungen und Berechnungen zur Aglykon-Freisetzung aus verschiedenen CMT-Selectinen sowie durch Bestimmung ihres „Maskierungsindex" eine Abschätzung des zu erwartenden Selektivitätsfaktors S zu ermöglichen. Ein weiteres Ziel ist die Gewinnung wegweisender Aspekte für die Entwicklung von Selectinen mit einer im geschilderten Sinne günstigen Molekülstruktur.

Zur Abschätzung des theoretischen Selektivitätsfaktors (ideale Maskierung) müssen, wie die in der Diskussion skizzierte Selektivitätstheorie der CMT-Selectine zeigt, die Zahlenwerte folgender vier Zeitkonstanten bekannt sein:

Aglykon-Freisetzung im Normalgewebe: $\tau_B = A \cdot \tau_{B_t}$

Aglykon-Verbrauch im Normalgewebe: τ_G

Aglykon-Freisetzung im Krebsgewebe: τ_{B_t}

Aglykon-Verbrauch im Krebsgewebe: τ_{G_t}

In erster Näherung können für membranaktive Aglykone mit geringem Verbrauch im Gewebe die früher beschriebenen Werte [15] für Standard-Kanzerostatika

$\tau_G \approx 30$ min und $\tau_{G_t} \approx 60$ min verwendet werden. Experimentell bestimmt werden muß hier nur die Zeitkonstante der Aglykon-Freisetzung im Krebsgewebe τ_{B_t} für die verschiedenen CMT-Selectine. Die Zeitkonstante der Aglykon-Freisetzung im Normalgewebe τ_B ist dann um den Faktor des totalen Aktivitätsgewinnes $A = 18$ bis 36 größer als τ_{B_t}.

Material und Methoden

Gewinnung der Enzympräparate

Für vergleichende Untersuchungen stand gereinigte β-Glukuronidase aus Rinderleber (Serva Heidelberg) mit einer spezifischen Aktivität von 290 Fishman-Einheiten (FE)[1] je mg zur Verfügung.

Für Messungen mit β-Glukuronidase aus Rattenleber bzw. -tumoren dienten als Enzymquelle im allgemeinen 1—10%ige Organhomogenate mit Zusatz von 0,2% Triton X-100 [14]. Die spezifische Enzymaktivität dieser Präparate wurde aus dem Stoffumsatz bei Substratsättigung über eine Eichkurve errechnet [14, 18].

Verwendete Glukuronide als Substrate

Phenolphthalein-β-D-glukuronid (PPG) als Modellsubstanz und p-Nitrophenyl-β-D-glukuronid (pNPG) als Prototyp (Entkoppler und Glykolysestimulator) bezogen wir von Serva-Heidelberg. p-Nitrophenyl-β-D-glukuronsäuremethylester (pNPGMe), 2,4-Dinitrophenyl-β-D-glukuronidmethylester (2,4-DNPGMe) und 6-Merkaptopurin-β-D-glukuronid als Na-Salz (6-MPGNa) wurden von unserer biochemisch-präparativen Arbeitsgruppe dargestellt (Mahrwald und Oehlke, unveröffentlicht). Synthesen weiterer Glukuronide bzw. Glukuronidmethylester sind z. T. bereits abgeschlossen, z. T. noch in Arbeit.

Bestimmung der Aglykonfreisetzungs-Zeitkonstante τ_{B_t}

Aus der Michaelis-Menten-Gleichung läßt sich die Zeitkonstante τ für den Substratverbrauch im ungesättigten Bereich[2] bei einer bestimmten Enzymkonzentration ableiten. Sie ergibt sich nach [1] (Band 2, S. 865—866) als

$$\tau = \frac{K_M}{v_{\max}}. \qquad \text{(Gl. 1)}$$

Sie ist als Substratverbrauchs-Zeitkonstante oder — hier im speziellen Fall mit dem Symbol τ_{B_t} — als Aglykonfreisetzungs-Zeitkonstante definiert und stellt die wichtige Maßzahl für die Freisetzung des kanzerotoxisch wirksamen Aglykons am Wirkort durch die tumoreigene β-Glukuronidase dar. Zur Bestimmung von τ müssen demnach für jedes Substrat (Glukuronid die beiden Größen K_M und $v_{\max}$ ermittelt werden. Da die maximale Reaktionsgeschwindigkeit von der Enzymkonzentration abhängt, ist in Gl. 1 derjenige $v_{\max}$-Wert einzusetzen, der der intrazellulären bzw. extrazellulären Konzentration der β-Glukuronidase in Tumoren entspricht.

In Vorversuchen war festgestellt worden, daß die Michaelis-Konstanten der einzelnen Substrat/Enzym-Paare weniger von der Herkunft der β-Glukuronidase (Rinderleber, Rattenleber, Experimental- und menschliche Tumoren) als vielmehr von der Art des Substrats beeinflußt werden. Somit kann das im folgenden durchgerechnete Beispiel mit PPG als Substrat und β-Glukuronidase aus Rinderleber als repräsentativ für die anderen untersuchten Glukuronide gelten, deren Spaltung vorzugsweise mit Rattenleberhomogenat als β-Glukuronidase-Quelle gemessen wurde.

Die Bestimmung der Michaelis-Konstante erfolgte aus den in [14] abgeleiteten Gründen einheitlich bei pH 6,0 in Phosphatpuffer nach Sörensen nach bekannten Methoden [19]. Dieser pH-Wert entspricht nicht dem pH-Optimum der β-Glukuronidase; dagegen repräsentiert er

[1] 1 FE = 0,0534 mU; 1 mU = 19,08 FE.

[2] Aus praktischen Überlegungen geht hervor, daß bei Applikation der CMT-Selectine in den Organismus die Tumor-β-Glukuronidase nicht mit $v_{\max}$ bei Substratsättigung arbeitet.

die durchschnittlichen in-vivo-Verhältnisse eines hoch übersäuerten Tumors. In der Regel enthielten die Ansätze 0,1 ml Leberhomogenat (als Enzymquelle), 0,1 ml Substratlösung und 0,8 ml Phosphatpuffer mit Zusatz von 0,2% Triton X-100. Die Abstufungen der Substratkonzentrationen lagen für PPG zwischen 50 und 500 nMol/ml im Ansatz, für pNPG zwischen 400 und 4000 nMol/ml, für pNPGMe zwischen 500 und 5000 nMol/ml, für 2,4-DNPGMe zwischen 5 und 1500 nMol/ml und für 6-MPGNa zwischen 5 und 500 nMol/ml, so daß jeweils bei den höchsten Konzentrationen Substratsättigung des Enzyms gemäß den Voraussetzungen der Michaelis-Menten-Kinetik gegeben war.

Die Inkubationszeit betrug anfangs 20, später einheitlich 30 min bei 37 °C. Anschließend wurde die Reaktion durch Einstellen der Gefäße in ein siedendes Wasserbad (1 min) abgestoppt; der Eiweißniederschlag wurde hochtourig abzentrifugiert und vom klaren Überstand ein aliquoter Teil zur Bestimmung des freigesetzten jeweiligen Aglykons entnommen.

Phenolphthalein und p-Nitrophenol wurden in Anlehnung an [19] nach Alkalisieren auf *p*H 10,2 spektrophotometrisch bei 540 bzw. 420 nm gemessen.

2,4-DNPGMe zersetzt sich bei *p*H-Werten oberhalb 7 bereits in merklichem Maße spontan, so daß in diesem Falle die spektrophotometrische Bestimmung des Aglykons bei *p*H 6,0 vorgenommen werden mußte. Für 2,4-Dinitrophenol beträgt bei diesem *p*H-Wert und $\lambda =$ 360 nm nach eigenen Messungen $\varepsilon = 21{,}47 \pm 0{,}87\ \mathrm{cm}^2 \cdot \mu\mathrm{Mol}^{-1}$, womit eine bequeme Bestimmung, auch in Gegenwart von Enzymeiweiß, erfolgen konnte.

Die Bestimmung des freigesetzten 6-MP erfolgte ebenfalls spektrophotometrisch bei $\lambda =$ 360 nm und *p*H 6,0. Der Extinktionskoeffizient beträgt hierbei $\varepsilon = 20{,}83 \pm 0{,}15\ \mathrm{cm}^2 \times \mu\mathrm{Mol}^{-1}$, während das Glukuronid eine vernachlässigbar kleine Extinktion bei dieser Wellenlänge aufweist ($\varepsilon \approx 0{,}4\ \mathrm{cm}^2 \cdot \mu\mathrm{Mol}^{-1}$).

Aus der Differenz zwischen jeweils eingesetzter und verbleibender Substratkonzentration ist der enzymatische Umsatz leicht zu berechnen. Die Bestimmungen werden für verschiedene Enzymkonzentrationen jeweils doppelt ausgeführt, so daß zur Mittelwertbildung für K_M mindestens 8—10 Einzelwerte zur Verfügung standen.

Die Einzelwerte der Michaelis-Konstante K_M wurden jeweils aus den Lineweaver-Burk-Diagrammen über eine den Meßwerten zugeordnete Regressionsgerade mit Hilfe des Tischcomputers Programma P 602 (Olivetti) berechnet. Als Ordinate wurden, wie das Beispiel in Abb. 1 zeigt, die reziproken Extinktionen aufgetragen, die der reziproken Reaktionsgeschwindigkeit direkt proportional sind.

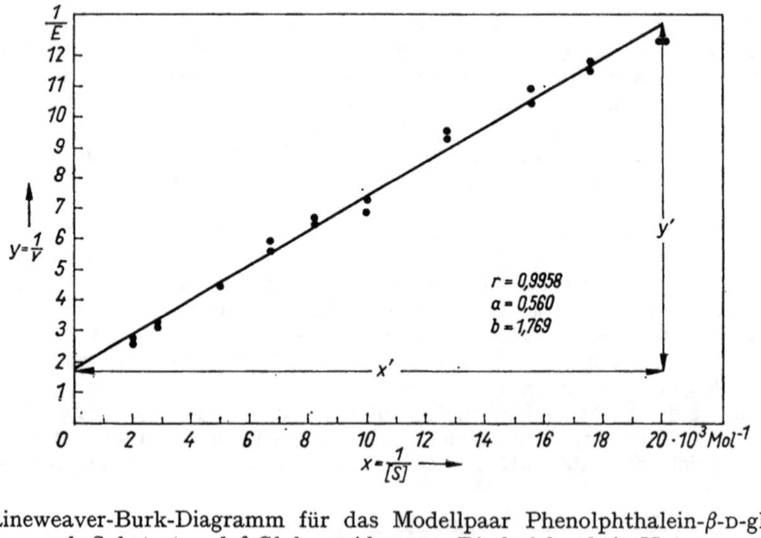

Abb. 1. Lineweaver-Burk-Diagramm für das Modellpaar Phenolphthalein-β-D-glukuronid als Substrat und β-Glukuronidase aus Rinderleber bei *p*H 6.0.
Enzymkonzentration im Test: 174 FE · ml⁻¹ (= 9,1 mU · ml⁻¹)

Die Michaelis-Menten-Gleichung entspricht in ihrer reziproken Darstellung nach Lineweaver-Burk

$$\frac{1}{v} = \frac{K_M}{v_{\max}} \cdot \frac{1}{[s]} + \frac{1}{v_{\max}} \qquad \text{(Gl. 2)}$$

einer Geradengleichung der Form $y = ax + b$, deren Koeffizienten für die in Abb. 1 gegebene Darstellung lauten: $a = 0{,}560$; $b = 1{,}769$. Nach [20] läßt sich ableiten, daß

$$K_M = v_{\max} \cdot \operatorname{tg} \alpha\,, \qquad \text{(Gl. 3)}$$

wobei $\operatorname{tg} \alpha = y'/x'$ bzw. $a = \operatorname{tg} \alpha \cdot 10^{-3}\,\text{Mol} \cdot l^{-1}$ ist. Da $\frac{1}{v_{\max}} = y$ für $x = 0$ bzw. $\frac{1}{v_{\max}} = b$ ist, ergibt sich $v_{\max}$ zu $\frac{1}{1{,}769} = 0{,}565 = E \triangleq 146{,}5$ nMol Phenolphthalein/ml · 20 min

(aus einer vorher erstellten Eichkurve) oder

$$v_{\max} = 7{,}325\ \text{nMol} \cdot \text{ml}^{-1} \cdot \text{min}^{-1}$$

bei einer verwendeten Enzymkonzentration von $c_E = 174$ FE · ml^{-1} im Test.
Nach Gl. 3 ist dann

$$K_M = 0{,}565 \cdot 0{,}560 \cdot 10^{-3}\,\text{Mol} \cdot \text{l}^{-1} = 3{,}16 \cdot 10^{-4}\,\text{Mol} \cdot \text{l}^{-1}$$

Aus den einzelnen mit verschiedenen c_E durchgeführten Versuchen zur K_M-Bestimmung läßt sich eine lineare Beziehung zwischen c_E mit $v_{\max}$ herleiten. Diese Gesetzmäßigkeit kann man ausnutzen, um $v_{\max}$-Werte bei hohen Enzymkonzentrationen, wie sie im Tumorgewebe vorkommen, aber nicht direkt experimentell zugänglich sind, zu berechnen. Trägt man $v_{\max}$ gegen die Enzymkonzentration c_E auf, so resultiert, wie Abb. 2 zeigt, eine Gerade, aus deren Parametern für die Regressionsgleichung ($a = 0{,}0484$ und $b = -0{,}2566$) die gewünschten $v_{\max}$-Werte durch Extrapolation berechnet werden können. Für verschiedene menschliche Tumoren mit einer Konzentration an intrazellulärer freier β-Glukuronidase von im Mittel 50 mU g^{-1} (= 954 Fishman-Einheiten · g^{-1}) errechnet sich ein $v_{\max}$ von 45,9 nMol Phenolphthalein · ml^{-1} · min^{-1} (vgl. Tabelle 1). Nunmehr können nach Gl. 1 unter den Bedingungen, wie sie in Tumoren durchschnittlich zu erwarten sind, die τ_{B_t}-Werte errechnet werden. Für PPG (als Beispiel) beträgt die mittlere Michaelis-Konstante nach Tabelle 1 $K_M = 3{,}05 \times 10^{-4}\,\text{Mol} \cdot \text{l}^{-1}$, $v_{\max} = 45{,}9\,\text{nMol} \cdot \text{ml}^{-1} \cdot \text{min}^{-1}$ für eine intrazelluläre Enzymkonzentration von 50 mU · g^{-1}, so daß sich ergibt

$$\tau_{B_t} = \frac{K_M}{v_{\max}} = \frac{3{,}05 \cdot 10^{-4}\,\text{Mol} \cdot \text{l}^{-1}}{45{,}9\,\text{nMol} \cdot \text{ml}^{-1} \cdot \text{min}^{-1}} = 6{,}6\ \text{min}\,.$$

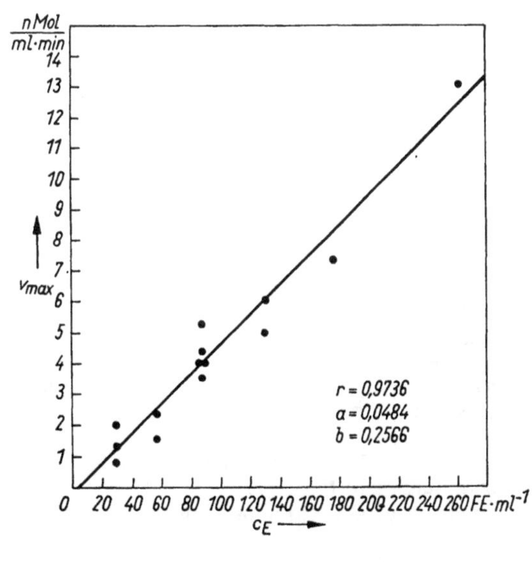

Abb. 2. Linearer Zusammenhang zwischen $v_{\max}$ und Enzymkonzentration c_E für das Modellpaar Phenolphthalein-β-D-glukuronid (500 nMol · ml^{-1} im Test) und β-Glukuronidase aus Rinderleber bei pH 6,0

Für eine extrazelluläre β-Glukuronidasekonzentration von 6 mU · g^{-1} erhält man aus Abb. 2 für $v_{max} = 5{,}27$ nMol · ml^{-1} · min^{-1} und damit nach Gl. 1

$$\tau_{B_t} = \frac{3{,}05 \cdot 10^{-4}\,\text{Mol} \cdot \text{l}^{-1}}{5{,}27\,\text{nMol} \cdot \text{ml}^{-1} \cdot \text{min}^{-1}} = 57{,}8\,\text{min}$$

Nach diesen Verfahren wurden alle in Tabelle 1 enthaltenen K_M-, v_{max}- und τ-Werte ermittelt.

Ergebnisse

Aglykonfreisetzungs-Zeitkonstanten bei verschiedenen CMT-Selectinen und Glukuroniden

Die aus den K_M- und v_{max}-Werten berechneten Zeitkonstanten τ_{B_t} der Aglykonfreisetzung aus den bisher untersuchten CMT-Selectinen und Glukuroniden sind in Tab. 1 enthalten. Wie das Beispiel im methodischen Teil zeigt, wurden die Zeitkonstanten für zwei verschiedene β-Glukuronidasekonzentrationen berechnet. Diese Enzymkonzentrationen sind das Ergebnis noch laufender Untersuchungen über den β-Glukuronidasegehalt menschlicher Tumoren (Mamma, Lunge, Cervix, Ovar; LIPPMANN, KRÜGER et al. [21]). Nach diesen Messungen kann die

Tabelle 1

K_M, v_{max} und τ_{B_t} (Zeitkonstante der Aglykonfreisetzung) für verschiedene Glukuronide (CMT-Selectine) bei *p*H 6,0 mit β-Glukuronidase unterschiedlicher Herkunft. Die angegebenen Enzymkonzentrationen entsprechen dabei den bei soliden Tumoren in vivo intrazellulär und extrazellulär zu erwartenden Werten

Glukuronid (CMT-Selectin)	$K_M \cdot 10^4$ [Mol · l^{-1}]	intrazellulär bei $c_E = 50$ mU · g^{-1}		extrazellulär bei $c_E = 6$ mU · ml^{-1}	
		v_{max} [nMol · ml^{-1} · min^{-1}]	τ_{B_t} [min]	v_{max} [nMol · ml^{-1} × min^{-1}]	τ_{B_t} [min]
Phenolphthalein-β-D-glukuronid	3,05 ± 1,18[1] 4,54 ± 0,45[2] 2,47 ± 0,21[3]	45,9 122,7 47,7	7 4 5	5,3 13,5 5,8	58 34 42
p-Nitrophenyl-β-D-glukuronid	7,43 ± 0,50[2] 7,57 ± 0,05[3]	50,8 53,3	15 14	6,0 6,3	124 120
p-Nitrophenyl-β-D-glukuronsäure-methylester	13,94 ± 0,41[2]	150,5	9	17,7	79
2,4-Dinitrophenyl-β-D-glukuronsäure-methylester	nicht spaltbar[1,2]	—	—	—	—
6-Merkaptopurin-β-D-glukuronid	10,89 ± 1,13[1]	58,5	19	6,5	171

[1] Enzymquelle: Rinderleber (kommerzielles Präparat, Serva Heidelberg),
[2] Enzymquelle: Rattenleber,
[3] Enzymquelle: DS-Karzinosarkom.

durchschnittliche intrazelluläre Konzentration der freien β-Glukuronidase in menschlichen Krebsgeweben mit 50 mU · g^{-1} als vorläufig repräsentativ angesetzt werden. Der Wert von 6 mU · g^{-1} für die extrazelluläre Konzentration der freien β-Glukuronidase in menschlichen Krebsgeweben wurde als Richtwert aus Messungen an tierischen Aszitesseren abgeleitet[1].
Ein Vergleich der kinetischen Daten der einzelnen Glukuronide zeigt, daß trotz zu erwarten gewesener Unterschiede in den K_M-Werten die Freisetzungszeitkonstanten τ_{B_t} ziemlich eng beieinander liegen.
Diese als Vorteil anzusehende Gleichmäßigkeit hat ihre Ursache in den verschiedenen v_{max}-Werten bei den oben definierten Enzymkonzentrationen. Die Betrachtung zeigt weiter, daß die Angabe von K_M als eine von der Enzymkonzentration unabhängige Größe allein zur Charakterisierung nicht ausreicht, sondern daß nur die Umsatzzeitkonstante τ_{B_t} ein anschauliches Maß für die theoretisch zu erwartende Metabolisierungsgeschwindigkeit der neuen Krebspharmaka darstellt. Eine Ausnahme bildet der 2,4-Dinitrophenylglukuronidmethylester, der sich unter den von uns angewandten Bedingungen enzymatisch nicht spalten ließ, während das p-Nitrophenylderivat glatt umgesetzt wurde. Diese Verbindung scheidet damit aus dem Kreis der potentiell nutzbaren CMT-Selectine aus.
Die Umsatzzeitkonstanten der übrigen untersuchten CMT-Selectine und Glukuronide liegen jedoch in ihrer Gesamtheit bei beiden den Rechnungen zugrunde gelegten Enzymkonzentrationen noch so niedrig, daß eine für die therapeutische Aufgabe hinreichend schnelle Freisetzung des Aglykons in den Krebsgeweben gesichert ist. Die nahezu vollständige Freisetzung in den Krebsgeweben bei dem 2- bis 3fachen Wert der Zeitkonstante τ_{B_t} bleibt noch klein gegen die Dauer des Therapieprozesses.

Pharmakokinetische Folgerungen

In Abhängigkeit von verschiedenen Eigenschaften, z. B. Polarität (Karboxylgruppe der Glukuronsäure frei oder verestert), Bindungstyp (O- oder N-Glukuronide), Löslichkeitsverhalten usw. sind bezüglich der Penetrationsfähigkeit zwei Grenzfälle denkbar: Entweder dringen die CMT-Selectine in das Innere der Krebszellen ein oder verbleiben im Interstitium des Krebsgewebes. Die Bedeutung dieser Eigenschaft liegt auf der Hand. Im ersten Fall stünde für die Spaltung des Glukuronids eine mehr als 8mal so hohe Konzentration an β-Glukuronidase (50 mU · g^{-1}) zur Verfügung als im zweiten Fall (6 mU · g^{-1}). Sicher ist für die verschiedenen Typen der CMT-Selectine kein solches Entweder-Oder-Verhalten zu erwarten. Zur Zeit verfügen wir noch über keine exakten Messungen zum Penetrationsverhalten; die bereits vorliegenden bzw. in dieser Arbeit ermittelten Werte lassen jedoch eine mathematische Betrachtung der beiden erwähnten Grenzfälle sinnvoll erscheinen, weil sich daraus Richtwerte für die zu erwartenden Selektivitäten ergeben, die für die Synthese weiterer Glukuronide maßgeblich sein können.

[1] Die direkte Messung an soliden Tumoren ist technisch aufwendig [22] und wegen verschiedener Störungsmöglichkeiten problematisch. Der o. a. Wert stellt sicher die untere Grenze dar, denn in soliden Tumoren ist die Zelldichte größer als in Aszitestumoren. Außerdem ist während des Therapieprozesses ein Ansteigen der extrazellulären Enzymkonzentration im Zuge der sich anbahnenden Krebszellenzytolyse gegeben [23].

Abschätzung der theoretischen Selektivität hochmaskierter Selectine mit Penetration in die Zellen

Für die erste grobe Abschätzung der theoretischen Selektivität (ideale Maskierung) sei angenommen, daß die Selectinkonzentration im Blutkreislauf innerhalb der Infusionszeit (z. B. $t_I = 30$ min) konstant ist. Weiter vereinfachen wir, daß auch im Interkapillarraum die Selectinkonzentration innerhalb der Infusionszeit konstant ist. Diese Vereinfachung erscheint für den kapillarnahen Raum noch zulässig. Für genauere Berechnung dieser Konzentrationsverläufe wird auf [15] verwiesen. Unter diesen beiden vereinfachenden Annahmen ergeben sich die in Abb. 3 angegebenen Gleichungen für die Ankling- und Abklingphase des Aglykons im Gewebe. Um mit diesen Gleichungen eine allgemein gültige Aussage, unabhängig vom Typ des penetrierenden Selectins, zu erhalten, wurde für die Aglykonfreisetzungs-Zeitkonstante ein mittlerer Wert $\tau_{B_t} = 10$ min (s. Tab. 1) eingesetzt. Als totaler Aktivitätsgewinn wurde $A = 27$ verwendet ($A = 18$ bis 36; siehe Einleitung).

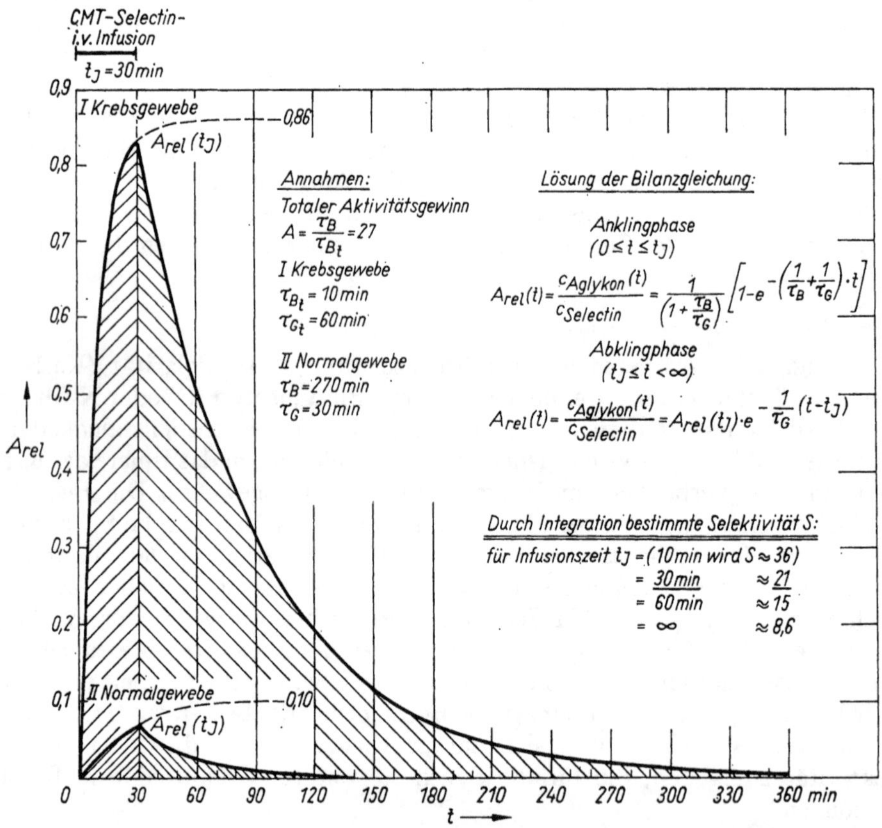

Abb. 3. Relative Aktivität A_{rel} des Systems CMT-Selectin/β-Glukuronidase in Krebsgewebe (I) und Normalgewebe (II) in Abhängigkeit von der Zeit t bei einer CMT-Selectin-Infusionsdauer von $t_I = 30$ min und die im Text genannten Annahmen. In erster Näherung wird die Konzentration des CMT-Selectins innerhalb der Infusionsdauer als konstant angesehen. Die Abnahme der Aglykonkonzentration ist dann allein durch die Verbrauchszeitkonstanten τ_{G_t} und τ_G bestimmt.

Wie aus der Abb. 3 zu erkennen ist, definieren wir als theoretische Selektivität S das Verhältnis der Flächen unter den $A_{\mathrm{rel}}(t)$-Kurven (schraffiert) von Krebsgewebe zu Normalgewebe. Sowohl die Anklingphase als auch die Abklingphase tragen zur Zunahme des S-Wertes bei. Zur bequemen Abschätzung des alleinigen Anteils S_{An} der Anklingphase an der theoretischen Selektivität eines bestimmten Selectins (d. h. mit bestimmten τ_{B_t}-Wert) wird eine weitere Darstellung in Abb. 4 für den Grenzfall unendlicher Infusionszeit gebracht. Mit den Zahlenwerten unseres Beispiels folgt für den Grenzfall unendlicher Infusionszeit $S \approx 8{,}6$.

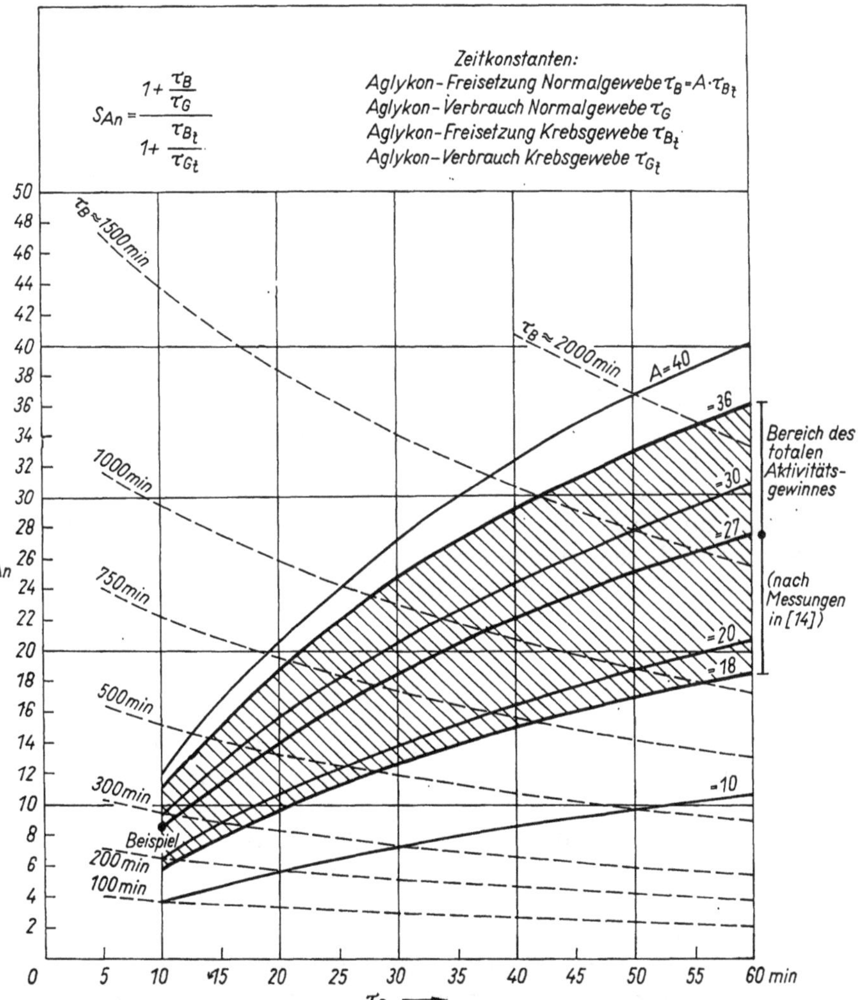

Abb. 4. Abschätzung des Beitrages S_{An} der Anklingphase zur Selektivität von CMT-Selectinen in Abhängigkeit von der Aglykonfreisetzungs-Zeitkonstante τ_{B_t} im Krebsgewebe und vom totalen Aktivitätsgewinn A.

Die mögliche Limitierung der Selektivität bei zu niedrigem Wert des „toxischen Maskierungsfaktors" ist vernachlässigt. Einzelheiten siehe Text

Für die Infusionszeit $t_I = 60$ min wird $S = 15$ und für die Infusionszeit $t =$ 30 min, welche der Darstellung in Abb. 3 zugrunde liegt, wird $S = 21$. Man sieht, daß unter diesen Bedingungen die Abklingphase einen nicht unbedeutenden Anteil an der Steigerung des S-Wertes hat und daß die berechnete theoretische Selektivitätszunahme mit $S = 21$ bemerkenswert hoch ist. Die für noch kürzere Infusionszeiten, z. B. $t_I = 10$ min, berechneten noch höheren S-Werte lassen wir unberücksichtigt, weil die obengenannten vereinfachenden Annahmen für eine Infusionszeit von $t_I = 30$ min dann nicht mehr zulässig sind.

Abschätzung der theoretischen Selektivität hochmaskierter Selectine ohne Penetration in die Zellen

Setzt man das Verhältnis der Konzentration der freien β-Glukuronidase im extrazellulären Raum zum intrazellulären Raum mit 1:8,3 an (6 mU:50 mU), so erhöht sich die Zeitkonstante der extrazellulären Aglykonfreisetzung τ_{B_t} auf den 8,3-fachen Wert. Die entsprechenden Zahlenwerte für die verschiedenen Selectine sind in Tab. 1 mit angegeben. Der wirkliche Wert für die Zeitkonstante des extrazellulären Falles dürfte besonders im zweiten Teil des Therapieprozesses wegen der einsetzenden Zytolyse zwischen den in Tab. 1 Spalte „intrazellulär“ und „extrazellulär“ genannten Werten liegen.

Bei größeren Absolutwerten für die beiden Zeitkonstanten der Aglykonfreisetzung im Krebsgewebe und im Normalgewebe gewinnt der Beitrag S_{An} der Anklingphase zur Selektivität größere Bedeutung (vgl. Abb. 4) gegenüber dem Beitrag der Abklingphase. — Die erzielbare theoretische Selektivität hängt vorwiegend von dem Verhältnis dieser beiden Zeitkonstanten, nicht aber von ihren Absolutwerten ab. Daraus ergibt sich, daß die Penetrationseigenschaften der CMT-Selectine nur geringen Einfluß auf den theoretischen Selektivitätsgewinn haben. Die größeren Absolutwerte der Aglykonfreisetzungs-Zeitkonstanten für die CMT-Selectine ohne Penetration sind jedoch bei der zeitlichen Programmierung der Applikation (Zeitpunkt, Zeitdauer) zu beachten.

Diskussion

Die hier vorgestellten Meßergebnisse und die daraus abgeleiteten Berechnungen lassen erkennen, daß unser Konzept, Glukuronide mit kanzerotoxischen Aglykonen durch tumoreigene β-Glukuronidase in hochübersäuerten Krebszellen zu spalten, eine begründete Realisierungschance des Transportform-Wirkform-Prinzips in der Krebs-Chemotherapie besitzt.

Als „CMT-Selectine“ bezeichnen wir gegenwärtig die C(6)-methylveresterten Glukuronide, da anzunehmen ist, daß die Veresterung der dissoziierbaren Karboxylgruppe die Penetrationsfähigkeit in die Zellen und das Clearance-Verhalten im Sinne einer längeren Verweildauer günstig beeinflussen. Inwieweit diese Vorstellungen zutreffen, ist Gegenstand gegenwärtiger Experimente.

Die bisher untersuchten Glukuronide und Selectine stellen nur eine kleine Auswahl der von uns geplanten oder bereits in der Synthese befindlichen Substanzen dar. ÜCer diese Stoffe gibt Tab. 2 Auskunft. Da nach Bukhari et al. [24] Glukuronsäureester, Na-Salze und O-Azylderivate wie die einfachen Glukuronide von

Tabelle 2
Übersicht über in der Synthese befindliche und geplante CMT-Selectine bzw. Glukuronide

Typ	Art der Aglykonwirkung	Aglykon (Beispiele)	Bindungstyp	Mechanismus der Aglykonwirkung
CMT-Selectine (Methylester von Glukuroniden)	Kanzerolytisch	Desoxycholsäure Vitamin A (Retinol)	O-Glykosid O-Glykosid	Membranschädigung Membranschädigung
	Kanzerostatisch	Anilinlost 5-Fluorurazil 6-Merkaptopurin 5-Chlor (Brom, Jod)-urazil	N-Glykosid O-Glykosid S-Glykosid bzw. N-S-bis -Produkt N-Glykoside	Alkylans Antimetabolit Antimetabolit Antimetabolite
	Kanzeroazidisch (Verstärkung der Tumorübersäuerung)	Mandelsäurenitril Zysteamin	O-Glykosid S-Glykosid	Hemmung der Zellatmung unbekannt
Glukuronide (mit vermutlich geringer(er) Selektivität oder Wirkung)	Kanzerolytisch	Diäthylstilböstrol	O-Glykosid (Mono- und bis -Produkt)	Membranschädigung
	Kanzerostatisch	Anilinlost	N-Glykosid	Alkylans
	Kanzeroazidisch	Mandelsäurenitril	O-Glykosid	Hemmung der Zellatmung

β-Glukuronidase im Tumor gespalten werden können, ergibt sich eine große Variationsbreite von möglichen wirksamen Verbindungen. Bei der Konzipierung weiterer CMT-Selectine streben wir a priori solche Glukuronid-Strukturen an, welche eine hohe wirksame Maskierung der Aglykonwirkung erwarten lassen. Daß dabei auch mit unerwarteten Besonderheiten gerechnet werden muß, zeigt die fehlende Spaltbarkeit des 2,4-Dinitrophenylglukuronsäuremethylesters im Vergleich zu seinem p-Nitrophenylderivat. Eine Analogie zu diesem Verhalten könnte der umgekehrte Vorgang der Glukuronidierung liefern, die sehr stark substratabhängig ist. TEMPLE et al. [25] stellten z. B. fest, daß Gunn-Ratten zwar die Fähigkeit besitzen, Anilin und *p*-Nitrophenol zu konjugieren, nicht aber das sehr nahe verwandte *o*-Aminophenol.

Es kann daher nicht unser Bestreben sein, alle denkbaren Derivate dieser Substanzklasse durch klassisches Screening im Tierversuch zu testen. Vielmehr sind wir der Überzeugung, daß die Lösung der oben geschilderten Aufgaben nur im Schnittpunkt experimenteller und theoretischer Wegweisungen erfolgen kann. In diesem Sinne sind die im Ergebnisteil angegebenen Berechnungen und die im folgenden dargestellte Ableitung des *Maskierungsindex* anzusehen.

In den theoretischen Ansätzen war vorausgesetzt worden, daß durch die Bindung des Aglykons an Glukuronsäure eine totale funktionelle Maskierung des Aglykons eintritt. Ob diese Voraussetzung hinreichend zutrifft oder in welchem Grade die funktionelle bzw. toxische Maskierung des Aglykons gelingt, hängt von der chemischen Gestaltung des Glukuronids [26] individuell ab.

Bei Glukuroniden bestimmen hauptsächlich die Quotienten der Toxizität und der renalen Clearance die Größe der wirksamen Maskierung. Als wegweisender Richtwert der wirksamen Maskierung kann daher der folgende „Maskierungsindex" dienen:

$$S^* \approx \underbrace{\frac{LD_{50}\text{ (gebundenes Aglykon)}}{LD_{50}\text{ (freies Aglykon)}}}_{\substack{\text{Toxischer}\\ \text{Maskierungsfaktor } M}} \cdot \underbrace{\frac{\text{Renale Clearance (freies Aglykon)}}{\text{Renale Clearance (gebundenes Aglykon)}}}_{\text{Clearancefaktor } C}$$

Der Richtwert S^* deutet die ungefähre obere Grenze für die mit dem betreffenden Glukuronid erzielbare Selektivität an. Der Clearancefaktor C wird bei einfachen Glukuroniden wegen ihrer besseren Löslichkeit Werte unter 1, bei Methylestern dagegen über 1 haben.

Bei der weiteren Entwicklung der CMT-Selectine ist natürlich anzustreben, daß der Maskierungsindex S^* größere Zahlenwerte aufweist als der theoretisch abgeleitete S-Wert. Nach ersten experimentellen Hinweisen zur Größe des toxischen Maskierungsfaktors M und des Clearancefaktors C läßt sich roh abschätzen, daß bei den bisher untersuchten Glukuroniden der Selektivitätsgewinn in der Regel noch durch die Größe des Maskierungsindex S^* limitiert wird.

Der toxische Maskierungsfaktor M bildet nach Art seiner Bestimmung die Hilfsgröße für die Dosierung der CMT-Selectine. Es sei D' die Dosis des freien Aglykons, welche mit Rücksicht auf die Toxizität dieser Substanz dem Organismus maximal in 30 min appliziert werden darf. Dann könnte im Prinzip vom zugeordneten Selectintyp die Dosis $D = M \cdot D'$ gegeben werden. In der klinischen Praxis sollte

bei den Selectinen der D-Wert nicht bis zur Grenze kritischer Toxizität (Nebenwirkungen) getrieben werden, sondern darunter bleiben.
Im Zusammenhang mit der Wahl des D-Wertes steht folgende Erfahrung: Es bereitet manchmal Schwierigkeiten, die zur vollen Wirkung notwendige Dosis in den Blutkreislauf zu applizieren. Deshalb sind bei der Konzipierung von CMT-Selectin-Pharmaka solche Aglykone zu bevorzugen, die eine sehr starke kanzerotoxische Wirkung haben, und solche Selectinformen (Methylester), bei denen eine relativ langsame renale Ausscheidung aus dem Blutkreislauf zu erwarten ist.

Die Durchführung dieser Arbeit erfolgte innerhalb des Komplexthemas „Krebs-Mehrschritt-Therapie" (Thementräger Forschungsinstitut Manfred von Ardenne, Dresden) unter der Wissenschaftkonzeption Geschwulstkrankheiten.

Fräulein G. Binder, Herrn G. Trautmann und Frau R. Wegner danken wir für technische Assistenz.

Literatur

[1] Ardenne, M. von: Theoretische und experimentelle Grundlagen der Krebs-Mehrschritt-Therapie. 2. Aufl. Volk und Gesundheit, Berlin 1970/71
[2] Warburg, O.: Über den Stoffwechsel der Tumoren. Springer, Berlin 1926
[3] Ardenne, M. von: Klin. Wschr. **48**, 1397 (1970)
[4] Ardenne, M. von: Vortrag im Heidelberger Krebsforschungszentrum am 25. 9. 1965 in Heidelberg
[5] Ardenne, M. von, P. G. Reitnauer u. D. Schmidt: Acta biol. med. germ. **22**, 35 (1969)
[6] Ardenne, M. von, P. G. Reitnauer, K. Rohde u. H. Westmeyer: Z. Naturforsch. **25b**, 1610 (1970)
[7] Ardenne, M. von, u. P. G. Reitnauer: Acta biol. med. germ. **25**, 483 (1970)
[8] Ardenne, M. von, R. A. Chaplain, P. G. Reitnauer u. K. Rohde: Acta biol. med. germ. **25**, 671 (1970)
[9] Arddenne, M. von, u. A. von Ardenne: Res. exp. Med. **17**, 177 (1977)
[10] Ardenne, M. von, u. P. G. Reitnauer: Arch. Geschwulstforsch. **46**, 197 (1976)
[11] Ardenne, M. von, u. F. Rieger: Z. Naturforsch. **22b**, 958 (1967)
[12] Ardenne, M. von, R. Mahrwald u. P. G. Reitnauer: Krebsgeschehen **7**, 79 (1975)
[13] Ardenne, M. von, u. P. G. Reitnauer: Arch. Geschwulst-forsch. **45**, 34 (1975)
[14] Ardenne, M. von, W. Krüger u. P. G. Reitnauer: Agressologie **18**, 135 (1977)
[15] Ardenne, M. von, u. A. von Ardenne: ArzneimittelForsch. **25**, 863 (1975)
[16] Schwabe, K., u. A. Graffi: Pharmazie **30**, 70 (1975)
[17] Schwabe, K., B. Tschiersch u. A. Arnold: Kolloquium im Zentralinstitut für Krebsforschung, Berlin—Buch, 20. 10. 1976
[18] Bergmeyer, H. U. (Hrsg.): Methoden der enzymatischen Analyse. 2. Aufl. Akademie-Verlag, Berlin 1970, S. 891
[19] Barman, T. E.: Enzyme Handbook, Vol. I. Springer, Berlin, Heidelberg, New York 1969
[20] Mattenheimer, H.: Die Theorie des enzymatischen Tests. Firmenschrift Boehringer, Mannheim 1971, S. 28
[21] Lippmann, H. G., W. Krüger, G. Elsner u. H. Wolff: Arch. Geschwulstforsch. **47**, 703 (1977)
[22] Gullino, P. M., u. R. H. Lannrotti: J. natn. Cancer Inst. **49**, 1349 (1972)
[23] Ardenne, M. von, u. P. G. Reitnauer: Z. Naturforsch. **29c**, 425 (1974)
[24] Bukhari, M. A., J. L. Everett u. W. C. J. Ross: Eur. J. Cancer **8**, 963 (1972)
[25] Temple, A. R., M. S. Clement u. A. K. Done: Proc. Soc. exp. Biol. Med. **128**, 307 (1968)
[26] Smith, R. L., u. R. I. Williams in: Glucuronic Acid Free and Combined. G. J. Dutton (Hrsg.). Academic Press, New York 1966, S. 457

Summary

M. von Ardenne, A. von Ardenne, and W. Krüger: Measurements and calculations of aglycon liberation from highly masked CMT selectines using β-glucuronidase at *p*H 6

The authors describe methods and results on the aglycon liberation from several glucuronides using β-glucuronidase in vitro. The glucuronides examined are prototypes of new potent anticancer drugs (so-called CMT selectines). Basing on the knowledge of the values and parameters involved theoretical considerations result in evaluations of the anticipated selective action of CMT selectines in artificially hyperacidified cancer tissues compared to normal tissues. The equations derived from certain mathematical simplifications are presented. The calculated high selectivity $S \approx 20$ can only be realized in vivo if the "masking index" s as to toxic action and renal clearance of a chosen CMT selectine is greater than 20. In fact, the hitherto known CMT selectines exhibit sufficiently high masking indices that the realization of a true transportation form/active form principle using different cancerotoxic agents as aglycones can be assumed.

Nachtrag bei der Korrektur

Inzwischen durchgeführte Untersuchungen zur weiteren Vervollkommnung des KMT-Konzeptes [1] führten zu dem bemerkenswerten Befund, daß eine langdauernde Tumorübersäuerung zu einer Hemmung der Blutmikrozirkulation infolge drastischer Rigiditätserhöhung der Erythrozyten führt. Nach [2] wird der Blutfluß im Tumorgebiet innerhalb 3 Std. gehemmt und ist nach 5 Std. nahezu völlig gestoppt. Diese Entdeckung hat auch Konsequenzen für die weitere Gestaltung des CMT-Selectin-Konzeptes. Durch die Hemmung der Mikrozirkulation werden die Tumorzellen in zunehmendem Maße von der Substratversorgung (und dem Pharmakoneinstrom!) abgeschnürt und gehen in die gegen Kanzerostatika weitgehend unempfindliche G_0-Phase über. Andererseits führt der Mikrozirkulationsstopp zu einem Laktatstau und dadurch zu einer Erhöhung der Empfindlichkeit der Tumorzellen gegen Wärme und gegen kanzerolytisch wirkende Agenzien (s. Tab. 2), sowie sicher zu einer weiteren Steigerung der β-Glukuronidase-Aktivität. Es kommt also darauf an, bevorzugt CMT-Selectine mit kanzerolytisch wirkenden Aglykonen zu entwickeln und diese Selectine vor einer totalen Hemmung der Mikrozirkulation in ausreichender Menge in das Zielgebiet zu bringen und dort zu deponieren. Dieses Prinzip einer „gesteuerten" Pharmakokinetik sollte zu einer verlängerten Verweilzeit und zu einer erhöhten Konzentration der kanzerolytisch, d. h. membranschädigenden Aglykone führen und damit einen zusätzlichen Beitrag zur Krebszellenschädigung leisten.

[1] Ardenne, M. von: Arch. Geschwulstforsch. **48**, (1978) im Druck
[2] Ardenne, M. von, u. P. G. Reitnauer: Arch. Geschwulstforsch. **48**, (1978) im Druck

Acta biol. med. germ., Band 36, Seite 1213—1220 (1977)

Zentralinstitut für Molekularbiologie der Akademie der Wissenschaften der DDR, Bereich Methodik und Theorie, 1115 Berlin—Buch

Einfluß schneller Bewegungen des Oxygenierungszustandes und anderer äußerer Parameter auf das Langzeitverhalten des Energiestoffwechsels der roten Blutzelle

M. GLENDE, TH. GEIER, W. MEISKE und J. G. REICH

(Eingegangen am 11. Oktober 1976/4. Januar 1977)

Zusammenfassung

Beim Transport durch das Kreislaufsystem ist die rote Blutzelle einem ständigen (annähernd periodischen) Milieuwechsel und damit einer ständigen Schwankung von wichtigen Stoffwechselparametern ausgesetzt.
An einem einfachen theoretischen Modell wird gezeigt, daß eine schnelle Schwingung solcher Parameter einen Stoffwechselzustand stabilisieren kann, der zusammenbricht, wenn die Parameterschwingungen aussetzen.
Es wird daraus die Hypothese abgeleitet, daß die durch die physiologische Funktion der roten Blutzelle bedingten Parameterschwingungen bei der Aufrechterhaltung ihres Energiestoffwechsels eine Rolle spielen können, und die Unterbrechung dieser Schwingungen eine mögliche Ursache für den Stoffwechselzusammenbruch z. B. in der Blutkonserve darstellt.

Einleitung

Der Oxygenierungszustand des Hämoglobins der roten Blutzelle unterliegt in vivo (ebenso wie andere Parameter, z. B. der intrazelluläre *p*H-Wert) in Abhängigkeit von der Kreislaufzeit (Sekunden bis Minuten) einem annähernd periodischen schnellen Wechsel. Die Folge sind ebenso schnelle Veränderungen in der wirksamen Konzentration wichtiger Metabolite (z. B. ATP und 2,3-DPG, die mit dem Hämoglobin vom Oxygenierungszustand abhängige Assoziationskomplexe bilden) und auch von Enzymaktivitäten (Angriffspunkt von *p*H-Änderungen). Gewöhnlich vernachlässigt man bei der Betrachtung diese schnellen Schwingungen und nimmt an, daß über längere Zeiten ein mittlerer Wert des Oxygenierungszustandes und der anderen Parameter wirksam wird. In nichtlinearen dynamischen Systemen, wie sie im Zellstoffwechsel realisiert sind [1], ist diese Annahme nicht automatisch gerechtfertigt. In der vorliegenden Arbeit stellen wir ein einfaches theoretisches Modell des Energiestoffwechsels vor, in dem durch die schnellen exogenen Schwingungen ein Dauerzustand eingestellt wird, der bei Ersatz durch einen festen Parameterwert zusammenbricht. Es ist denkbar, daß die Labilität des Energiestoffwechsels in der Blutkonserve damit zusammenhängt, daß die funktionsbedingten schnellen Schwingungen der Stoffwechselparameter dort nicht stattfinden können.

Abkürzungen: ATP = Adenosintriphosphat; ADP = Adenosindiphosphat; 2,3DPG = 2,3-Diphosphoglyzerat; FDP = Fructose-1,6-diphosphat; P_i = anorganisches Phosphat

Modelluntersuchung und Ergebnisse

Wir werden das Phänomen, dessen Prinzip wir beschreiben wollen, anhand eines Minimalmodelles des Energiestoffwechsels darlegen. Man betrachte dazu das folgende stöchiometrische Schema:

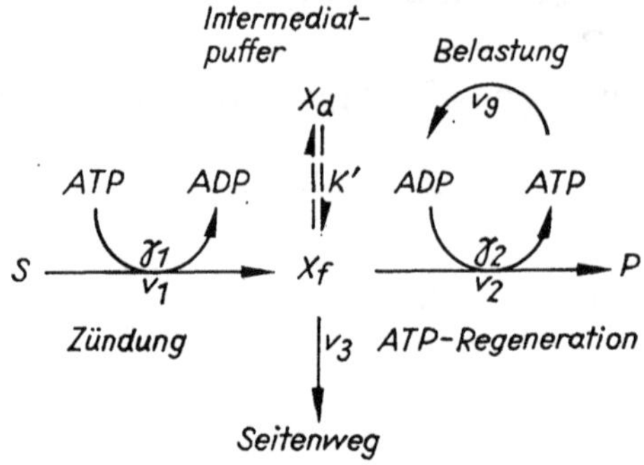

(1)

In diesem Schema bedeuten:

S, X_f, P: Substrat, aktiviertes Intermediat und Produkt eines elementaren Stoffwechselweges; ATP, ADP: Konzentration der Kofaktoren, deren Summe (A_0) konstant sei; X_d: Intermediatpuffer (Assoziationskomplex, sofort mobilisierbar); v_1: Hexokinase-Phosphofruktokinase-System; v_2: Phosphoglyzeratkinase-Pyruvatkinase-System; v_3: intermediatabführende Seitenwege; v_9: energieverbrauchende Reaktionen, vertreten durch eine verallgemeinerte ATPase; $K'(\omega t)$: Assoziations„konstante" der Intermediatpufferung, die sich mit der Zeit (t) periodisch ändert (2π-periodische Funktion, ω — Frequenz); γ_1, γ_2: stöchiometrische Koeffizienten des ATP-Verbrauches (Zündung) bzw. der ATP-Erzeugung (Regeneration).

Zwischen X_f, X_d, dem Intermediatpool X und $K'(\omega t)$ gelten die Beziehungen

$$X = X_f + X_d$$

$$X_f = K \cdot X \qquad \text{mit } K = K(\omega t) = \frac{1}{1 + K'(\omega t)}$$

$$(K = \text{Pufferkapazität})$$

Die Differentialgleichungen für die Bewegung im stöchiometrischen Schema (1) lauten

$$\frac{\mathrm{d}X}{\mathrm{d}t} = v_1 - v_2 - v_3$$

$$\frac{\mathrm{dATP}}{\mathrm{d}t} = -\gamma_1 v_1 + \gamma_2 v_2 - v_9 \tag{2}$$

Für die Geschwindigkeitsgleichungen wurden bis auf eine Sättigungskinetik im Seitenweg (v_3) lineare und bilineare Ansätze benutzt (s. [2]).

$$v_1 = k_1 S \,\mathrm{ATP}$$

$$v_2 = k_2 \mathrm{K}(A_0 - \mathrm{ATP})\, X$$

$$v_3 = \frac{k_3 X}{\frac{K_x}{K} + X} \tag{2a}$$

$$v_9 = k_9 \mathrm{ATP}$$

Im folgenden werden alle Größen (Variablen, Parameter und die Zeit t) dimensionslos benutzt (bez. Skalierung s. [2]).
Für festes K ist das Modell (2) eine Variante eines bereits untersuchten Modells [1, 2]. Es hat einen stabilen stationären Zustand (vgl. Kurve 1 in Abb. 1). Die ATP-Konzentration ist dabei von der Pufferkapazität K unabhängig. Oberhalb einer kritischen Belastung ($k_9^* < k_9$) hat das System nur noch die stabile Nulllösung (Stoffwechselzusammenbruch bei Überbelastung).
Schwingt nun $K(\omega t)$ schnell, d. h. wird ω groß, dann wirken (wie sich mit der Mittelungsmethode zeigen läßt [3]) die mittleren Reaktionsgeschwindigkeiten. Im Fall von v_2, wo K linear als Faktor der Geschwindigkeitskonstante k_2 eingeht, läßt sich dies auf die Wirkung einer mittleren Pufferkapazität

$$\bar{K} = \frac{\omega}{2\pi} \int_0^{2\pi/\omega} K(\omega t)\, dt$$

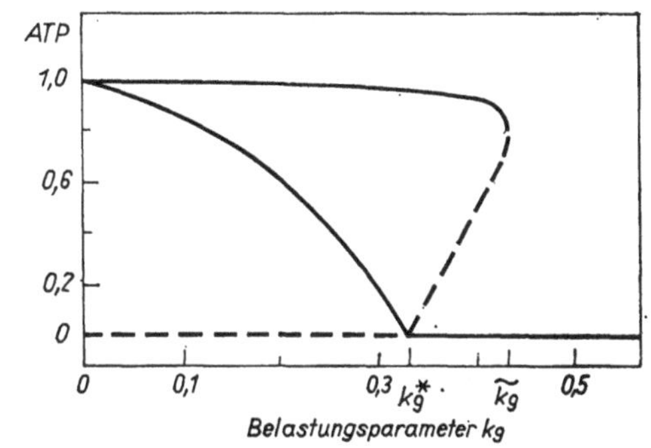

Abb. 1. Einfluß von schnellen Parameterschwingungen auf die stationäre ATP-Konzentration im Belastungsdiagramm.
Modell: Schema (1), Gleichungen (2)
Parameter: $k_1 = 1$, $k_2 = 100$, $k_3 = 0{,}5$, $K_x = 0{,}01$, $S = 1$, $A_0 = 1$
Das Gleichungssystem (2) wurde gleich Null gesetzt und die stationären Werte der Metabolitkonzentrationen berechnet. In der Abbildung ist die stationäre ATP-Konzentration (Ordinate) gegen den Belastungsparameter k_9 (Geschwindigkeitskonstante der verallgemeinerten ATP-verbrauchenden Reaktion v_9) aufgetragen. Die stationären Zustände auf den Kurvenabschnitten ——— sind asymptotisch stabil, die auf den Kurvenabschnitten — — — instabil, d. h. praktisch nicht erreichbar.
Die mittlere Kurve ist das Belastungsdiagramm für den Fall, daß die Pufferkapazität K einen beliebigen festen Wert annimmt; die ATP-Konzentration ist von K unabhängig. Es existiert ein einziger stabiler stationärer Zustand. Wird eine bestimmte Belastungsgrenze (k_9^*) überschritten, geht das System in den Nullzustand (ATP $= 0$, $X = 0$) über.
Die obere Kurve 2 zeigt das Belastungsdiagramm für den Fall, daß K sehr schnelle aufgezwungene Schwingungen ausführt. (Das in diesem Fall nichtautonome Differentialgleichungssystem (2) wurde durch Anwendung der Mittelungsmethode [3, 4] in ein autonomes Differentialgleichungssystem überführt. Dabei wurde die Parameterschwingung K (ωt) als eine periodische Sprungfunktion zwischen den Werten $K_1 = 1$; $K_2 = 0.01$ angenommen).
Durch die Parameterschwingung ist das Belastungsdiagramm nach rechts verschoben. Der vom System tolerierte Belastungsbereich hat zugenommen. Im erweiterten Belastungsbereich ($k_9^* < k_9 < \tilde{k}_9$) existiert jetzt außer der stabilen Nullösung eine zusätzliche stabile stationäre Lösung mit hohen ATP- und X-Werten. Der dazwischen liegende stationäre Zustand liegt auf der Grenze der Einzugsgebiete der stabilen Zustände und ist dynamisch instabil (Sattel). Darüberhinaus wird im gesamten Belastungsbereich (auch bei $k_9 < k_9^*$) die ATP-Konzentration durch die Parameterschwingung erhöht.

zurückführen. Im Fall von v_3 dagegen, wo K die scheinbare Michaelis-Konstante K_x/K ändert (also nichtlinear in den Sättigungsterm eingeht), wird eine mittlere Sättigung

$$\frac{\omega}{2\pi} \int_0^{2\pi/\omega} \frac{X}{\frac{K_x}{K(\omega t)} + X} \, dt$$

wirksam, die erheblich von der Sättigung bei einem (beliebigen) konstanten Parameterwert K abweichen kann. Dadurch kann sich das Modellverhalten qualitativ ändern.

Wird für K zum Beispiel eine periodische Sprungfunktion eingesetzt, so wird das Belastungsdiagramm nach rechts verschoben (Kurve 2 in Abb. 1). Außerdem treten im erweiterten Belastungsbereich ($k_9^* < k_9 < \tilde{k}_9$) mehrere stabile stationäre Zustände auf.

Die Analyse des Bewegungsablaufes in diesem Parameterbereich zeigt das folgende Ergebnis (s. Abb. 2):

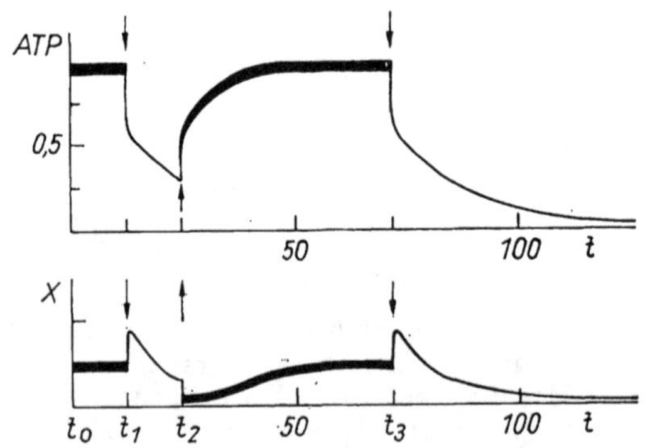

Abb. 2. Stabilisierung der ATP-Konzentration durch Schwingung der Pufferkapazität für Intermediat X

Modell: Schema (1), Gleichungen (2)

Parameter: wie Abb. 1, $k_9 = 0,4$

Der Parameter K des Modells (Pufferkapazität für Intermediat X) unterliegt einer schnellen, exogen veranlaßten Schwingung (analog zur periodischen Änderung der Bindungseigenschaften von Hämoglobin im Oxygenierungs-Desoxygenierungszyklus).

Bei der Lösung wurde K, falls es schwingt (t_0 bis t_1), im Abstand $\Delta t = 0,02$ von 1 auf 0,01 und zurück geschaltet. Das Differentialgleichungssystem (2) wurde nach jeder Umschaltung mit dem laufenden Wert von ATP und X bei neu eingestelltem Parameter K als Anfangswertproblem numerisch gelöst.

Bei jedem Wechsel von K wird die Bewegungsrichtung der Variablen ATP und X geändert. Bei der in der graphischen Darstellung gewählten Zeitskala liegen die Umschaltphasen so dicht nebeneinander, daß die schnellen Bewegungen der Metabolite ein ,,Rauschband" bilden, also nicht aufgelöst werden. Die Lösung zeigt weiter, daß der Energiezustand sofort zusammenbricht, falls die schnellen Schwingungen der Pufferkapazität ausgeschaltet werden (s. ,,Zyklus Aus" ↓ bei t_1). Bei t_2 (,,Zyklus Ein" ↑) ist die mögliche Erholung durch Wiedereinschalten der Parameterschwingung gezeigt; erneutes Ausschalten (,,Zyklus Aus" ↓ bei t_3) löst wiederum den Zusammenbruch aus. Das Modell zeigt, daß durch die Vibration der Pufferkapazität für intermediäre Metabolite ein Dauerzustand des Energiestatus eingestellt werden kann, der mit einem festen Wert von K nicht zu halten ist.

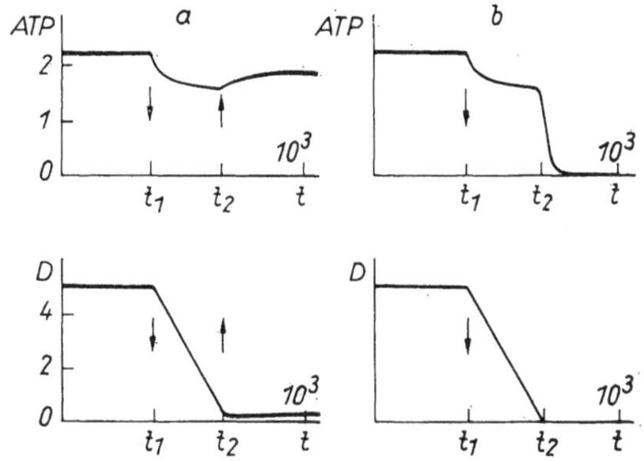

Abb. 3. Stabilisierung der ATP-Konzentration durch Schwingung der Pufferkapazität für ATP

Modell: Schema (3), Gleichungen (4)

Parameter: $k_1 = 1$, $k_2 = 100$, $k_3 = 9{,}22$, $k_4 = 5{,}01 \cdot 10^{-2}$, $k_5 = 7{,}82 \cdot 10^{-1}$, $k_9 = 0{,}84$, $K_x = 0{,}2$, $K_i = 3{,}0$, $K_{\mathrm{ADP}} = 0{,}01$, $K_{\mathrm{ATP}}(v_1) = 0{,}3$, $K_{\mathrm{ATP}}(v_9) = 0{,}2$, $K_D = 0{,}01$, $n = 1{,}5$, $A_0 = 3{,}0$ (K wurde bei der Parameterschwingung im Abstand $\Delta t = 0{,}02$ von 1 auf 0,05 und zurück geschaltet).

Das Modell ist eine Variante des unter (1) gezeigten Schemas. In diesem Fall wurde jedoch die Pufferkapazität für ATP einer schnellen äußeren Schwingung unterworfen (analog zur wechselnden ATP-Bindung an Hämoglobin im Oxygenierungszyklus). Auch in diesem Modell löst das Ausschalten des Zyklus („Zyklus Aus" ↓ bei t_1 in a) und b)) einen Stoffwechselzusammenbruch aus, wobei der ATP-Spiegel jedoch über längere Zeit durch Depotabbau gestützt werden kann und erst bei Erschöpfung des Depots (bei t_2 in b)) völlig zusammenbricht. Wird der Oxygenierungszyklus rechtzeitig wieder eingeschaltet („Zyklus Ein" ↑ bei t_2 in a)), so ist auch in diesem Modell der Zusammenbruch reversibel. ATP und (über längere Zeiten) auch das Depot kehren auf ihre ursprünglichen Werte zurück.

Läßt man K in einem bestimmten Intervall schnelle zeitliche Schwingungen ausführen, so zeigen auch die Konzentrationen von ATP und X aufgezwungene Schwingungen kleiner Amplitude und hoher Frequenz, wobei die durchschnittliche Energieladung (ATP-Konzentration) sehr hoch ist. Unterbricht man die schnelle Schwingung von K und gibt einen beliebigen festen Wert vor, so ist dieser hohe Energiezustand nicht mehr stabil, und es beginnt der „Zusammenbruch", d. h. der Übergang auf den stationären Zustand mit verschwindendem ATP-Niveau. Schaltet man die Schwingungen während des Überganges wieder ein, so kann das System auf das hohe ATP-Niveau zurückkehren, falls der Abfall eine kritische Schwelle noch nicht überschritten hat.

Wir bezeichnen diese Aufrechterhaltung eines instabilen Stoffwechselzustandes durch aufgezwungene Parameterschwingungen in Analogie zu ähnlichen Erscheinungen in der Mechanik [5] als „gyroskopische" Stabilisierung.

In dem bisher untersuchten Modell läuft die Vibration des Parameters K auf eine entsprechende schnelle Bewegung der Intermediate hinaus. Wie in Abb. 3 belegt wird, läßt sich eine „gyroskopische" Stabilisierung des Energieniveaus auch durch Vibration von ATP erzeugen. Ihr liegt das folgende Modell zugrunde:

Dieses Schema ist eine Variante des ersten Modells (1). In diesem Fall ist jedoch ein Teil des ATP als Assoziationskomplex (ATP_d) gebunden und nur das (freie) ATP_f kinetisch wirksam. Zwischen dem (Gesamt-)ATP, ATP_f, ATP_d und $K'(\omega t)$ gelten die Beziehungen:

$$ATP = ATP_f + ATP_d$$

$$ATP_f = K \cdot ATP \qquad \text{mit } K = K(\omega t) = \frac{1}{1 + K'(\omega t)}$$

$$(K = \text{Pufferkapazität})$$

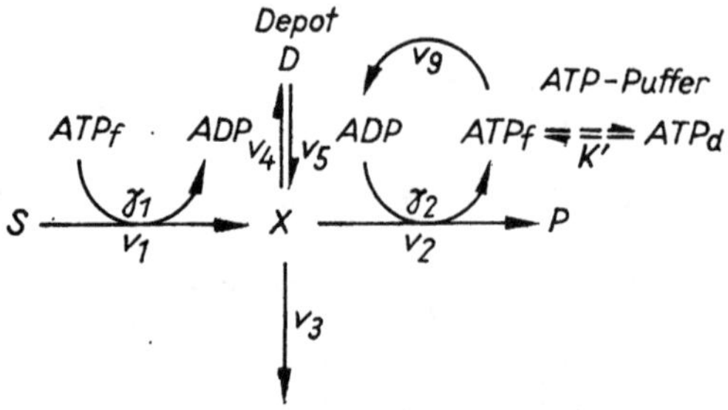

(3)

Außerdem wurde ein Depot D (analog dem 2,3-Diphosphoglyzerat) mit entsprechenden Auf- und Abbaureaktionen (v_4, v_5) in das Modell einbezogen. Die Differentialgleichungen für das Schema (3) lauten:

$$\frac{dX}{dt} = v_1 - v_2 - v_3 - v_4 + v_5$$

$$\frac{dATP}{dt} = -\gamma_1 v_1 + \gamma_2 v_2 - v_9 \qquad (4)$$

$$\frac{dD}{dt} = v_4 - v_5$$

Die einzelnen Geschwindigkeitsgleichungen wurden wie folgt angesetzt:

$$v_1 = \frac{k_1 S ATP}{\frac{K_{ATP}}{K}\left(1 + \left(\frac{ATP \cdot K}{K_i}\right)^n\right) + ATP}$$

$$v_2 = \frac{k_2 \, ADP X}{K_{ADP} + ADP} \qquad \text{mit } ADP = A_0 - ATP$$

$$v_3 = k_3 X$$

$$v_4 = k_4 X \qquad (4a)$$

$$v_5 = \frac{k_5 D}{K_D + D}$$

$$v_9 = \frac{k_9 \, ATP}{\frac{K_{ATP}}{K} + ATP}$$

Hierbei wurde die bekannte ATP-Überschußhemmung des Hexokinase-Phosphofruktokinase-Systems (v_1) [6] berücksichtigt; in der ATP-Regeneration (v_2), beim ATP-Verbrauch (v_9) und beim Depotabbau (v_5) wurden hyperbolische Ansätze benutzt.

Diskussion

Die rote Blutzelle wird in vivo ständig durch das Kreislaufsystem transportiert und unterliegt dabei einem schnellen, angenähert rhythmischen Wechsel ihrer wichtigsten äußeren Parameter (wie *p*H-Wert, Oxygenierungszustand u. a.). Die Folge davon sind entsprechende Oszillationen zahlreicher Metabolite (z. B. ATP, DPG, FDP, P_i [7, 8]), vieler Reaktionsgleichgewichte und Enzymaktivitäten (soweit sie z. B. vom *p*H-Wert oder vom Laktat/Pyruvat-Quotienten abhängig sind). Die Periode dieser Schwingungen entspricht der Kreislaufzeit und beträgt somit einige Sekunden bis Minuten [9], d. h. die Bewegungen der Konzentrationen und Aktivitäten laufen sehr viel schneller ab als die essentiellen Umsatzreaktionen des Energiestoffwechsels (Größenordnung von Stunden). Die Lebenserwartung der roten Blutzelle liegt in vivo bei ca. 100 Tagen; unter in-vitro-Bedingungen überleben die Zellen bei 37 °C selbst bei optimaler Inkubation [10, 11] kaum mehr als einige Tage. Der Stoffwechselzusammenbruch wird nach den vorhandenen Daten im Energiestoffwechsel ausgelöst, wobei zunächst meist Diphosphoglyzerat als Reserve abgebaut wird, bevor es zur Abnahme von ATP kommt (vgl. Abb. 3). Trotz intensiver Untersuchungen ist es bislang nicht gelungen, die Ursache für diesen „Konservierungsschaden", der die Lebensdauer der Zelle um Größenordnungen reduziert, eindeutig festzulegen. Unsere theoretischen Untersuchungen haben uns auf die Hypothese geführt, daß das Aussetzen der schnellen physiologischen Schwankungen als Ursache oder mitverursachender Faktor beachtet werden müßte.

Wir haben an elementaren Stoffwechselmodellen gezeigt, daß durch eine von außen aufgezwungene schnelle Parameterschwingung ein Stoffwechselzustand stabilisiert werden kann, der zusammenbricht, wenn die Oszillationen aussetzen („gyroskopische" Stabilisierung eines instabilen Stoffwechselzustandes), unabhängig davon, welcher Parametersatz danach fest vorgegeben wird. Die Stabilisierung eines solchen instabilen Stoffwechselzustandes hängt von der Amplitude und der Frequenz des von außen bewegten Parameters ab. Für die Grundmodelle des Energiestoffwechsels werden wir in einer anderen Arbeit entsprechende Berechnungen mitteilen [3].

Auf die Verhältnisse der roten Blutzelle extrapoliert führt das zu folgender Hypothese: Die angenähert periodische Schwingung wesentlicher Stoffwechselparameter (Bindungsaffinität von Hämoglobin, *p*H-Wert, eventueller Energieverbrauch für Formveränderungen, Laktat/Pyruvat-Quotient) beim O_2- und CO_2-Transport im Kreislauf stabilisiert den Energiestatus der roten Blutzelle. Interessant ist dabei, daß die durch Parameterschwingungen bedingte Stabilisierung des Energieniveaus im Modell besonders an der oberen Belastungsgrenze ausgeprägt ist, an der der „Arbeitspunkt" der Erythrozyten-Glykolyse angenommen wurde [12]. Die Lage des Arbeitspunktes an dieser Stelle ist aber keine notwendige Voraussetzung für den Vibrationseffekt [3]. Die Periode der kreislaufbedingten Schwankungen würde für die Vibrationsstabilisierung ausreichen; ob die Amplitude der Parameterbewegungen hinreichend ist, läßt sich nicht vorhersagen. Auf jeden Fall ist der Einfluß von *p*H und Oxygenierungszustand auf die Glykolyse so drastisch, daß beträchtliche Änderungen der Fluxe und Metabolitkonzentrationen beobachtet werden konnten [13, 14]. Trifft diese Hypothese zu, dann ist es die Funktion der roten Blutzelle, die die Intaktheit des Energiestoffwechsels garantiert. Alle Bedingungen, die den Kreislauf unterbrechen (in vitro in der Konserve; in vivo bei Stase oder bei Schädigung der Zelle [15]) lösen den Zusammenbruch des Energiestoffwechsels und damit der Lebensfähigkeit der Zelle aus. Die Hypothese würde erklären, weshalb die Lebensdauer der roten Blutzellen in vitro um Größenordnungen kürzer ist als unter gleichen Temperaturbedingungen in vivo. Die Erklärung erfolgt dabei aus der inneren Dynamik des Stoffwechsels und bedürfte keiner Annahme von milieubedingten Parameteränderungen, wie sie gewöhnlich für den „Konservierungsschaden" behauptet und durch Konservierungszusätze bekämpft werden.

Die Bestätigung der gezeigten Phänomene in der Zelle ist nur durch direkte Experimente möglich, da für detailliertere Modelle des Zellstoffwechsels die Parameter nicht bestimmbar sind.

Für die Theorie des Zellstoffwechsels folgt aus unseren Beispielen, daß schnell bewegte Parameter oder Variablen nicht in jedem Fall durch einen festen Mittelwert repräsentiert werden können. Die mittlere Wirkung eines bewegten Parameters kann in nichtlinearen Systemen von der Wirkung eines mittleren (oder beliebig gewählten festen) Parameterwertes erheblich abweichen und die Ursache für qualitativ verschiedene dynamische Eigenschaften sein.

Literatur

[1] Selkov, E.: Eur. J. Biochem. **59**, 151 (1975)
[2] Reich, J. G., E. Selkov, T. Geier u. V. Dronova: Stud. biophsy. **54**, 57 (1976)
[3] Meiske, W., M. Glende u. J. G. Reich: in Vorbereitung
[4] Bogoljubow, N., u. J. Mitropolski: Asymptotische Methoden in der Theorie der nichtlinearen Schwingungen. Nauka, Moskau 1974 (russ.)
[5] Bulgakov, B.: Angewandte Theorie der Gyroskope. Gonti, Moskau 1939 (russ.)
[6] Jacobasch, G.: Habilitation. Humboldt-Universität Berlin, Medizinische Fakultät 1970
[7] Gerber, G., H. Berger, G. Jänig u. S. Rapoport: Eur. J. Biochem. **38**, 563 (1973)
[8] Gustavson, T., u. C.-H. de Verdier: Acta biol. med. germ. **30**, 25 (1973)
[9] Schubert, E.: Physiologie des Menschen. Fischer, Jena 1966, S. 155f.
[10] Bartel, U., L. Manitz, G. Matthes u. F. Weber: Dissertation. Humboldt-Universität Berlin, Medizinische Fakultät 1972
[11] Rapoport, I., H. Berger, S. M. Rapoport, R. Elsner u. G. Gerber: Biochim. biophys. Acta **428**, 193 (1976)
[12] Rapoport, T., R. Heinrich u. S. Rapoport: Biochem. J. **154**, 449 (1976)
[13] Jacobasch, G., S. Minakami u. S. M. Rapoport: Cellular and Molecular Biology of Erythrocytes. H. Yoshikawa u. S. M. Rapoport (Hrsg.). University Tokyo Press, Tokyo 1974, S. 55
[14] Hamasaki, N., u. S. Minakami: J. Biochem., Tokyo **72**, 981 (1972)
[15] Emerson, Ch., Shu Chu Shen, T. Ham, E. Flemming u. W. Castle: Archs intern. Med. **97**, 1 (1956)

Summary

M. Glende, Th. Geier, W. Meiske, and J. G. Reich:

Influence of fast changes of the oxygenation state and other outer parameters on the long-term behaviour of the energy metabolism in the red blood cell

The red blood cell when transported through the circulatory system is exposed to a steady (approximately periodical) change of environmental conditions causing a permanent fluctuation of its important metabolic parameters. In a simple theoretical model it is demonstrated that a rapid oscillation of such parameters may stabilize a metabolic state which will collapse when this oscillation breaks off. The hypothesis is advanced that parameter oscillations caused by the physiological function of the red blood cell may be of importance for the maintenance of its energy metabolism and that the break-off of these oscillations may be a potential cause for the metabolic collapse, e.g. in stored blood.

Acta biol. med. germ., Band 36, Seite 1221—1229 (1977)

Institut für Pharmakologie und Toxikologie der Medizinischen Akademie Magdeburg, 301 Magdeburg, DDR

Einbau von [^{3}H]-Leuzin in die Gesamtproteine verschiedener Sommer'scher Sektoren des Hippokampus der Ratte in vivo und in vitro

B. Lössner, R. Jork und H. Matthies

(Eingegangen am 11. November 1976/3. Februar 1977)

Zusammenfassung

Bestimmt wurde die Markierung des über Anionenaustauscher aufgereinigten, säurelöslichen Überstandes, die spezifische Aktivität der Proteine sowie die relative spezifische Radioaktivität der Proteine nach intraventrikulärer und intraperitonealer Applikation von [^{3}H]-Leuzin in vivo sowie an Hippokampusschnitten in vitro.
Dabei konnte an allen Versuchsmodellen einheitlich nachgewiesen werden, daß Leuzin unterschiedlich stark in die Gesamtproteine der untersuchten Hippokampusstrukturen eingebaut wird, wobei die höchste Markierung jeweils in der Region „CA3" zu beobachten war. Die Ergebnisse scheinen Ausdruck von Differenzen der Proteinsynthese der untersuchten Sommer'schen Sektoren des Hippokampus zu sein. Diese Aussage wurde jedoch erst in Zusammenfassung sämtlicher Ergebnisse möglich, da jedes Versuchsmodell verschiedenartige methodische Unzulänglichkeiten aufweist, die die Interpretationsmöglichkeiten der damit erzielten Ergebnisse erschweren.

Einleitung

Zahlreiche Untersuchungen der letzten Jahre zielten auf den Nachweis von Beziehungen der bioelektrischen Aktivität, dem Transmitterstoffwechsel oder der Makromolekülsynthese im Hippokampus zu funktionellen und plastischen Änderungen im Zentralnervensystem [1—13].
Eine Reihe der dabei gewonnenen Ergebnisse belegt die besondere Bedeutung dieser Hirnregion bei Lern- und Gedächtnisprozessen [1—4, 11]. So konnten auch wir mit Hilfe biochemischer und mikroautoradiographischer Methoden einen erhöhten Einbau von markierten Präkursoren in die RNS und die Proteine des Hippokampus der Ratte während der Akquisition sowie zu bestimmten Zeitpunkten der Konsolidierung einer bedingt reflektorischen „brightness discrimination" nachweisen [1, 2, 11].
Eine Vielzahl von Problemen und Grenzen des methodischen Zugriffs erschweren jedoch, in diesen Änderungen biochemische Korrelate dieser Prozesse zu sehen. Ein Grund dafür ist, daß insbesondere bei biochemischen Untersuchungen Hirnstrukturen wie der Hippokampus als homogenes Ganzes betrachtet werden. Dabei erfordern die Verschiedenartigkeit der Verschaltung der Neurone innerhalb des

Abkürzungen: SA = Radioaktivität im gefällten Gesamtprotein; FA = Radioaktivität im säurelöslichen Überstand; RSA = relative spezifische Radioaktivität.

Hippokampus und die sich daraus ableitende Differenziertheit ihrer funktionellen Stellung die gesonderte Bestimmung biochemischer Parameter in den verschiedenen Sommer'schen Regionen [8, 13—17].
Gegenstand der vorliegenden Arbeit ist der Nachweis eines unterschiedlichen Einbaus von [^{3}H]-Leuzin in die Gesamtproteine verschiedener hippokampaler Regionen der Ratte in vivo und in vitro.

Material und Methodik

Die Untersuchungen wurden an 8 Wochen alten, männlichen Wistar-Ratten eigener Koloniezucht durchgeführt.

[^{3}H]-Leuzin-Einbau in vivo

Intraventrikuläre Applikation

Eine Woche vor Versuchsbeginn wurde den Ratten in Hexobarbital-Urethan-Narkose eine chronische Applikationskanüle in den rechten Seitenventrikel implantiert [18]. Am Versuchstag wurden den Tieren über diese Kanüle 100 µCi 4,5-[^{3}H]-L-Leuzin (spez. Aktivität: 58 Ci/mMol; Radiochemical Centre Amersham, England) injiziert, die in 10 µl Liquorersatzflüssigkeit gelöst waren. Nach 15 bzw. 60 min wurden die Tiere getötet und der linke Hippokampus nach der von Popov et al. [20] beschriebenen Technik präpariert. Das Zerlegen des Hippokampus in 1 mm dicke Schnitte senkrecht zu seiner Längsachse erfolgte mit Hilfe einer eigens dafür konstruierten Schneidevorrichtung [21]. Aus diesen Schnitten wurden unter einem Stereomikroskop die Sommer'schen Strukturen „CA1", „CA3" und „CA4/area dentata" isoliert. Die Präparation dauerte vom Töten der Tiere an ca. 5 min und erfolgte bei 0—4 °C.
Wie der in Abb. 1 schematisch dargestellten Schnittführung entnommen werden kann, ist die Sommer'sche Struktur CA2 sowohl in der „CA1" als auch in der „CA3" enthalten. Das von 6—8 Schnitten gewonnene Gewebe wurde vereinigt, auf Trockeneis tiefgefroren und bis zu seiner weiteren Aufarbeitung bei —24 °C aufbewahrt.

Intraperitonale Applikation

Den Versuchstieren wurden 2 mCi 4,5-[^{3}H]-L-Leuzin in einem Volumen von 5 ml physiol. NaCl-Lösung je kg Körpergewicht i. p. verabreicht. 30 min nach der Applikation wurden die Tiere getötet. Die weitere Aufarbeitung erfolgte nach der oben beschriebenen Technik.

[^{3}H]-Leuzin-Einbau in vitro

Vom linken Hippokampus wurden mit Hilfe der genannten Schneidevorrichtung [21] 0,5 mm dicke Schnitte gefertigt (s. Abb. 1).
Die Schnitte wurden 15 min lang in einem mit Karbogen gesättigten Medium bei 37 °C vorinkubiert (Inkubationsmedium: 134 mM NaCl, 5 mM KCl, 1,24 mM KH_2PO_4, 1,3 mM $MgSO_4$, 0,75 mM $CaCl_2$, 16 mM $NaHCO_3$, 10 mM Glukose, *p*H 7,4). Danach wurden 100 µCi 4,5-[^{3}H]-L-Leuzin je ml Inkubationsflüssigkeit zugesetzt, die Schnitte nach weiteren 15 min mit eiskaltem Medium gespült und unter dem Stereomikroskop in die Sommer'schen Sektoren zerlegt. Die Gewebeproben von 6 Schnitten wurden vereint, auf Trockeneis tiefgefroren und bis zur weiteren Aufarbeitung bei —24 °C aufbewahrt.

Aufarbeitung des Gewebes

Das Gewebe jeder Sommer'schen Region wurde in jeweils 0,5 ml, 0,1 N NaOH homogenisiert und für 1 Std. bei Zimmertemperatur stehengelassen. Für die Korrektur des bei der Aufarbeitung des säurelöslichen Überstandes auftretenden Verlustes an Leuzin waren dem Homogenisationsmedium 2,2 nCi L-U-[^{14}C]-Leuzin (spezifische Aktivität: 125 mCi/mMol; UVVR, Prag, CSSR) je ml zugesetzt worden („interner Leuzinstandard") [22].
Die Bestimmung der säurelöslichen und proteingebundenen Radioaktivität erfolgte in jeweils 0,1 ml Gewebehomogenat. Die Proteine wurden mit 0,5 ml eiskalter 12%iger Trichloressigsäure (TCA) ausgefällt und durch Zentrifugation bei 10000 × *g* × 10 min vom säurelöslichen

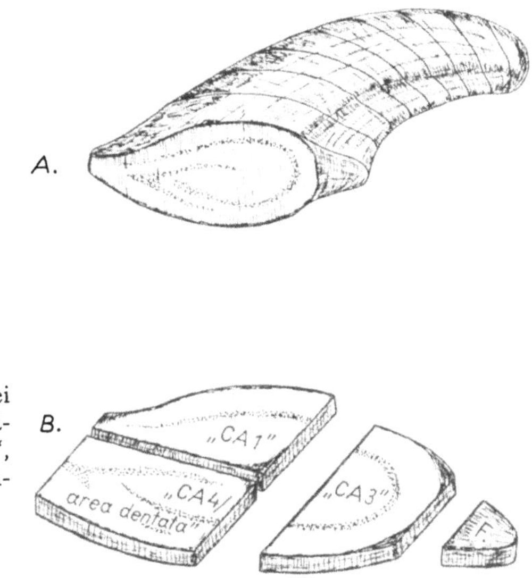

Abb. 1. Darstellung der Schnittführung bei der Regionierung des Hippokampus zur Präparation der Sommer'schen Sektoren „CA1“, „CA3“ und „CA4/area dentata“. F = Fimbrien

Überstand getrennt. Das erhaltene Präzipitat wurde je zweimal mit 6%iger TCA sowie aqua dest. gewaschen, mit Äthanol-Äther (1:1; V:V) entlipidisiert und in 0,5 ml Hyamin-OH 10 *X* für 24 Std. bei 55 °C gelöst.

Die Adsorption der Aminosäuren an das Anionen-Austauscher-Harz (Dowex 2 × 8, 200–400 mesh, Na^+-Form; Serva Entwicklungslabor Heidelberg, BRD) erfolgte in Zentrifugenbechern, nachdem durch wiederholtes Ausschütteln in Äther die TCA aus den Überständen entfernt worden war. Durch wiederholtes Waschen mit aqua dest. wurde das Harz von allen nicht adsorbierten, radioaktiven Metaboliten gereinigt. Die Elution der Aminosäuren erfolgte mit 1 ml 2 N Essigsäure. Die gelösten Proteine sowie die Essigsäureeluate wurden jeweils in 14 ml eines dioxanhaltigen Szintillators (6,0 g PPO, 0,2 g POPOP, 100 g Naphthalin, 3,4-Dioxan dest. ad 1000 ml) aufgenommen und im Szintillationsspektrometer SL 30 (Intertechnique, Frankreich) gemessen. Die ermittelten Werte (cpm) wurden gegen einen externen Standard auf dpm korrigiert. Die Bestimmung des Proteingehaltes erfolgte nach der von Lowry et al. [23] beschriebenen Methode mit Rinderserumalbumin als Standard.

Berechnung der Versuchsergebnisse

Wir bestimmten die spezifische Radioaktivität der ausgefällten Gesamtproteine (SA) (dpm des präzipitierten Proteins/mg Protein) sowie die „freie“ Aktivität (FA) (dpm des über Ionenaustauscher aufgereinigten und durch internen Standard auf Verlust korrigierten löslichen Überstandes/mg Protein). Als weitere Größe für die Bestimmung des Einbaus von Leuzin errechneten wir die relative spezifische Radioaktivität des Proteins (RSA). Sie stellt das Verhältnis der SA zur FA einer Probe dar.

SA, RSA und FA der Sommer'schen Strukturen wurden jeweils innerhalb eines Versuchstieres verglichen und ihr Unterschied nach dem Zeichen-Rangsummen-Test nach Wilcoxon [24] auf dessen statistische Sicherheit geprüft.

Ergebnisse

In Tab. 1 sind die Ergebnisse des Einbaues von [^{3}H]-Leuzin in die Gesamtproteine der verschiedenen Sektoren des Hippokampus nach intraventrikulärer Applikation von Leuzin dargestellt.

Die Daten lassen erkennen, daß sich die Regionen „CA1“, „CA3“ und „CA4/area dentata“ sowohl in der spezifischen Radioaktivität der Proteine als auch in der „freien“ Radioaktivität voneinander unterscheiden. Die Werte sind am höchsten

Tabelle 1

Einbau von 4,5-[^{3}H]-L-Leuzin in die Gesamtproteine verschiedener Sektoren des Hippokampus der Ratte 15 min ($N = 26$) und 60 min ($N = 15$) nach intraventrikulärer Applikation.
Dargestellt sind jeweils $\bar{x} \pm$ SEM.
Das Ergebnis unterscheidet sich signifikant ($p < 0{,}05$) von dem der Region „CA1" (●) bzw. von dem der Region „CA4/area dentata" (○)

Region	FA (dpm)	SA (dpm)	RSA
15-min-Wert			
CA 1	64270 ± 11790○	57770 ± 13430○	0,77 ± 0,08○
CA 3	132390 ± 19880○●	208390 ± 43550○●	1,58 ± 0,11○●
CA 4/area dent.	40550 ± 4620	16510 ± 2500	0,38 ± 0,04
60-min-Wert			
CA 1	34500 ± 4800	44500 ± 9900	1,39 ± 0,14○
CA 3	72200 ± 12800○●	191700 ± 33600○●	2,58 ± 0,27○●
CA 4/area dent.	38800 ± 6100	37800 ± 9120	0,93 ± 0,14

in der ventrikelnahen „CA3"-Struktur und am niedrigsten in der vom Applikationsort entferntesten „CA4/area dentata". Dieser Befund widerspiegelt die inhomogene Verteilung der Aminosäure im Hippokampus nach intraventrikulärer Gabe und macht Beziehungen zwischen der Höhe der Markierung und der Entfernung der entsprechenden hippokampalen Struktur vom Ventrikel sichtbar. Somit erlauben diese Werte keine Aussage über regionale Unterschiede des Einbaus von Leuzin.

Aus diesem Grunde berechneten wir die relativ spezifische Radioaktivität des Proteins. Wir ließen uns dabei von der Vorstellung leiten, daß das Ausmaß der Markierung der Proteine von der spezifischen Radioaktivität des verfügbaren Präkursors bzw. vom Durchmischungsgrad seines „Pools" bestimmt wird. Wie das in Tab. 1 und Abb. 2 dargestellte Ergebnis ausweist, ist die RSA sowohl 15 als

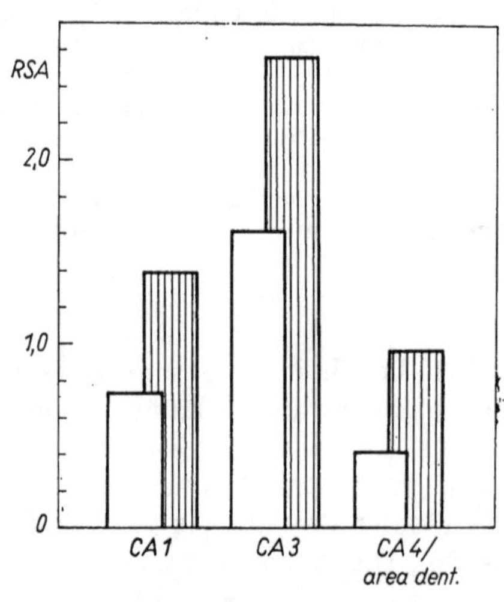

Abb. 2. Darstellung der relativen Aktivität der Proteine (RSA) der verschiedenen hippokampalen Sektoren 15 min (weiße Säule) und 60 min (gestrichelte Säule) nach intraventrikulärer Applikation von 100 µCi 4,5-[^{3}H]-L-Leuzin (s. auch Tab. 1)

auch 60 min nach der intraventrikulären Applikation von Leuzin in der Region „CA3" am höchsten und am niedrigsten in der „CA4/area dentata". Dennoch erlauben diese beobachteten Differenzen der RSA keine endgültige Aussage über bestehende Unterschiede des Aminosäureeinbaus in den untersuchten Hippokampusstrukturen. Zwei entscheidende Voraussetzungen dafür werden durch die gewählte Versuchsanordnung nicht erfüllt: 1) die Bestimmung der spezifischen Radioaktivität des Präkursor-„Pools" sowie 2) die der Kinetik seiner Markierung. In anderen Untersuchungen [25] konnten wir nachweisen, daß die im Protein gemessene Radioaktivität bis zu 60 min nach der intraventrikulären Applikation nahezu vollständig im [^{3}H]-Leuzin wiederzufinden ist.

Im aufgereinigten Überstand hingegen entfallen nach 15 min ca. 23% und nach 60 min ca. 11% der Radioaktivität auf diese Aminosäure. Da dieses Radioaktivitätsverteilungsmuster eine ebenso geringe Variabilität zwischen den Tieren aufweist wie der Leuzingehalt im Hippokampus unserer Versuchstiere [22], dürfte die Aussagekraft der FA als Bezugsgröße für die Berechnung der RSA nicht wesentlich geringer als die der spezifischen Radioaktivität des Leuzin-„Pools" sein. Die fehlende Bestimmung der Kinetik der „Pool"-Markierung hingegen begrenzt die Interpretationsmöglichkeit der RSA als Maß der Aminosäure-Inkorporation erheblich. So kann das Verhältnis zwischen inkorporierter und „freier" Radioaktivität (RSA) insbesondere bei kurzen Markierungszeiten trotz Konstanz von Synthese und Abbau der Proteine beträchtliche Differenzen aufweisen, wenn Unterschiede in der Geschwindigkeit der Aminosäureaufnahme in die Zelle bestehen. Dies scheint bedeutungsvoll, da nach der intraventrikulären Applikation die Geschwindigkeit, mit der die Aminosäure in die verschiedenen hippokampalen Regionen eindringt, entsprechend ihrer Entfernung vom Ventrikel unterschiedlich groß sein wird. In unseren Ergebnissen findet dies seinen Ausdruck in den Abweichungen der absoluten Markierungshöhe und in den mit zunehmender Inkorporationszeit geringer werdenden Differenzen der RSA zwischen den verschiedenen Sommer'schen Sektoren (Tab. 1 und Abb. 2; vergl. 15- und 60-min-Wert).

Um applikationsbedingte Unterschiede der Aminosäureaufnahme als Ursache der Differenzen der RSA zwischen den hippokampalen Regionen ausschließen zu können, bestimmten wir den Einbau von [^{3}H]-Leuzin an Hippokampusschnitten in vitro. Die in Tab. 2 dargestellten Befunde weisen aus, daß auch unter diesen Versuchsbedingungen die RSA der Region „CA3" am höchsten ist, wohingegen zwischen den Strukturen „CA1" und „CA4/area dentata" keine Unterschiede

Tabelle 2
Einbau von 4,5-[^{3}H]-L-Leuzin in die Gesamtproteine verschiedener Sektoren des Hippokampus der Ratte in vitro.
Einbauzeit: 15 min; $N = 8$.
Zeichenerklärung s. Tab. 1

Region	FA (dpm × 10^{-3})	SA (dpm × 10^{-3})	RSA
CA 1	5502 ± 403	303 ± 17,5	0,057 ± 0,004○
CA 3	3507 ± 532	294 ± 35,0○●	0,087 ± 0,007○●
CA 4/area dent.	5492 ± 568	322 ± 30,2	0,061 ± 0,005

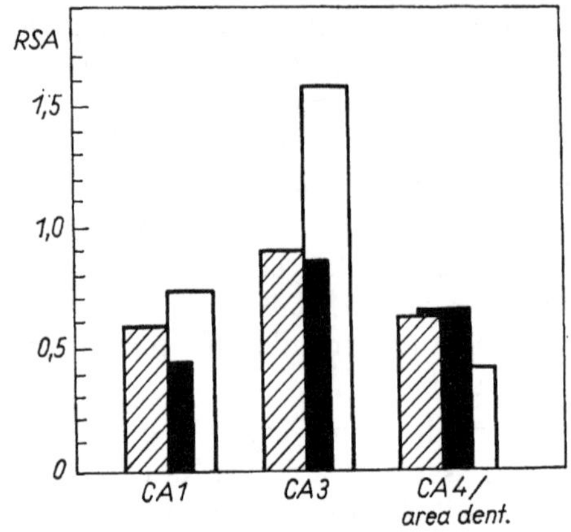

Abb. 3. Vergleich der RSA der verschiedenen Sommer'schen Regionen 15 min nach intraventrikulärer Applikation (weiße Säule), nach intraperitonaler Injektion (schwarze Säule) und in vitro (gestrichelte Säule; Werte wurden mit 10 multipliziert)

bestehen. Dieses Ergebnis sowie die im Vergleich zur intraventrikulären Applikation geringeren Differenzen der RSA der Hippokampusstrukturen (Abb. 3) in vitro scheinen die Bedeutung der Geschwindigkeit der Aminosäureaufnahme und der Kinetik der „Pool"-Markierung für die Größe des Wertes der RSA zu belegen.

Den Befunden kann weiterhin entnommen werden, daß die gegenüber den anderen Sektoren zu beobachtende Erhöhung der RSA der „CA3" auf eine Senkung der FA zurückzuführen ist. Die Ursache dafür könnte methodischer Art sein. Ähnlich wie an Gewebeschnitten anderer Hirnstrukturen [27] weist auch im Hippokampus eine Vielzahl von Neuronen Zeichen einer Schädigung auf. Davon betroffen sind besonders die großen Pyramidenzellen der „CA3"-Region. Diese Neurone erscheinen stark geschrumpft. Eine gegenüber normalen Zellen um 70—80% gesenkte Markierung der Proteine (Mikroautoradiographie) deutet auf eine Störung des Einbaus von Leuzin hin. Diese könnte auf eine reduzierte Aufnahme des Präkursors in die geschädigten Zellen zurückzuführen sein. Bei der gewählten Leuzinkonzentration im Inkubationsmedium ($1{,}7 \cdot 10^{-6}$ M) erfolgt die Aufnahme dieser Aminosäure in die Zelle vornehmlich aktiv über ein „saturables" Transportsystem [28]. Eine Störung dieses Systems infolge der Schädigung der Neurone führt zu einer Senkung der „freien" Radioaktivität, deren Ausmaß um so größer wäre je höher der Anteil der entsprechenden Region an geschädigten Neuronen ist. Dies könnte die niedrige FA in der „CA3" erklären. Da jedoch die Senkung der „freien" Aktivität in der „CA3"-Region viel ausgeprägter ist als die der spezifischen Radioaktivität der Proteine, deuten diese Befunde dennoch auf einen erhöhten Einbau von Leuzin in die Gesamtproteine dieser Hippokampusstruktur im Vergleich zu den Regionen „CA1" und „CA4/area/dentata" hin. Auf Grund der beobachteten Zellschädigungen in den Hippokampusschnitten erlauben die in vitro-Befunde gleichfalls keine endgültige Aussage über regionale Unterschiede des Aminsosäureeinbaus in dieser Hirnstruktur. In einer dritten Versuchsanordnung bestimmten wir den Einbau von [^{3}H]-Leuzin in die Gesamtproteine der verschiedenen Hippokampusstrukturen nach intraperitonealer Applikation des Präkursors. Unter diesen Bedingungen ist eine homogene Markierung des Aminosäure-„Pools" der einzelnen Sektoren dieser Hirnstruktur anzunehmen und, im Gegensatz zu den in vitro-Versuchen, eine Schädigung der Nervenzellen auszuschließen. Den in Tab. 3 dargestellten Ergeb-

Tabelle 3

Einbau von 4,5-[^{3}H]-L-Leuzin in die Gesamtproteine der Hippokampussektoren „CA 1", „CA 3" und „CA 4/area dentata" der Ratte nach i.p. Applikation.
Einbauzeit: 30 min; $N = 6$.
Zeichenerklärung s. Tab. 1

Region	FA (dpm)	SA (dpm)	RSA
CA 1	2490 ± 410	1120 ± 230	0,43 ± 0,03○
CA 3	2460 ± 360	2330 ± 420○●	0,83 ± 0,1○●
CA 4/area dent.	2260 ± 330	1500 ± 270	0,62 ± 0,04

nissen kann entnommen werden, daß die relative spezifische Radioaktivität des Proteins am höchsten in der „CA3"-Region und am niedrigsten in der „CA1" ist. Diese Unterschiede der RSA zwischen den Hippokampussektoren ergeben sich aus der spezifischen Radioaktivität des Proteins, da die „freien" Aktivitäten annähend identisch sind (Tab. 3).

Diskussion

Aus den Ergebnissen kann geschlußfolgert werden, daß der Einbau von [^{3}H]-Leuzin in die Gesamtproteine der Sommer'schen Sektoren „CA1", „CA3" und „CA4/area dentata" sowohl in vivo als auch in vitro unterschiedlich ist. Die Befunde machen jedoch deutlich, daß keines der verwendeten Versuchsmodelle für sich allein zu einer ausreichenden Aussage führt.

Die RSA ist als Maß der Aminosäureinkorporation bei den in vivo-Versuchen stark in ihrer Aussagekraft eingeschränkt, da sie weder die Beziehung der Proteinmarkierung zur spezifischen Radioaktivität des intrazellulären, der Proteinsynthese verfügbaren Präkursors widerspiegelt noch die Kinetik dieses Prozesses berücksichtigt. Hier liegen gegenwärtig die methodischen Grenzen der Analytik in der Neurochemie. Dies erscheint jedoch bedeutungsvoll, da nach intraventrikulärer Applikation von Leuzin Unterschiede der RSA zwischen den einzelnen Sommer'schen Sektoren durch Differenzen der Aminosäureanflutung bewirkt sein können und bei der intraperitonealen Applikation mit einer starken Verstoffwechselung von [^{3}H]-Leuzin zu rechnen ist [25, 29, 30].

Diese Schwierigkeiten sollten durch in vitro-Untersuchungen umgangen werden. Histologisch und mikroautoradiographisch erkennbare morphologische und funktionelle Schädigungen der Neurone, deren Ausmaß in den verschiedenen hippokampalen Strukturen unterschiedlich groß und am ausgeprägtesten in der „CA3"-Region zu sein scheint, erschweren jedoch die Interpretation der an diesem Versuchsmodell erzielten Ergebnisse.

Dies scheint ein weiterer Hinweis für die begrenzte Übertragbarkeit von in vitro erhobenen Befunden auf die tatsächlichen in vivo-Verhältnisse zu sein. Die Zusammenfassung aller Ergebnisse, die an den verschiedenen Untersuchungsmodellen zu erzielen waren, ergibt, daß die Markierung der Gesamtproteine durch [^{3}H]-Leuzin am stärksten in der „CA3"-Region des Hippokampus ist und am geringsten in der Region „CA1".

Auf Grund der gewählten kurzen Inkorporationszeiten von maximal 60 min könnte dieser Befund Ausdruck von Unterschieden der Proteinsynthese der untersuchten Strukturen sein. Dabei bleiben die Fragen nach den Ursachen der Differenzen der Aminosäurekorporation und ihrer Beziehung zur Funktion dieser Regionen offen. Dies sollte Gegenstand weiterer Untersuchungen sein.

Literatur

[1] Pohle, W., Heide-Linde Rüthrich u. B. Lössner: Incorporation of labelled precursors into rat brain RNA and proteins during acquisition and consolidation of a brightness discrimination. Vortrag auf dem IV. Internationalen Neurobiologischen Symposium, Magdeburg, DDR, 1973
[2] Matthies, H.: Life Sci. **15**, 2017 (1974)
[3] Hydèn, H., u. P. W. Lange: Brain Res. **45**, 314 (1972)
[4] Olds, J.: Revue can. Biol. **31**, 215 (1972)
[5] Gray, J. A., u. G. G. Ball: Science, N.Y. **169**, 1246 (1970)
[6] Landfield, P. W., J. L. McGaugh u. R. J. Tusa: Science, N.Y. **175**, 87 (1972)
[7] Andreas, K., H. Walther u. K. Lehmann: Acta biol. med. germ. **27**, 741 (1971)
[8] Segal, M.: J. Neurophysiol. **36**, 840 (1973)
[9] Liversey, P. J., u. G. Wearne: Neurophysiologia **11**, 75 (1973)
[10] Shinkman, P. G., u. K. P. Kaufman: Expl Neurol. **34**, 476 (1972)
[11] Popov, N., Heide-Linde Rüthrich, W. Pohle, S. Schulzeck u. H. Matthies: Brain Res. **101**, 295 (1976)
[12] Bland, B. H., u. C. H. Vanderwolf: Brain Res. **43**, 89 (1972)
[13] Skrede, K. Kr. u. R. H. Westgard: Brain Res. **35**, 589 (1971)
[14] Douglas, R. J.: Psychol. Bull. **67**, 416 (1967)
[15] Raisman, G., W. M. Cowan u. T. P. S. Powell: Brain Res. **88**, 963 (1965)
[16] Anderson, P., u. T. Lomo: Progr. Brain Res. **27**, 400 (1967)
[17] Altman, J., R. L. Brunner u. S. A. Bayer: Behavl Biol. **8**, 557 (1973)
[18] Skinner, J. E.: Neurosciences: A laboratory manual. Saunders, Philadelphia, London, Toronto 1971
[19] Merlis, J. K. zit.: Fleischhauer, K.: Z. Zellforsch. **62**, 639 (1964)
[20] Popov, N., W. Pohle, B. Lössner, S. Schulzeck, S. Schmidt, T. Ott u. H. Matthies: Acta biol. med. germ. **31**, 51 (1973)
[21] Thiemann, W., M. Krug, W. Pohle u. Heide-Linde Rüthrich: Acta biol. med. germ. **34**, 527 (1975)
[22] Lössner, B., R. Jork u. H. Matthies: Acta biol. med. germ. **34**, 1 (1975)
[23] Lowry, O. H., N. J. Rosebrough, A. L. Farr u. R. J. Randall: J. biol. Chem. **193**, 265 (1951)
[24] Weber, E.: Grundriss der biologischen Statistik. 7. Aufl. Fischer, Jena 1972, S. 531
[25] Lössner, B., M. Kirschner u. H. Matthies: Stoffwechsel von ^{3}H-L-Leuzin nach intraventrikulärer Applikation im Rattenhirn. (in Vorbereitung)
[26] Oja, S. S.: Proceedings of the 3rd Neurobiological Symposium, Magdeburg 1971 (= Ergebnisse der experimentellen Medizin Bd. 10). Volk und Gesundheit, Berlin 1972
[27] Pavlik, A., u. B. Jakuobek: Brain Res. **101**, 113 (1976)
[28] Oja, S. S., u. M.-L. Vahvelainen: Res. Meth. Neurochem. **3**, 67 (1976)
[29] Schotman, P., L. Gaipon u. W. H. Gispen: Brain Res. **70**, 377 (1974)
[30] Banker, G., u. C. W. Cotman: Archs Biochem. Biophys. **142**, 565 (1971)

Summary

B. Lössner, R. Jork, and H. Matthies: Incorporation of ^{3}H leucine into total proteins of Sommer's sectors of rat hippocampus in vivo and in vitro

The incorporation of 4.3-^{3}H-L-leucine into total proteins of different Sommer's sectors of the rat hippocampus was studied. The labelling of the acid-soluble supernatant purified through anion exchanger, the specific activity of the proteins and the relative specific activity of the proteins following intraventricular and intraperitoneal application of ^{3}H leucine were determined in vivo and, on hippocampal slices, in vitro. It has been consistently demonstrated in all experimental models that leucine is incorporated into total proteins of the hippocampal structures to a varying degree, the highest label being observed in the region "CA3". The findings seem to reflect differences in the protein synthesis of the individual hippocampal sectors. However, this conclusion was possible only on the basis of results taken as a whole, since each experimental model was afflicted with different methodical drawbacks limiting the interpretation of the results obtained.

Acta biol. med. germ., Band 36, Seite 1231—1236 (1977)

Department of Biochemistry, Institute of Physiology and Biochemistry, Medical Academy, 90-131 Łódź, Poland

The effect of chloramphenicol and cycloheximide on the activity of enzyme „markers“ of mitochondrial substructures of the rat liver

E. TURSKA, K. KONOPKA, and W. TURSKI

(Received November 2, 1976; in revised form February 22, 1977)

Summary

Chloramphenicol and cycloheximide exert in vivo inhibitory effects on the synthesis of mitochondrial enzymes. Chloramphenicol action results in a significant decrease of the activity of enzymes being the "markers" of all submitochondrial structures including that of the outer membrane. This suggests that chloramphenicol affects biosynthesis of "assembly protein" on mitochondrial ribosomes and thus affects incorporation of proteins, wherever they are synthesized, into the structure of the mitochondrion as a functional entity. The effect of cycloheximide depends markedly on the concentration of the inhibitor and on the time of its administration. The differences in sensitivity of examined enzymes to the drug are probably related to their differential turnover.

Introduction

Mitochondria are semi-autonomous organelles replicating by growth and division and requiring for their biogenesis the coordinated collaboration of the nuclear and mitochondrial genomes. The hydrophobic subunits of inner membrane proteins (ATPase, cytochrome oxidase, cytochrome b and "assembly protein"), which take part in the origination of mitochondrial functional membranes, are synthesized on mitochondrial ribosomes. The majority of mitochondrial proteins, i.e. about 90% in which probably all the proteins of the outer membrane are synthesiszed on cytoplasmic ribosomes [1—9].

In the present report we have studied the effect in vivo of the inhibitors of the cytoplasmic (cycloheximide) and mitochondrial (chloramphenicol) translation on the activity of mitochondrial "marker" enzymes. In our experiments we examined SD (a marker of the inner membrane), RINCR (a marker of the outer membrane), fumarase (a matrix enzyme) and MAO, the enzyme which according to our previous paper [10] is probably localized both in the outer and the inner membrane.

Materials and methods

Wistar rats, 170—180 g, male and female were used. Chloramphenicol (1 g per kg of body weight) and cycloheximide (10 mg per kg of body weight) were injected intraperitoneally. The rats of the control group were injected with 0.9% NaCl-solution. There were always

Abbreviation used: MAO: monoamine oxidase (monoamine: oxygen oxidoreductase, EC 1.4.3.4); SD: succinate dehydrogenase (EC 1.3.9.9); RINCR: rotenone insensitive NADH-cytochrome c reductase.

This work was supported by the Polish Academy of Sciences within the project 09.3.1.

three animals in each group, both control and experimental ones. The animals were killed by decapitation 6 and 12 hrs following the administration of cycloheximide and 24 and 48 hrs after the administration of chloramphenicol.

The livers were perfused in situ using 0.9% NaCl-solution and 250 mM sucrose. Mitochondria were obtained by differential centrifugation and purified by several washings, as previously described [10, 11]. Another group of animals were injected chloramphenicol as before and cycloheximide 100 mg per kg of the body weight. The rats were killed 3 hrs after cycloheximide administration and 24 hrs after that of chloramphenicol. The purified mitochondria were subfractionated by Sottocasa's method [12]. The pellet of purified mitochondria was suspended in 10 mM phosphate buffer, *p*H 7.4 for 10 min in 0 °C. Subsequently, 60% sucrose-solution with 2 mM ATP and 2 mM $MgSO_4$ was added. After 10 min the ice-cooled suspension was sonicated 6 · 15 s in a MSE Ultrasonic Desintegrator, then diluted to obtain the sucrose concentration of 10–15%. Finally it was layered on top of a sucrose gradient consisting of 25% and 40% sucrose and centrifuged at 90000 × *g* for 4 hrs in a L5-65 Beckman centrifuge, rotor SW 27.1.

Activities of the following mitochondrial enzymes were determined in the preparations of purified mitochondria and in the mitochondrial subfractions: MAO by means of our own modification [11] of Tabor's spectrophotometric method [13], SD according to SLATER and BONNER [14], fumarase (EC 4.2.1.2) by means of Racker's modified method [15, 16] and RINCR according to SOTTOCASA et al. [12]. Assays for enzymic activities were performed in triplicate and the average values are given in all cases. The protein was estimated by means of the biuret method [17] with addition of 5 drops of 1% sodium deoxycholate. Activities of enzyme were expressed in % of the sum of activities of all enzymes in all mitochondrial subfractions or as specific activities (SA) in μmoles · min^{-1} · mg^{-1} protein. Taking into consideration small the number of animals we first decided to verify the comparability of results using test F of Snedecor. Because the obtained F values did not exceed F_α, we were able to evaluate the statistical significance of differences using Student's test.

Results and Discussion

Table 1 shows the effect of the administration in vivo of chloramphenicol and cycloheximide on the specific activities of enzymes in the fraction of purified mitochondria. Chloramphenicol inhibits the activity of all tested enzymes. A statistically significant decrease of the enzyme activities 24 hrs after administration of the drug compared to the control was observed. Activities after 48 hrs were usually higher than those observed 24 hrs following the drug introduction. Only fumarase activity was significantly smaller when compared to the control. The increase of enzyme activity observed between 24 and 48 hrs is significant only for RINCR ($0.05 < p < 0.1$).

Cycloheximide inhibits the activities of mitochondrial enzymes more strongly than chloramphenicol does. The results obtained are statistically significant. Cycloheximide exerts the lowest inhibitory effect on SD activity. The activities of the outer membrane enzymes: RINCR and MAO are inhibited to the greatest extent. The prolongation of cycloheximide action from 6 to 12 hrs resulted in a marked decrease of MAO and fumarase activity but only the drop of MAO activity is statistically significant ($0.05 < p < 0.1$).

In Table 2 the enzyme activities in mitochondria and mitochondrial subfractions are presented. It can be observed that chloramphenicol inhibits the activities of all the examined enzymes both in the fraction of purified mitochondria and in the subfractions of the inner and outer membranes. The obtained results confirm the data that chloramphenicol being the selective inhibitor of protein synthesis on mitochondrial and bacterial ribosomes, causes the decrease of enzyme activities

Table 1

Effect of chloramphenicol ($1 \text{ g} \cdot \text{kg}^{-1}$ weight) and cycloheximide ($10 \text{ mg} \cdot \text{kg}^{-1}$ weight) on the specific activity of "marker" enzymes in the fraction of purified mitochondria from rat liver.

MAO incubation mixture: 100 mM benzylamine, 30 mM phosphate buffer, *p*H 7.2. After 1 h incubation at 37 °C the reaction was inhibited by the addition of 10% $HClO_4$ + 0.1 M semicarbazide hydrochloride.

SD incubation mixture: 35 mM succinate, 0.4 M $CaCl_2$, 0.22 mM NaCN, 4.8 mM $K_3[Fe(CN)_6]$, 35 mM phosphate buffer, *p*H 7.2. After 1 h incubation at 25 °C the reaction was inhibited by the addition of 20% $HClO_4$.

Fumarase incubation mixture: 50 mM L-malate, 50 mM phosphate buffer, *p*H 7.4. After 1 h incubation at 37 °C the reaction was stopped by the addition of 20 mM NaOH.

RINCR incubation mixture: 50 µM cytochrome c, 0.3 mM KCN, 1.5 µM rotenone, 0.1 mM NADH, 25 mM phosphate buffer, *p*H 7.5. The incubation was performed at 25 °C in spectrophotometric cells

	MAO		RINCR		SD		Fumarase	
	SA mean S.D. ±	% level of significance	SA mean S.D. ±	% level of significance	SA mean S.D. ±	% level of significance	SA mean S.D. ±	% level of significance
Control	$9.2 \cdot 10^{-3}$ $\pm 0.8 \cdot 10^{-3}$	100	$24.9 \cdot 10^{-2}$ $\pm 4.3 \cdot 10^{-2}$	100 –	$11.1 \cdot 10^{-2}$ $\pm 0.5 \cdot 10^{-2}$	100	1.27 ±0.10	100
Chloramphenicol (24 h)	$6.5 \cdot 10^{-3}$ $\pm 1.9 \cdot 10^{-3}$	70.6 $0.05 < p < 0.1$	$17.3 \cdot 10^{-2}$ $\pm 1.1 \cdot 10^{-2}$	69.4 $0.05 < p < 0.1$	$7.6 \cdot 10^{-2}$ $\pm 1.4 \cdot 10^{-2}$	68.5 $0.01 < p < 0.02$	1.05 ±0.14	82.7 $0.05 < p < 0.1$
Chloramphenicol (48 h)	$7.6 \cdot 10^{-3}$ $\pm 3.4 \cdot 10^{-3}$	82.6 n.s.	$23.2 \cdot 10^{-2}$ $\pm 3.8 \cdot 10^{-2}$	93.2 n.s.	$9.8 \cdot 10^{-2}$ $\pm 1.2 \cdot 10^{-2}$	88.3 n.s.	1.08 ±0.08	85.0 $0.05 < p < 0.1$
Cychloheximide (6 h)	$6.6 \cdot 10^{-3}$ $\pm 1.1 \cdot 10^{-3}$	71.7 $0.02 < p < 0.05$	$8.7 \cdot 10^{-2}$ $\pm 1.0 \cdot 10^{-2}$	34.9 $0.001 < p < 0.01$	$7.1 \cdot 10^{-2}$ $\pm 1.3 \cdot 10^{-2}$	64.0 $0.001 < p < 0.01$	0.92 ±0.19	72.4 $0.02 < p < 0.05$
Cycloheximide (12 h)	$4.3 \cdot 10^{-3}$ $\pm 0.7 \cdot 10^{-3}$	46.7 $0.02 < p < 0.05$	$9.7 \cdot 10^{-2}$ $\pm 2.8 \cdot 10^{-2}$	38.9 $0.02 < p < 0.05$	$7.7 \cdot 10^{-2}$ $\pm 1.2 \cdot 10^{-2}$	69.4 $0.01 < p < 0.02$	0.70 ±0.02	55.1 $0.001 < p < 0.01$

SA = spec. actitivy; S.D. = standard deviation, n.s. = difference not significant.

Table 2

Effect of chloramphenicol (1 g · kg^{-1} weight) and cycloheximide (100 mg · kg^{-1} weight) on the specific activity of "marker" enzymes in mitochondria and mitochondrial subfractions

	SD		MAO			RINCR	
	mitochondria	inner membrane	mitochondria	outer membrane	inner membrane	mitochondria	outer membrane
	SA %	SA %	SA %	SA %	SA %	SA %	SA %
Control	$10.3 \cdot 10^{-2}$ 100	$29.2 \cdot 10^{-2}$ 100	$9.8 \cdot 10^{-3}$ 100	$25.8 \cdot 10^{-3}$ 100	$7.8 \cdot 10^{-3}$ 100	$7.1 \cdot 10^{-2}$ 100	$21.2 \cdot 10^{-2}$ 100
Chloramphenicol (24 h)	$8.9 \cdot 10^{-2}$ 86.4	$19.3 \cdot 10^{-2}$ 66.1	$7.0 \cdot 10^{-3}$ 71.4	$16.9 \cdot 10^{-3}$ 65.5	$3.6 \cdot 10^{-3}$ 46.2	$5.1 \cdot 10^{-2}$ 71.5	$11.5 \cdot 10^{-2}$ 54.2
Cycloheximide (3 h)	$10.6 \cdot 10^{-2}$ 102.9	$31.8 \cdot 10^{-2}$ 108.9	$9.9 \cdot 10^{-3}$ 101.0	$29.6 \cdot 10^{-3}$ 114.7	—	$6.3 \cdot 10^{-2}$ 88.7	$14.5 \cdot 10^{-2}$ 68.4

irrespective of their localization in the mitochondria. Even the activity of such typical protein of outer membrane as RINCR is markedly inhibited.

It has been suggested that an incorporation of mitochondrial proteins or their essential subunits synthesized on cytoplasmic ribosomes (and coded by nuclear genome) into the structure of the mitochondrion as an entity needs the synthesis of "assembly protein" on mitochondrial ribosomes [18—20]. Our results confirm this assumption. The inhibition of mitochondrial translation by chloramphenicol results in the decrease of "assembly protein" level and inability of the proper incorporation of proteins into the structure of mitochondria. This could be reflected by the observed decrease of mitochondrial enzyme activities irrespective of their localization. In such a type of in vivo experiments the observed activity of enzymes should be accepted as a measure of the amount of protein of the respective enzyme, thus reflecting the dynamic state of biogenesis and breakdown of particular submitochondrial compartments. The validity of such a point of view was proved by GEAR [21]. Another conclusion that all the examined enzymes are at least partially coded by mitochondrial genome is far less possible.

The results obtained allow to assume that incorporation of outer membrane enzymes which are undoubtedly synthesized on cytoplasmic ribosomes during mitochondrial biogenesis, requires the presence of the mitochondrial translation products.

Interpretation of the results with in vivo cycloheximide action is much more difficult. The differences in sensitivites of the enzymes examined with 6 and 12 hrs of cycloheximide action might be caused by their different turnover. Although administration of the 10fold dose of the drug (100 mg $\cdot$ kg^{-1} weight) during the second experiment caused no change in enzyme activities within 3 hrs except for a slight decrease of the RINCR activity. It seems that the time of action of cycloheximide was too short becaues the turnover of mitochondrial enzymes in liver is much longer [22]. RINCR localized in outer membrane is the enzyme most sensitive to cycloheximide (Tables 1 and 2). It is possible that proteins of the outer membrane might be exchanged during the life-time of mitochondria as a whole [23]. The different effect of cycloheximide but also that of chloramphenicol on enzymes localized in different parts of mitochondria is very interesting. One can only assume that during the mitochondrial biogenesis with "assembly protein" taking part in the process, different proteins are incorporated in different periods of time. This could also concern the proteins localized within the inner mitochondrial compartment.

Acknowledgements: The authors wish to thank Mrs. B. WYSOCKA for excellent technical assistance.

References

[1] TZAGOLOFF, A., M. S. RUBIN, and M. F. SIERRA: Biochim. biophys. Acta **301**, 71 (1973)
[2] SCHATZ, G., and T. L. MASON: A. Rev. Biochem. **43**, 51 (1974)
[3] GONZALES-CADAVID, N. F.: Sub-cell. Biochem. **3**, 275 (1974)
[4] AVADHANI, N. G., F. S. LEWIS, and R. J. RUTMAN: Sub-cell. Biochem. **4**, 93 (1975)
[5] WEISS, H., W. SEBALD, and T. BÜCHER: Eur. J. Biochem. **22**, 19 (1971)
[6] WEISS, H., B. LORENZ, and W. KLEINOW: FEBS Lett. **25**, 49 (1972)

[7] SEBALD, W., W. MACHLEIDT, and J. OTTO: Eur. J. Biochem. **38**, 311 (1973)
[8] WEISS, H., and B. ZIGANKE: Eur. J. Biochem. **41**, 63 (1974)
[9] FISCHER, R. J.: Archs Biochem. Biophys. **172**, 611 (1976)
[10] TURSKA, E., and W. TURSKI: Enzyme **19**, 140 (1975)
[11] TURSKI, W., E. TURSKA and M. GROSS-BELLARD: Enzyme **14**, 211 (1972/73)
[12] SOTTOCASA, G. L., B. KUYLENSTIERNA, L. ERNSTER and A. BERGSTRAND: J. Cell Biol. **32**, 415 (1967)
[13] TABOR, C. W., H. TABOR and S. N. ROSENTHAL: J. biol. Chem. **208**, 654 (1954)
[14] SLATER, E. C., and W. B. BONNER: Biochem. J. **52**, 415 (1967)
[15] RACKER, E.: Biochim. biophys. Acta **4**, 211 (1950)
[16] TURSKI, W., and J. SZKUDLAREK- Enzyme **14**, 275 (1972/73)
[17] GORNALL, A. G., C. J. BARDAVILL, and M. M. DAVID: J. biol. Chem. **177**, 751 (1949)
[18] BORST, P.: A. Rev. Biochem. **41**, 333 (1972)
[19] BARATH, Z., and H. KÜNTZEL: Nature New Biol. **240**, 195 (1972)
[20] WHITING, M. J., and W. H. ELLIOTT: J. biol. Chem. **247**, 6818 (1972)
[21] GEAR, A. R.: Biochem. J. **120**, 577 (1970)
[22] BEATTIE, D. S., and R. N. STUCHELL: Archs Biochem. Biophys. **139**, 291 (1970)
[23] DRUYAN, R., B. DE BERNARD and M. RABINOWITZ: J. biol. Chem. **294**, 5874 (1969)

Zusammenfassung

E. TURSKA, K. KONOPKA und W. TURSKI: Über die Wirkung von Chloramphenikol und Zykloheximid auf die Aktivität von Marker-Enzymen submitochondrialer Strukturen der Rattenleber

Chloramphenikol und Zykloheximid hemmen in vivo die Synthese mitochondrialer Enzyme. Chloramphenikol führt zu einer signifikanten Abnahme der Aktivität von Marker-Enzymen submitochondrialer Strukturen einschließlich der in der äußeren Membran lokalisierten. Daraus ergibt sich, daß Chloramphenikol die Biosynthese von ,,Assembly"-Proteinen an mitochondrialen Ribosomen hemmt und somit den Einbau von Proteinen in submitochondriale Strukturen, unabhängig vom Ort ihrer Synthese. Die Wirkung von Zykloheximid ist deutlich abhängig von der Konzentration und der Dauer der Einwirkung. Unterschiede in der Empfindlichkeit der untersuchten Enzyme gegenüber den Antibiotika beruhen möglicherweise auf unterschiedlichen Umsatzraten.

Acta biol. med. germ., Band 36, Seite 1237—1242 (1977)

Sektion Biowissenschaften der Karl-Marx-Universität Leipzig, Bereich Biochemie,
701 Leipzig, DDR

Aufnahme von Azetat durch Acinetobacter calcoaceticus

D. Haferburg, H.-P. Kleber und H. Aurich

(Eingegangen am 5. 10. 1976; nach Revision am 27. 2. 1977)

Zusammenfassung

Die Aufnahme von Azetat durch intakte nichtwachsende Zellen von Acinetobacter calcoaceticus wurde in Abhängigkeit von der C-Quelle (Azetat, n-Alkane, Hefeextrakt, Sukzinat, L-Malat) und der Wachstumsphase untersucht. Einige kinetische Parameter der Azetataufnahme wurden ermittelt.

Azetat wird am besten durch Zellen aufgenommen, die mit Azetat als einziger C-Quelle kultiviert wurden. Bakterien aus der frühen logarithmischen Wachstumsphase transportieren Azetat doppelt so schnell wie Zellen der späten logarithmischen Wachstumsphase. Die Aufnahme von Azetat kann durch eine biphasische Sättigungskinetik mit zwei K_M-Werten beschrieben werden: der K_M-Wert für die erste Phase beträgt $1 \cdot 10^{-5}$ M, der für die zweite $1{,}8 \cdot 10^{-4}$ M. Die dazugehörigen maximalen Aufnahmeraten betragen 8 bzw. 37 nMol/min/mg Trockengewicht. α-Ketoglutarat, Fumarat, L-Malat und Oxalazetat hemmen die initiale Aufnahme von Azetat. Uranylazetat, Hemmstoffe der Atmungskette und Protonenleiter hemmen die Azetataufnahme z. T. vollständig.

Einleitung

Der Transport von Di- und Trikarbonsäuren durch die Zytoplasmamembran von Mikroorganismen ist mehrfach beschrieben worden [1, 2 u. a.], während die Aufnahme von Azetat und den homologen Karbonsäuren vergleichsweise weniger Beachtung gefunden hat. Aus allen Untersuchungen wird der Schluß abgeleitet, daß mehr oder weniger spezifische Transportsysteme die Bewegung der hydrophilen Di- und Trikarbonsäuren durch die lipophile Zone der Membran unter Beteiligung des Membranpotentials beschleunigen [3].

In früheren Untersuchungen konnte gezeigt werden, daß Azetat in Acinetobacter calcoaceticus die Synthese einiger Enzyme des Zitrat- und Glyoxylatzyklus — aber auch des Malatenzyms — beeinflußt. Das gilt auch für *n*-Alkane, die über Alkohol, Aldehyd und Fettsäure zu Azetyl-CoA abgebaut werden. Azetat oder *n*-Alkane erhöhen die Aktivität der Malatdehydrogenase [4], induzieren die Isozitratlyase als Schlüsselenzym des Glyoxylatzyklus [5] und reprimieren das Malatenzym [6] aus Ac. calcoaceticus. Diese Ergebnisse und die geringen Kenntnisse über den Transport von Azetat in Mikroorganismen veranlaßten uns, die Aufnahme von Azetat in Ac. calcoaceticus zu untersuchen.

Material und Methoden

Als Teststamm diente Ac. calcoaceticus 69-V. Stammhaltung, Gewinnung der Impfsuspension, Bedingungen der Züchtung sind an anderer Stelle beschrieben [5]. C-Quellen waren Azetat, Sukzinat, L-Malat, Hefeextrakt und Mepasin. Mepasin (VEB Leuna-Werke) besteht vorwiegend aus n-Alkanen der Kettenlänge C_{13}-C_{18}. Die C-Quellen wurden dem Medium in einer Konzentration von 2 g% zugefügt. Für die Einbaustudien wurden gewaschene Bakterien der logarithmischen Wachstumsphase in $^1/_{15}$ M Na_2HPO_4/KH_2PO_4-Puffer, *p*H 7,5, aufgenommen und auf eine Trübung entsprechend einer Extinktion $E_{600} = 1,0$ eingestellt (Spekol, VEB Carl Zeiss Jena, $d = 0,5$ cm). Nach einer Eichkurve konnte das dieser Bakteriendichte entsprechende Trockengewicht (TG) ermittelt werden.

Die Inkubation mit [1,2-^{14}C]Natriumazetat (0,71 mCi/mMol; Isocommerz GmbH Dresden) erfolgte in Erlenmeyerkölbchen unter aeroben Bedingungen auf einer Schüttelapparatur bei 30 °C im Wasserbad. Der komplette Reaktionsansatz bestand aus mindestens 0,5 ml — oder einem Vielfachen — der Bakteriensuspension (2,4 mg TG/ml von oben genanntem Phosphatpuffer) und entsprechenden Mengen an [1,2-^{14}C]Natriumazetat. Verbindungen, deren Einfluß auf das Aufnahmeverhalten untersucht werden sollte, wurden vor dem Start mit dem radioaktiven Natriumazetat dem Ansatz zugegeben. Nach den entsprechenden Versuchszeiten wurde die Aufnahme in einem aliquoten Volumen (0,5 ml) des Gesamtansatzes durch 1 ml eiskalter NaCN-Lösung (0,1 M) unterbrochen. Die Bakterien wurden sofort von der nicht inkorporierten Verbindung durch Zentrifugation getrennt (T 24, VEB Zentrifugenbau Leipzig, 5 min, 9000 × *g*), einmal mit eiskaltem Phosphatpuffer gewaschen, zentrifugiert, mit 1 ml Wasser aufgenommen, auf Aluminiummeßschälchen aufgetragen und an der Luft getrocknet. Die Trennung der Bakterien vom nichteingebauten ^{14}C-markierten Natriumazetat durch Filtration über Membranfilter (Chemapol, Prag, Filterdurchmesser: 24 mm, Porengröße: 0,3—0,5 μm) führte stets zu einer Adsorption des Anions am Filter.

Die Radioaktivität wurde mit dem Gasdurchflußzählrohr VA-Z-530 (VEB Meßelektronik Dresden) gemessen und die eingebaute Menge an Azetat nach Korrektur der gemessenen Impulsrate für Absorption und Selbstabsorption in nMol/min/mg TG angegeben.

Die Methode von KAY und KORNBERG [1] zur Extraktion und Bestimmung von Di- und Trikarbonsäuren wurde zum Nachweis von Azetat übernommen. Dazu wurde der Zellextrakt auf Zellulose-Dünnschichtplatten mit dem Laufmittel Äthanol (96%)/Wasser/Ammoniaklösung (25%) (78 + 9,5 + 12,5) chromatographiert. Azetat wurde über die β-Radioaktivität autoradiographisch nachgewiesen [7].

Ergebnisse

Intakte, nichtwachsende Zellen von Ac. calcoaceticus nehmen Azetat — in Abhängigkeit von der C-Quelle während der Kultivierung — mit unterschiedlichen Initialgeschwindigkeiten auf (Abb. 1). Da die Transportgeschwindigkeit von 1—15 min eine lineare Funktion der Zeit war, bezeichnen wir diese Geschwindigkeit als initiale Transportgeschwindigkeit. Von den untersuchten C-Quellen zeigen Bakterien nach Wachstum auf Azetat die höchsten, nach Wachstum auf L-Malat die niedrigsten Transportgeschwindigkeiten. Während des initialen Aufnahmevorganges konnte — nach dünnschichtchromatographischer Auftrennung und Autoradiographie der ^{14}C-markierten Metabolite des Bakterienextraktes — intrazellulär kein ^{14}C-markiertes Azetat nachgewiesen werden.

Die Aufnahmegeschwindigkeit zeigt eine deutliche Abhängigkeit von der Wachstumsphase. In Abb. 2 sind die Initialgeschwindigkeiten der Aufnahme von Azetat durch Zellen von Ac. calcoaceticus aus der frühen und späten logarithmischen Wachstumsphase dargestellt. Es ist ersichtlich, daß Bakterien aus der frühen Wachstumsphase Azetat etwa doppelt so schnell transportieren wie Bakterien aus der späten Wachstumsphase.

Bei der Messung der Initialgeschwindigkeit der Azetataufnahme über einen sehr großen Konzentrationsbereich (100 nM—5 mM) konnten wir 2 verschiedene Aufnahmeprozesse mit unterschiedlichen kinetischen Daten beobachten (Abb. 3). Der scheinbare K_M-Wert ist für den niedrigen Konzentrationsbereich (0,4—10 μM)

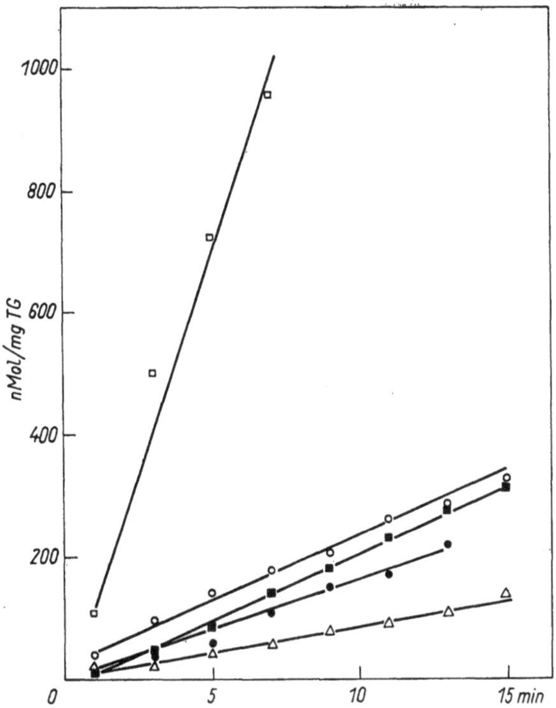

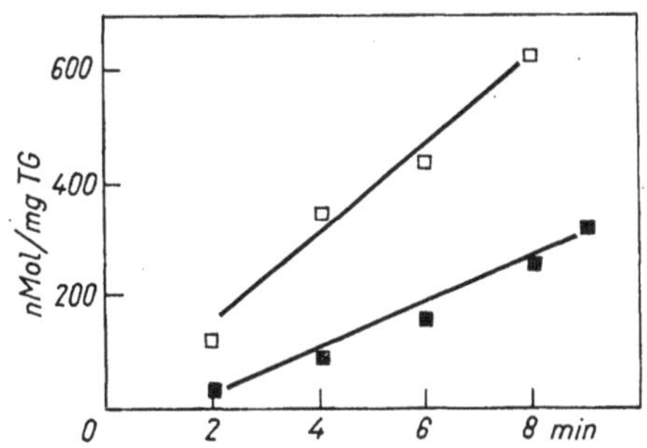

◄ Abb. 1 Abb. 2 ▲

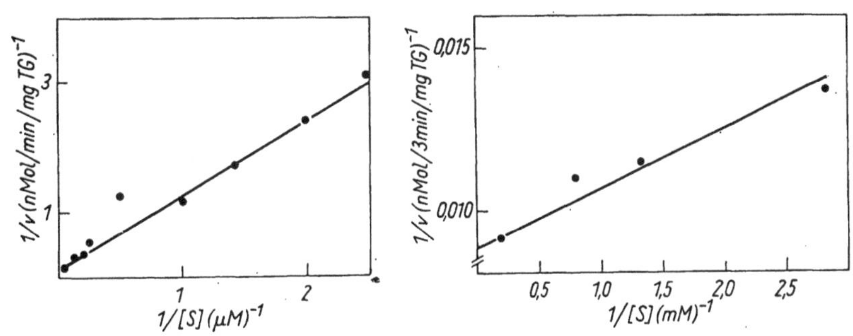

Abb. 3

Abb. 1. Aufnahme von Azetat (in nMol/mg Trockengewicht) durch intakte Zellen von Ac. calcoaceticus in Abhängigkeit von der Zeit (min) nach Wachstum auf L-Malat (△——△), Sukzinat (●——●), Hefeextrakt (■——■), Mepasin (○——○) und Azetat (□——□). Die Bakterien wurden mit 2,3 mM Azetat inkubiert (0,71 mCi/mMol).

Abb. 2. Aufnahme von Azetat (in nMol/mg Trockengewicht) durch intakte Zellen von Ac. calcoaceticus nach Wachstum auf Azetat in Abhängigkeit von der Zeit bei unterschiedlichen Wachstumsphasen nach Inkubation mit 1,1 mM Azetat (0,9 mCi/mMol).
Zellen der frühen logarithmischen Wachstumsphase (□——□); Zellen der späten logarithmischen Wachstumsphase (■——■).

Abb. 3. Aufnahme von Azetat durch intakte Zellen von Ac. calcoaceticus nach Wachstum auf Azetat in der Darstellung von LINEWEAVER und BURK.
Aufgetragen sind die reziproken Werte der Aufnahmegeschwindigkeit als Funktion der reziproken Werte der Azetat-Konzentration im niedrigen Konzentrationsbereich (0,4 µM – 10 µM) (links) und im hohen Konzentrationsbereich (0,3 mM – 10 mM) (rechts). Die Aufnahmeraten sind links in nMol/min, rechts in nMol/3 min jeweils pro mg Trockengewicht angegeben.

(links) $1 \cdot 10^{-5}$ M und für den hohen Konzentrationsbereich (0,3—10 mM) (rechts) $1{,}8 \cdot 10^{-4}$ M. Die dazugehörigen maximalen Aufnahmeraten betragen 8 bzw. 37 nMol/min/mg TG. Dementsprechend zeigt die Substratsättigungskurve — die nicht mit dargestellt ist — einen biphasischen Verlauf. Dabei ist zu erwähnen, daß nach der ersten Phase — entsprechend dem niedrigen K_M-Wert — eine deutliche Verminderung der Aufnahmegeschwindigkeit im Sinne einer Substratüberschußhemmung einsetzt. Dann erst beginnt die zweite Phase mit dem höheren K_M-Wert.

Bei der Untersuchung über den Einfluß von Intermediaten des Zitrat- (Zitrat, Akonitat, Isozitrat, α-Ketoglutarat, Sukzinat, Fumarat, L-Malat, Oxalazetat) und des Glyoxylat-Zyklus (Glyoxylat) sowie von Pyruvat auf die Aufnahme von Azetat nach Wachstum von Ac. calcoaceticus auf Azetat zeigt sich, daß von den untersuchten Säuren nur α-Ketoglutarat, Fumarat, L-Malat und Oxalazetat bei den angegebenen Konzentrationen hemmen (Tab. 1).

Von den homologen Verbindungen des Azetats wurden der Einfluß von Formiat, Propionat und Butyrat (je 1 mM) auf die Azetataufnahme gemessen. Formiat erhöht die Aufnahme von Azetat (1 mM) auf über 160%. Die übrigen Verbindungen zeigten bei dieser Konzentration keine signifikante Änderung der Azetataufnahme.

Die Aufnahme von Azetat durch intakte Zellen von Ac. calcoaceticus wird durch einige Stoffwechselinhibitoren deutlich gehemmt (Tab. 2). 2,4-Dinitrophenol, Natriumazid und Natriumzyanid, aber auch Monojodazetat und Rotenon hemmen die Azetataufnahme vollständig. Gleiches trifft für Uranylazetat zu.

Tabelle 1

Einfluß von Dikarbonsäuren des Zitratzyklus auf die initiale Transportgeschwindigkeit für Azetat bei Ac. calcoaceticus.

Inkubationsdauer: 3 min bei einer Azetatkonzentration von 10^{-3} M. Angaben als % Hemmung der Transportgeschwindigkeit, verglichen mit inhibitorfreien Kontrollen. C-Quelle: Azetat

Hemmstoff	Konzentration des Hemmstoffs (M)	Hemmung (in %)
—	—	0
α-Ketoglutarat	10^{-1}	85
Fumarat	10^{-2}	36
L-Malat	10^{-2}	43
Oxalazetat	10^{-2}	29

Tabelle 2

Einfluß von Stoffwechselinhibitoren auf die Aufnahme von Azetat (1,1 mM) durch Ac. calcoaceticus. C-Quelle: Azetat

Inhibitor	Konzentration (M)	Hemmung (%)
—	—	0
2,4-Dinitrophenol	$2{,}5 \cdot 10^{-2}$	99
Natriumazid	$2{,}5 \cdot 10^{-2}$	95
Uranylazetat	10^{-3}	99
Natriumzyanid	10^{-4}	86
	$2{,}5 \cdot 10^{-2}$	94
Kaliumfluorid	$5{,}0 \cdot 10^{-2}$	22
EDTA	10^{-2}	33
Monojodazetat	$2{,}5 \cdot 10^{-3}$	99
Amytal	$1{,}4 \cdot 10^{-3}$	55
Rotenon	$6{,}0 \cdot 10^{-4}$	100

Diskussion

Die dargestellten Ergebnisse sprechen für die Existenz eines Transportsystems für Azetat in Ac. calcoaceticus. Das System zeigt eine Sättigungskinetik und ist durch einige organische Säuren des Zitratzyklus — nicht aber durch Propionat und Butyrat — hemmbar. Es ist in Zellen nach Wachstum auf Azetat aktiver als nach Wachstum auf anderen C-Quellen. Zellen aus der frühen logarithmischen Wachstumsphase inkorporieren Azetat dabei bedeutend schneller als Zellen der späten logarithmischen Wachstumsphase.

Eine exakte Untersuchung des Aufnahmevorganges von Verbindungen wie Azetat, die sofort in der Zelle — oder auch schon während der Membranpassage — metabolisiert werden, ist nur mit großen Einschränkungen möglich. Transport und Stoffwechsel stellen ein Kontinuum dar, wobei die kinetische Beschreibung des einen Vorganges nur im kausalen Zusammenhang mit dem anderen verständlich wird und eine physiologische Bedeutung erlangt. So konnte bei Untersuchungen über die Aufnahme von Fettsäuren unterschiedlicher Kettenlänge durch E. coli gezeigt werden, daß die Fettsäureaufnahme mit der Spezifität der Fettsäureoxydation korreliert und daß die Veresterung der Fettsäuren ein Teil des Transportvorganges ist [8]. Um den Aufnahmevorgang zu beschreiben, wurde deshalb der Begriff der „vektoriellen Acylierung" eingeführt.

Von SALANITRO und WEGENER [9, 10] wurde gezeigt, daß in Mutanten von E. coli K 12 für kurz- (C_4 und C_5), mittel- (C_5—C_{11}) und langkettige Fettsäuren (C_{12}—C_{18}) getrennte Aufnahmesysteme bestehen. In Acinetobacter scheinen für Azetat, Propionat und Butyrat getrennte Transportsysteme zu bestehen, wobei allerdings bemerkt werden muß, daß unser Teststamm Propionat nicht als alleinige C-Quelle verwerten kann [11]. Hingegen besitzt E. coli offenbar für Azetat und Propionat ein gemeinsames Aufnahmesystem [12]. Allerdings kann das Transportsystem für Azetat in Ac. calcoaceticus — zumindest nicht das weniger empfindliche — auf Grund der Hemmungen durch organische Säuren nicht sehr spezifisch sein. Beide Aufnahmeprozesse für Azetat sind in unserem Teststamm durch 2,4-Dinitrophenol und andere Stoffwechselinhibitoren — aber auch durch Uranylazetat — hemmbar, so daß am Azetattransport die Beteiligung von Phosphatgruppen und eines Protonengradienten anzunehmen ist.

Bei der Darstellung der Initialgeschwindigkeiten der Azetataufnahme fällt auf, daß bei den meisten Kurven (u. a. mit *n*-Alkanen als C-Quelle) eine Extrapolation in den Koordinatenanfang nicht möglich ist, ohne die Linearität der initialen Aufnahmegeschwindigkeit zu unterbrechen. Das ist auf die sehr rasch verlaufende Adsorption des Substrates an die Zelloberfläche bzw. im Zellwandraum zurückzuführen. Die Werte für Bakterien nach Wachstum auf *n*-Alkanen sind im Vergleich zu denen auf Azetat deutlich verringert. Das ist möglicherweise auf den Oberflächenfilm aus Kohlenwasserstoff zurückzuführen, der nach der Ernte und Aufbereitung der Bakterien noch an und in der Zellwand haftet, und als zusätzliche „künstliche hydrophobe Barriere" den Influx hydrophiler Substanzen hemmen könnte.

Die Existenz zweier Transportsysteme bzw. zweier Bindungsstellen für Azetat in unserem Teststamm — eine für hohe und eine für niedrige Konzentrationen — ergibt sich aus den kinetischen Untersuchungen (biphasische Sättigungskinetik mit zwei K_M-Werten). Ähnliche biphasische Substratsättigungskurven wurden auch bei Untersuchungen über den Aminosäuretransport in Salmonella typhimurium [13] und in Mycobacterium smegmatis [14], für den Zuckertransport in Neurospora crassa [15], aber auch beim Azetattransport in E. coli [8] gefunden. Da auch bei unserem Teststamm das Azetat sofort nach Eintritt in die Zelle metabolisiert wird, läßt sich ein Verteilungsfaktor zwischen innen und außen nicht angeben. Untersuchungen, ob die beiden Bindungsstellen für Azetat ebenfalls nach Wachstum auf einer der anderen C-Quellen nachzuweisen sind oder ob es sich um eine induktive Eigenschaft handelt, stehen noch aus.

Literatur

[1] KAY, W. W., u. H. L. KORNBERG: Eur. J. Biochem. **18**, 274 (1971)
[2] WOLFINBARGER, L., JR., u. W. W. KAY: Biochim. biophys. Acta **307**, 243 (1973)
[3] STEIN, W. D.: Recent Prog. Surface Sci. **1**, 300 (1964)
[4] KLEBER, H.-P., u. H. AURICH: Z. allg. Mikrobiol. **14**, 575 (1974)
[5] KLEBER, H.-P., u. H. AURICH: Z. allg. Mikrobiol. **13**, 473 (1973)
[6] KLEBER, H.-P.: Z. allg. Mikrobiol. **13**, 467 (1973)
[7] STAHL, E.: „Dünnschichtchromatographie". Springer, Berlin, Heidelberg, New York, 1967
[8] KLEIN, K., R. STEINBERG, B. FIETHEN u. P. OVERATH: Eur. J. Biochem. **19**, 442 (1971)
[9] SALANITRO, J. P., u. W. S. WEGENER: J. Bact. **108**, 893 (1971)
[10] SALANITRO, J. P., u. W. S. WEGENER: J. Bact. **108**, 889 (1971)
[11] KLEBER, H.-P., W. SCHÖPP u. H. AURICH: Z. allg. Mikrobiol. **13**, 445 (1973)
[12] WAGNER, C., R. ODOM u. W. T. BRIGGS: Biochem. biophys. Res. Commun. **47**, 1036 (1972)
[13] AMES, G. F.: Archs Biochem. Biophys. **104**, 1 (1964)
[14] YABU, K.: J. Bact. **102**, 6 (1970)
[15] SCARBOROUGH, G. A.: J. biol. Chem. **245**, 3985 (1970)

Summary

D. HAFERBURG, H.-P. KLEBER, and H. AURICH: Uptake of acetate by Acinetobacter calcoaceticus

The uptake of acetate by intact nongrowing cells of Acinetobacter calcoaceticus was studied in dependence on the C-source (acetate, n-alcanes, yeast extract, succinate, L-malate) and the growth phase. Single kinetic parameters of acetate uptake were determined.
The best acetate uptake was observed with cells cultivated with acetate as the only C-source. Bacteria in the early growth phase were found to transfer acetate twice as fast as cells of the late logarithmic growth phase.
The uptake of acetate can be described by a biphasic saturation kinetics with 2 K_M values: the K_M value for the first phase being $1 \cdot 10^{-5}$ M, and for the second one, $1.8 \cdot 10^{-4}$ M. The corresponding maximal uptake rates are 8 and 37 mM/min/mg dry weight, respectively. α-ketoglutarate, fumarate, L-malate, and oxalacetate inhibit the initial uptake of acetate. Uranylacetate, inhibitors of the respiratory chain and proton conductors in part completely inhibit the uptake of acetate.

Acta biol. med. germ., Band 36, Seite 1243—1251 (1977)

Zentralinstitut für Molekularbiologie der Akademie der Wissenschaften der DDR, Bereich Biokatalyse und Bereich Molekularbiophysik, DDR—1115 Berlin-Buch

Wechselwirkungen der Komponenten des Zytochrom P-450-Monooxygenasesystems aus Lebermikrosomen

III. Die N-Demethylaseaktivität von Zytochrom P-450 in Abhängigkeit vom Integrationsgrad

DAGMAR PFEIL, G. R. JÄNIG, J. BEHLKE und K. RUCKPAUL

(Eingegangen am 28. 2. 1977)

Zusammenfassung

Vorausgehende Untersuchungen zur Trägerfixierung des Mehrkomponenten P-450 (LM)-Systems bei Variation der Reihenfolge der erstfixierten Komponente ergaben Hinweise auf eine vom Assoziationsgrad abhängige Aktivität. In der vorliegenden Studie wird der Zusammenhang zwischen Assoziationsgrad und Demethylase-Aktivität untersucht. Mit steigender Detergenskonzentration (Triton N-101) bis 0,2% ergibt sich aus Ultrazentrifugenexperimenten eine stetige Abnahme der Sedimentationskoeffizienten von 20—22 auf 4,5 [S].

Die Demethylase-Aktivität (Substrat: Benzphetamin) des trägerfixierten P-450 fällt nach Rekonstitution mit solubilisierter Reduktase mit steigendem Monomerisierungsgrad: 61% (0,02% Triton N-101) und 23% (0,2% Triton N-101) im Vergleich zum unbehandelten fixierten P-450 = 100%. Durch Erhöhung der Reduktasekonzentration im Testansatz kann die Demethylase-Aktivität gesteigert werden.

Einleitung

Es gilt heute allgemein als gesichert, daß für die biologische Hydroxylierung einer großen Zahl unterschiedlicher Verbindungen [1] durch das mischfunktionelle Oxydasesystem in den Lebermikrosomen von Säugetieren neben Zytochrom P-450 (E.C. 1.14.14.1.) und der NADPH-Zytochrom P-450-Reduktase (E.C. 1.6.2.4.) das Lipid Dioleoyl-Phosphatidylcholin notwendig ist [31]. Zahlreiche Untersuchungen an diesem System geben Hinweise dafür, daß die Funktion dieses Systems auf ein Zusammenwirken der essentiellen Proteine einerseits sowie auf Wechselwirkungen von Protein und Lipid andererseits beruht [2—12]. Eine für das Verständnis dieser Wechselwirkungen notwendige Analyse des mikrosomalen P-450-Systems wird jedoch durch 3 Faktoren erheblich erschwert:

1. die Integration in die Membran des endoplasmatischen Retikulums;
2. die dadurch bedingten Schwierigkeiten bei der Isolierung;
3. die Neigung zur Ausbildung von Biomolekülassoziaten.

Bis heute fehlen daher systematische Untersuchungen, welche Art von Wechselwirkungen für eine optimale Funktionsfähigkeit des Systems notwendig sind bzw.

Abkürzungen: P-450 und P-420 = entsprechende Zytochrome, P-450 (LM) = aus Lebermikrosomen isoliertes P-450; P-450-Reduktase = NADPH-Zytochrom P-450-Reduktase.

wie sich eine Auflösung der Aggregate und anschließende Zusammenlagerung zu Komplexen aller essentiellen Komponenten auf die Aktivität auswirkt.
Intermolekulare Wechselwirkungen lassen sich z. B. durch Inkubation des Proteins mit nichtionischen Detergenzien verringern oder vollständig aufheben. Im günstigsten Falle liegen dann Monomere vor. Aktivitätsbestimmungen sind an diesen Präparaten jedoch nicht ohne weiteres durchführbar, weil die hohe Detergenskonzentration eine Zusammenlagerung zu enzymatisch aktiven Molekülkomplexen verhindert. Die weitgehende Entfernung von Detergenzien, z. B. durch Dialyse oder verschiedene chromatographische Verfahren, ist möglich, erlaubt aber auch dann nur die Untersuchung erneut aggregierter Komplexe.
Die den nachfolgenden Untersuchungen zugrundeliegenden Überlegungen basieren auf früheren Ergebnissen [14], in denen gezeigt wurde, daß sowohl P-450 als auch Reduktase als höhermolekulare Komplexe unter Erhalt der Hydroxylierungsaktivität kovalent an BrCN-Sepharose 4B fixiert werden können.
Das daraus entwickelte Arbeitskonzept sieht eine Fixierung in Gegenwart eines desaggregierenden Detergens vor, wodurch die Komponenten in monomerer Form gehalten werden und ihre Aktivität nach Reassoziation zu stöchiometrisch systematisch variierten Komplexen untersucht wird. Eine weitgehende Entfernung des Detergens wird durch Auswaschen des Enzym-Träger-Komplexes erreicht. In vorliegender Mitteilung wird untersucht, ob monomeres P-450 nach Fixierung noch enzymatisch aktiv ist und ob eine Aktivitätssteigerung durch ein höheres Reduktaseverhältnis erreicht werden kann.

Material und Methoden

Aus Mikrosomen phenobarbitalbehandelter männlicher Kaninchen (2—2,5 kg Körpergewicht) [38] wurden das partiell gereinigte solubilisierte P-450, aus entsprechenden Rattenlebermikrosomen die P-450-Reduktase und die Lipidfraktion nach LU et al. [16, 17] gewonnen. Die P-450-Präparate enthielten je mg Protein durchschnittlich 6,7 nMol P-450 und 1,05 nMol P-420. Die für die Rekonstitution eingesetzte Reduktase hatte eine spezifische Aktivität von durchschnittlich 550 Einheiten (nMol reduziertes Zytochrom $c \cdot \text{min}^{-1}$).
Die Proteinkomponenten wurden nach der Isolierung in flüssigem N_2 eingefroren und bei —20 °C gelagert. Die Lipidfraktion wurde bei 4 °C aufbewahrt.

Bestimmungsmethoden

Die Bestimmung des Proteingehaltes erfolgte nach der Methode von LOWRY et al. [18] unter Verwendung von Ovalbumin als Standard. Die Konzentration von P-450 und P-420 wurde aus den CO-Differenzspektren nach OMURA und SATO [19, 20] mit einem Extinktionskoeffizienten von 91 $\text{mM}^{-1}\,\text{cm}^{-1}$ ($A_{450\,\text{nm}}-A_{490\,\text{nm}}$) bzw. 111 $\text{mM}^{-1}\,\text{cm}^{-1}$ ($A_{420\,\text{nm}}-A_{490\,\text{nm}}$) bestimmt. Der zweite Extinktionskoeffizient wurde um den negativen Anteil von P-450 am Differenzspektrum bei 420 nm unter Verwendung von $\varepsilon = -41\ \text{mM}^{-1}\,\text{cm}^{-1}$ korrigiert. Die Konzentrationsbestimmung am trägerfixierten Material erfolgte durch Messung der CO-Differenzspektren bei einer Schichtdicke von $d = 0{,}2$ cm.
Nach Zugabe von $Na_2S_2O_4$ und CO-Begasung wurde 30 min gewartet, um die vollständige Sedimentation der Sepharose zu gewährleisten. Die Sedimentationsgeschwindigkeitsexperimente wurden abhängig vom Grad der Desintegration mit Triton N-101 im Drehzahlbereich 28000—40000 Upm im AnD- bzw. AnF- oder AnG-Rotor unter Verwendung eines Multiplers durchgeführt. Die wandernde Grenzschicht der bei 417 nm absorbierenden hämtragenden Komponente wurde unter Verwendung monochromatischen Lichtes dieser Wellenlänge registriert und zur Berechnung der Sedimentationskoeffizienten benutzt. In P-450-Lösungen mittlerer Tritonkonzentrationen ($\simeq 0{,}04-0{,}07\%$) wurden gleichzeitig mehrere Banden mit

unterschiedlicher Wanderungsgeschwindigkeit und Konzentration beobachtet, wobei in den Abbildungen nur die Sedimentationskoeffizienten der Hauptkomponenten Berücksichtigung fanden. Da die Experimente in einem 20% Glyzerin-Phosphat-Puffer mit unterschiedlichem Tritongehalt durchgeführt wurden, mußte eine Korrektur der Sedimentationskoeffizienten unter Berücksichtigung der Viskositäts- und Dichtewerte des Lösungsmittel durchgeführt werden.

Das Molekulargewichtsmittel einiger Fraktionen wurde aus der vom Radius r abhängigen Verteilung der Konzentration c nach weitgehender Einstellung des Sedimentationsgleichgewichts ermittelt. Durch Verwendung kurzer Füllhöhen (3 mm) konnte das Sedimentationsgleichgewicht in Abhängigkeit von der Molekülgröße nach 26—50 Std. erreicht werden. Die Registrierung der Konzentrationsverteilung wurde ebenfalls unter Verwendung monochromatischen Lichtes ($\lambda = 417$ nm) vorgenommen. Aus dem Anstieg log $OD_{417\ nm}$ über r^2 wurde das Molekulargewicht der Hauptfraktionen berechnet.

Trägerfixierung

Als Trägermaterial für das P-450 wurde BrCN-aktivierte Sepharose 4 B eingesetzt. Vor der Fixierung [14] wurde P-450 in den Enzymsubstratkomplex übergeführt (Substrat: Benzphetamin) und entsprechend dem Versuchsziel 5 min oder/und 1 Std. mit 0,02 bzw. 0,2% Triton N-101 bei 4 °C vorinkubiert.

Die Kopplungsbedingungen waren: 1,7 mM Benzphetamin-hydrochlorid, 100 mM K,Na-Phosphatpuffer, *p*H 7,4, 20% Glyzerin (v/v) sowie je nach Versuchsziel 0,02 bzw. 0,2% (w/v) Triton N-101. Nach der Fixierung wurden die unbesetzten aktivierten Gruppen blokkiert und das Sepharosegel mit einem großen Überschuß an tritonfreiem Puffer gewaschen. Die Abtrennung des Detergens wurde spektralphotometrisch an Hand einer Eichkurve bei 276 nm verfolgt.

Aktivitätsbestimmungen

Die N-Demethylaseaktivität wurde nach NASH [21] bestimmt (1 mM Benzphetamin-HCl im Reaktionsansatz bei 37 °C, 30 min). Die Einzelkomponenten wurden in folgender Reihenfolge zum enzymatisch aktiven System komplettiert: Lipidfraktion, Reduktase und P-450 in freier bzw. trägerfixierter Form. Mischungsverhältnisse im 2 ml Reaktionsansatz:

A) 125 µg Lipid: 83 Einheiten Reduktase: 1,5 nMol P-450
B) 125 µg Lipid: 125 Einheiten Reduktase: 1,5 nMol P-450

Bei fixiertem P-450 wurde das Reaktionsvolumen verdoppelt, Konzentrationen und Mischungsverhältnisse blieben unverändert. Im Testansatz waren weiter enthalten: 100 mM Na,K-Phosphatpuffer, *p*H 7,4, sowie das NADPH-generierende System bestehend aus $2{,}3 \cdot 10^{-3}$ M $MgCl_2$, $6{,}6 \cdot 10^{-5}$ M NADP, $3{,}1 \cdot 10^{-3}$ M Glukose-6-phosphat und 1,2 Einheiten Glukose-6-phosphat-Dehydrogenase je nMol P-450. Die Vorinkubationszeit betrug 3 min und die Inkubation 5 min. Gestartet wurde der auf 37 °C temperierte Ansatz durch Zugabe des Substrates.

Alle Ansätze wurden um die Formaldehydbildung durch freies bzw. trägerfixiertes P-450 bei fehlendem Substrat korrigiert.

Verwendete Präparate und Apparaturen

Glukose-6-phosphat (Reanal, Budapest); Glukose-6-phosphat-Dehydrogenase (präpariert aus Saccharomyces carlsbergensis nach KUBY und NOLTMAN [22] bzw. Boehringer, Mannheim); NADP (VEB Arzneimittelwerk, Dresden); Benzphetamin (isoliert aus Didrex-Dragees der Upjohn Company Kalamazoo, Michigan, USA); BrCN-Sepharose 4 B (Pharmacia, Uppsala, Schweden); Triton N-101 (Serva, Heidelberg). Alle anderen verwendeten Substanzen waren p. A. Produkte und wurden ohne weitere Aufreinigung verwendet.

Die spektralphotometrischen Bestimmungen wurden an den Geräten VSU 2 (VEB Zeiß, Jena), SP-700 (Unicam Cambridge, England) sowie Acta CV (Beckman, Palo Alto, USA) durchgeführt.

Für die Bestimmung der Sedimentationskoeffizienten und Molekulargewichte stand eine analytische Ultrazentrifuge Spinco E (Beckman) mit UV-Absorptionsoptik, Monochromator und photoelektrischem Scanner zur Verfügung.

Ergebnisse

Ausgehend von den Ergebnissen von LU et al. [32], wonach Triton N-101 mit einer 75%igen Aktivitätsausbeute zur Substitution von Phosphatidylcholin im rekonstituierten System fähig ist, wurde zunächst durch Kontrolle der CO-Differenzspektren eine mögliche Veränderung von Zytochrom P-450 in Gegenwart von Triton N-101 überprüft. Wie in Voruntersuchungen ermittelt wurde, bleiben die spektralen Eigenschaften auch in Gegenwart von 0,2% Triton bei Raumtemperatur weitgehend erhalten.

Eine Inkubationsdauer von 5 min führt zu einem geringfügigen Anstieg des P-420-Gehaltes von einem nicht meßbaren Wert im Ausgangspräparat auf einen Wert von 0,09 μM bei einem P-450-Gehalt von 0,75 μM ($s_{20,w}$ = 4S). Des weiteren wurde beobachtet, daß Trägerfixierung von P-450 (LM; Kaninchen) in Substratgegenwart (Benzphetamin) zu einer Erhöhung der Aktivität führt. Der Umsatz liegt mit 35% etwa 10% über dem des in Substratabwesenheit fixierten P-450. Daher wurde für alle folgenden Fixierungen der ES-Komplex eingesetzt. Ein analoger Substratschutz konnte beim sepharosefixierten P-450 (LM; Ratte) nicht nachgewiesen werden [14].

Die ebenfalls von LU et al. beschriebene hohe Solubilisierungsaktivität [33] ist nicht auf die Solubilisierung der Membran des endoplasmatischen Retikulums beschränkt. So wird partiell gereinigtes P-450 bei steigender Konzentration von Triton N-101 desaggregiert. Die Analyse des Sedimentationsverhaltens zeigt, daß mit steigender Konzentration von 0 bis 0,2% (w/v) der $s_{20,w}$-Wert von 21 [S] auf etwa 4,5 [S] abfällt. Das Molekulargewicht sinkt unter entsprechenden Bedingungen von über 600000 auf etwa 50000 (vgl. Abb. 1 und 2).

Mit diesen Ergebnissen waren für die anschließenden Untersuchungen zwei wichtige Voraussetzungen erfüllt, nämlich eine weitgehend erhaltene Stabilität der spektralen Eigenschaften von P-450 bei Tritonkonzentrationen, die eine vollständige Ausbildung von Monomeren bewirken.

Die anschließende Trägerfixierung von P-450 wurde bei Detergenskonzentrationen von 0,02 und 0,2% vorgenommen. Bei 0,02% Triton N-101 beginnt die Auflösung der P-450-Aggregate und ist bei 0,2% abgeschlossen. Ein wesentliches Ergebnis dieses Versuches ist die Feststellung, daß Triton N-101 selbst den Fixierungsprozeß nicht stört. Der Kopplungsgrad von durchschnittlich 85% [14] steigt bis zur vollständigen Bindung des Proteins, d. h. im Eluat ist kein P-450 mehr nachweisbar (Abb. 3). Das CO-Differenzspektrum des trägerfixierten Präparates läßt nur eine geringe Zunahme des enzymatisch inaktiven P-420 als orientierendes Indiz [23] für eine nur geringfügige Schädigung des Proteins erkennen. Tab. 1 zeigt den Einfluß der Tritonvorbehandlung und Fixierung an den Träger auf die Demethylaseaktivität.

Das tritonfreie P-450 ($s_{20,w}$ = 21 [S]) zeigt unabhängig von der Vorinkubationszeit 35% der Demethylaseaktivität des solubilisierten rekonstituierten Systems. Wird P-450 mit 0,02% Triton N-101 5 min oder 1 Std. vorbehandelt, fällt der Substratumsatz auf 16%. Bei 0,2% Triton N-101 hingegen wirken sich unterschiedliche Vorinkubationszeiten auf die enzymatische Aktivität nach Rekonstitution aus. Der gebildete Formaldehyd fällt von 3,4 auf 1,9 nMol · nMol P-450^{-1} · min^{-1}, wenn die Detergensinkubation von 5 min auf 1 Std. verlängert wird.

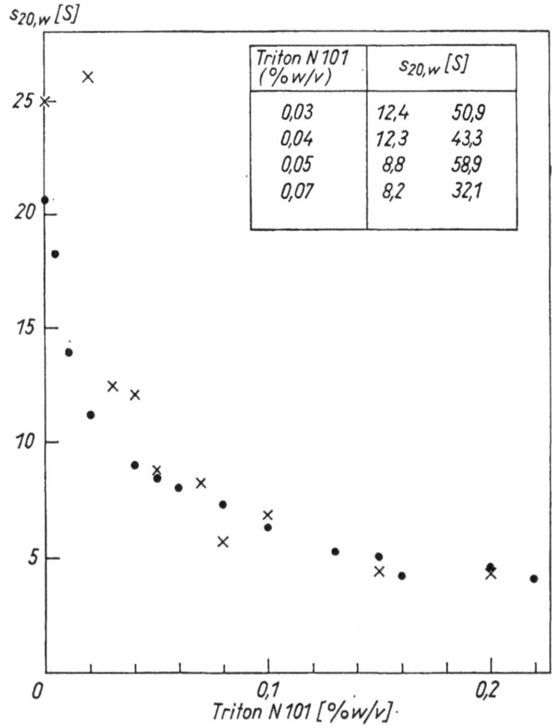

Abb. 1. Sedimentationskoeffizienten von partiell gereinigtem Zytochrom P-450 in Gegenwart von Triton N-101.

Versuchsbedingungen: Raumtemperatur; Wellenlänge 417 nm; P-450 = 5 μM; Substrat: Benzphetamin, 1,7 mM; 0,1 M Phosphatpuffer + 20% Glyzerin, *p*H 7,4.
● = freies Zytochrom P-450; × = P-450-Substrat-Komplex

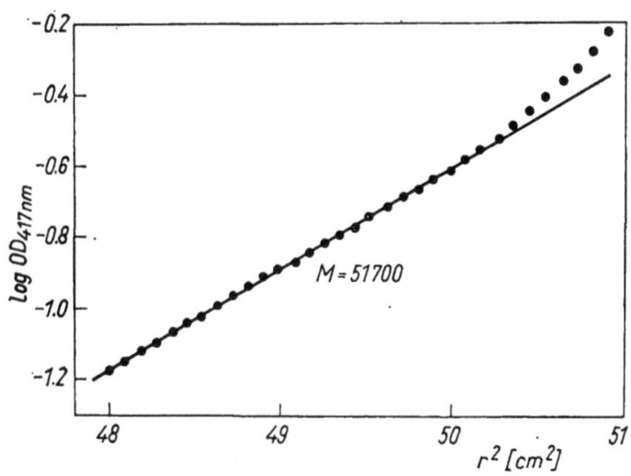

Abb. 2. Auftragung von log $OD_{417\,nm}$ über r^2 für P-450 (c = 5 μM).
Aufnahme nach 26 Std. bei einer Drehzahl von 17000 Upm. Für die Hauptfraktion wurde ein mittleres Molekulargewicht von 51 700 errechnet.
0,12% Triton; 5 μM P-450

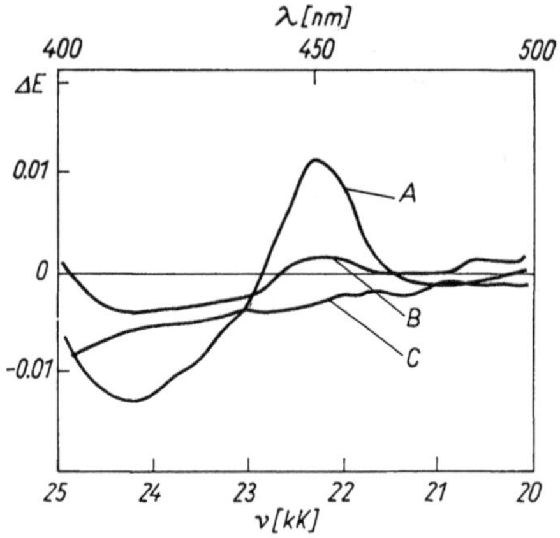

Abb. 3. CO-Differenzspektren des auswaschbaren Zytochrom P-450 nach Fixierung an BrCN-Sepharose 4B.

Versuchsbedingungen: CO-Begasung 1 min; $d = 1$ cm; Raumtemperatur; 0,1 M Phosphatpuffer + 20% Glyzerin; pH 7,4;

A: Fixierung in Detergensabwesenheit: P-450-Angebot 26 nMole; ungebundenes P-450 1,43 nMole;

B: Fixierung unter 0,02% Triton N-101; P-450-Angebot 26 nMole; ungebundenes P-450 0,22 nMole;

C: Fixierung unter 0,20% Triton N-101; P-450-Angebot 26 nMole; ungebundenes P-450 nicht nachweisbar

Tabelle 1

Benzphetamin-Demethylase-Aktivität des solubilisierten rekonstitutierten Monooxygenasesystems

	Substratumsatz nMol HCHO/nMol P-450 min	
	A[1]	B[1]
Kontrolle[2]	25,2 ± 3,5	27,9 ± 6,1
$P\text{-}450_{fix}$		
5 min vorinkubiert	9,2 ± 2,6	9,6 ± 1,8
60 min vorinkubiert[3]	8,3	7,7
$P\text{-}450_{fix}$		
5 min vorinkubiert	3,8 ± 1,5	15,8
60 min vorinkubiert	5,1	16,7
unter 0,02% N-101		
$P\text{-}450_{fix}$		
5 min vorinkubiert	3,4 ± 0,6	8,0 ± 0,7
60 min vorinkubiert	1,9	2,8
unter 0,2% N-101		

[1] Mischungsverhältnis der Komponenten: A: 83 µg Lipid: 55 Einheiten Reduktase: 1 nMol P-450; B: 83 µg Lipid: 83 Einheiten Reduktase: 1 nMol P-450

[2] solubilisiertes rekonstitutiertes System (3 Komponenten löslich)

[3] Aktivitätsangaben ohne Angabe der Fehlerbreite sind Mittelwerte aus nur 2 Versuchen

Diese Befunde gelten für ein Verhältnis von P-450 und Reduktase, das entsprechend den Bedingungen in Mikrosomen gewählt wurde. Erhöht man jedoch den Reduktaseanteil im Testansatz um 50% von 55 Einheiten auf 83 Einheiten pro nMol P-450 (Kolumne B in Tab. 1), dann steigt die Aktivität aller Proben und gleicht sich dem Wert des unbehandelten P-450 an. Nur P-450, das 1 Std. mit 0,2% Triton behandelt wurde, macht eine Ausnahme. Hier kann der Substratumsatz um 50% erhöht werden, d. h. der gebildete Formaldehyd steigt von 1,9 auf 2,8 nMol pro nMol P-450 und pro min. Damit wird deutlich, daß die Reduktase unter diesen Bedingungen im System zur limitierenden Komponente für den Substratumsatz wird.

Diskussion

Intensive Bemühungen zur Aufklärung des Wirkungsmechanismus des mikrosomalen Monooxygenasesystems aus Säugetierlebern haben sich bisher im wesentlichen auf die terminale Oxydase, das Zytochrom P-450, konzentriert. Dies hängt offensichtlich damit zusammen, daß dieses Protein durch seine chromophore Gruppe einer physikochemischen Analyse besonders gut zugänglich ist und sich wesentliche Prozesse wie Substratbindung, Elektronentransfer und O_2-Aktivierung hieran abspielen. Weniger Beachtung hat indessen die für das Verständnis des Reaktionsmechanismus nicht weniger bedeutungsvolle molekulare Organisation des Systems gefunden.
Es hat nicht an Versuchen gefehlt, Schlußfolgerungen auf die molekulare Organisation aus der Stöchiometrie der Komponenten [30] und aus funktionellen Parametern zu ziehen [32]. Jedoch sind alle Bemühungen, tieferen Einblick in die Organisation zu erhalten, durch die starke Tendenz der Komponenten zur Assoziation erschwert. Mit den vorliegenden Untersuchungen wird erstmalig der Versuch unternommen, diese Schwierigkeit mit Hilfe der Trägerfixierung zu umgehen.

In einer 1. Mitteilung [14] wurde belegt, daß P-450 und P-450-Reduktase nach Fixierung an Sepharose 4B zu einem enzymatisch aktiven System rekonstituiert werden können. Aus unterschiedlichen Aktivitätswerten in Abhängigkeit von der Reihenfolge der Fixierung ergaben sich Hinweise auf einen hohen Grad supramolekularer Organisiertheit. Diese Ergebnisse bilden die Grundlage für die Vorstellung, daß eine systematische Untersuchung der Wechselwirkungen der Komponenten nach einer Desaggregation mittels Detergens und anschließender gesteuerter Assoziation möglich ist. Dieses Herangehen sollte auch Aussagen über die molekulare Organisation optimal funktionierender Molekülkomplexe ergeben.
Wie die vorliegenden Befunde zeigen, ist dieses Konzept praktikabel. Partiell gereinigtes P-450 hat in Abwesenheit von Detergens ein Molekulargewicht von 660000, während nach weiterer Reinigung Molekulargewichte von ca. 280000 [35] bestimmt wurden. Die Ursache für die nachgewiesene Assoziation des P-450 wird in der hydrophoben Natur dieses Proteins gesehen.
Folglich liegt auch im rekonstituierten System das P-450 in assoziierter Form vor. Für die Rekonstitution des Systems werden daher P-450 und P-450-Reduktase in einem Verhältnis von 1:1 rekombiniert. [36]. In Gegenwart von Natriumdodezylsulfat wurde für P-450 ein Molekulargewicht von annähernd 50000 bestimmt [13, 37, 38]. Vorliegende Untersuchungen zeigen, daß mit steigender Konzentration von Triton N-101 das Molekulargewicht systematisch bis zu Werten von 50000 verändert werden kann.
In dieser Form kann P-450 unter Erhalt enzymatischer Aktivität an den Träger gebunden und weitgehend detergensfrei erhalten werden. Der beobachtete Aktivitätsabfall der desaggregierten Form gegenüber dem P-450-Assoziat muß erwartet werden, wenn die zugeführte Reduktase biologisch nicht in einer 1:1-Stöchiome-

trie vorliegt, sondern eine größere Zahl von P-450-Molekülen mit einem Reduktasemolekül über direkte Wechselwirkungen reagiert (vgl. hierzu [30]). Solche Wechselwirkungen können auch aus Untersuchungen der Reduktionskinetik [34] in Gegenwart von Triton N-101 abgeleitet werden.

Im Gegensatz zum rekonstituierten solubilisierten System und nach Trägerfixierung von P-450-Assoziaten, wo zusätzliche Reduktasegabe keine erhebliche Aktivitätssteigerung bewirkt, führt diese bei der trägerfixierten desaggregierten Form von P-450 zu einer Aktivitätszunahme um etwa 100%. Hierbei wirkt sicherlich die ebenfalls komplex vorliegende Reduktase durch Begleitprotein hemmend auf eine noch größere Steigerung. Gleichzeitig aber wird durch dieses Ergebnis deutlich, daß der Aktivitätsabfall weniger auf einer Schädigung des P-450-Moleküls beruht (Detergensbehandlung und Trägerfixierung) als vielmehr auf die Desintegration enzymatisch aktiver Molekülkomplexe zurückgeführt werden muß.

Um endgültige Aussagen zur molekularen Organisation abzuleiten, reichen die bisherigen Befunde naturgemäß nicht aus, scheinen uns aber eine Bestätigung der Richtigkeit des Arbeitskonzeptes, mittels Trägerfixierung Aussagen zur molekularen Struktur des P-450-Komplexes beitragen zu können.

Für stets sorgfältige Mitarbeit danken wir Fräulein D. BERGEMANN, Frau B. BÜSSER, Frau H. GRILL und Frau CH. JAEGER.

Literatur

[1] BOYD, G. S., u. R. M. S. SMELLIE (Hrsg.): Biological Hydroxylation Mechanisms. Academic Press, New York 1972

[2] STIER, A.: Umschau **75**, 429 (1975)

[3] SCHULZE, H.-U., u. HJ. STAUDINGER: Naturwissenschaften **62**, 331 (1975)

[4] SCHULZE, H.-U., u. HJ. STAUDINGER: Hoppe-Seyler's Z. physiol. Chem. **352**, 1675 (1971)

[5] PETERSON, J. A., R. E. EBEL u. D. H. O'KEEFFE: Hoppe-Seyler's Z. physiol. Chem. **357**, 1049 (1976)

[6] PETERSON, J. A., R. E. EBEL, D. H. O'KEEFFE, T. MATSUBARA u. R. W. ESTABROOK: J. biol. Chem. **251**, 4010 (1976)

[7] WINQVIST, L., u. G. DALLNER: Biochim. biophys. Acta **436**, 399 (1976)

[8] ARCHAKOV, A. J., G. I. BACHMANOVA, V. M. DEVICHENSKY, I. I. KARUZINA, N. S. ZHEREBKOVA, G. I. ALIMOV, G. P. KUZNETSOVA u. A. V. KARYAKIN: Biochem. J. **144**, 1 (1974)

[9] ARCHAKOV, A. I., G. I. BACHMANOVA, V. M. DEVICHENSKY, N. S. ZHEREBKOVA, I. I. KARUZINA u. G. I. ALIMOV: Dokl. Akad. Nauk SSSR **214**, 459 (1974)

[10] NEGISHI, M., T. SAWAMURA, T. MORIMOTO u. Y. TASHIRO: Biochim. biophys. Acta **381**, 215 (1975)

[11] INGELMAN-SUNDBERG, M.: Hoppe-Seyler's Z. physiol. Chem. **357**, 1031 (1976)

[12] NARASIMMULU, S.: Hoppe-Seyler's Z. physiol. Chem. **357**, 1043 (1976)

[13] LEVIN, W., A. Y. H. LU, D. RYAN, S. WEST, R. KUNTZMAN u. A. H. CONNEY: Archs Biochem. Biophys. **153**, 543 (1972)

[14] BAESS, DAGMAR, G. R. JÄNIG u. K. RUCKPAUL: Acta biol. med. germ. **34**, 1745 (1975)

[15] UEHLEKE, H.: Naunyn-Schmiedebergs Archs. Pharmak. exp. Path. **259**, 66 (1967)

[16] LU, A. Y. H., u. S. B. WEST: Molec. Pharmac. **8**, 490 (1972)

[17] LU, A. Y. H., R. KUNTZMAN, S. B. WEST, M. JACOBSON u. A. H. CONNEY: J. biol. Chem. **247**, 1727 (1972)

[18] LOWRY, H. O., N. J. ROSEBROUGH, A. L. FARR u. R. J. RANDALL: J. biol. Chem. **193**, 265 (1951)

[19] OMURA, T., u. R. SATO: J. biol. Chem. **239**, 2379 (1964)

[20] OMURA, T., u. R. SATO: Meth. Enzym. **10**, 556 (1967)

[21] NASH, T.: Biochem. J. **55**, 416 (1953)
[22] KUBY, S. A., u. E. A. NOLTMAN: Meth. Enzym. **9**, 116 (1966)
[23] JÄNIG, G. R., DAGMAR PFEIL, H. HONECK u. K. RUCKPAUL: Acta biol. med. germ. **36**, 35 (1977)
[24] BEREZIN, I. V., B. M. KERSHENGOLTS u. N. N. UGAROVA: Dokl. Akad. Nauk. SSSR **223**, 1256 (1976)
[25] POZNANSKY, M. J., u. T. MING-SWI CHANG: Biochim. biophys. Acta **334**, 103 (1974)
[26] HERVAGAULT, J. F., G. JOLY u. D. THOMAS: Eur. J. Biochem. **51**, 19 (1975)
[27] GOULD, B. J., u. M. A. GOHEER: Biochem. J. **157**, 389 (1976)
[28] LINKO, Y. Y., P. SAARINEN u. M. LINKO: Biotechn. Bioengn. **17**, 153 (1975)
[29] DUS, K., W. J. LICHTFIELD, A. G. MIGUEL, T. A. VAN DER HOEVEN, D. A. MAUGEN, W. L. DEAN u. M. J. COON: Biochem. biophys. Res. Commun. **60**, 15 (1974)
[30] ESTABROOK, R. W., M. R. FRANKLIN, B. COHEN, A. SHIGAMATZU u. A. G. HILDEBRANDT: Metabolism **20**, 187 (1971)
[31] STROBEL, H. W., A. Y. H. LU, H. HEIDEMA u. M. J. COON: J. biol. Chem. **245**, 4851 (1970)
[32] LU, A. Y. H., W. LEVIN u. R. KUNTZMANN: Biochem. biophys. Res. Commun. **60**, 266 (1974)
[33] LU, A. Y. H., u. W. LEVIN: Biochim. biophys. Acta **344**, 205 (1974)
[34] BLANCK, J., u. G. SMETTAN: unveröffl. Befunde
[35] HOEVEN, T. A. VAN DER, u. M. J. COON: J. biol. Chem. **249**, 6302 (1974)
[36] HOEVEN, T. A. VAN DER, D. A. HAUGEN u. M. J. COON: Biochem. biophys. Res. Commun. **60**, 569 (1974)
[37] SATO, R., H. SATAKE, u. Y. IMAI: Drug Metab. Dispos. **1**, 6 (1973)
[38] DEHLINGER, P. J., u. R. T. SCHIMKE: J. biol. Chem. **246**, 2574 (1971)

Summary

D. PFEIL, G. R. JÄNIG, J. BEHLKE, and K. RUCKPAUL: Interactions of the components of the cytochrome P-450 monooxygenase system from liver microsomes. III. The N-demethylation activity of cytochrome P-450 in dependence on the degree of its integration

Preceding experiments on the immobilization of the multi-component P-450 (LM) system, in which the order of the first-immobilized component had been varied, gave evidence that the enzymatic activity depends on the degree of association. The present paper deals with the relationship between the degree of association and the demethylase activity. With rising concentrations of the detergent (Triton N-101) up to 0.2%, ultracentrifugation experiments have shown a steady decrease of the sedimentation coefficient from 20—22 down to 4.5 [S]. The demethylase activity (substrate benzphetamine) of the immobilized P-450 declines on reconstitution with solubilized reductase with raising degree of monomerization: 61% (0.02% Triton N-101) and 23% (0.2% Triton N-101) as compared with untreated fixed P-450 = 100%. The demethylase activity can be increased by raising the reductase concentration in the test preparation.

Acta biol. med. germ., Band 36, Seite 1253—1262 (1977)

Zentralinstitut für Arbeitsmedizin der DDR, Berlin
Fachbereich Arbeitsphysiologie und Abteilung Biometrie/Datenverarbeitung, 1134 Berlin, DDR

Muskelaktivität und Herzschlagfrequenz bei rhythmischer Arbeit am Handergometer

I. Herzschlagfrequenz, bioelektrische Muskelaktivität und Mechanogramm in Abhängigkeit von der Kontraktionsstärke

U. Kobryn, B. Hoffmann, D. Bräuer, R. Bastek, G. Küchler und B. Minuth

(Eingegangen am 25. Oktober 1976)

Zusammenfassung

Mit der Zielstellung, Beziehungen von Herzschlagfrequenz, bioelektrischer und mechanischer Muskelaktivität bei rhythmischer Arbeit in Abhängigkeit zur Handkraft zu untersuchen, wurden 11 Probanden im Alter von 23—37 Jahren an einem Handergometer mit Kontraktionsstärken von 20, 40, 60, 80 und 100% der Maximalkraft belastet. Die Maximalkraft der männlichen Probanden lag im Mittel bei 57,3 kp, der weiblichen bei 33,2 kp. Sämtliche Muskeln (Flexoren, Extensoren, M. brachioradialis, Daumenmuskel) zeigten eine elektromyographisch nachweisbare Aktivität. Zwischen mechanischen und bioelektrischen Größen ließen sich enge Beziehungen nachweisen. Die mittlere bioelektrische Muskelaktivität der Flexoren, Extensoren, des M. brachioradialis und die Herzperiodendauer (Herzschlagfrequenz) zeigten ein lineares Verhalten zur Belastung. Die Prüfung des Zusammenhangs der physiologischen Größen untereinander auf der Basis der Gruppenmittelwerte ergab signifikante Korrelationskoeffizienten zwischen 0,83 und 0,98.

Einleitung

Für die arbeitsphysiologische Bewertung von Tätigkeiten, bei denen große Muskelmassen unter dynamischen Bedingungen eingesetzt werden, sind geeignete Methoden (Energiestoffwechselmessung, Herzschlagfrequenzbestimmung) und entsprechende Bewertungsmaßstäbe (Klassifizierung der physischen Arbeit, Dauerleistungsfähigkeit) entwickelt [1—5].

Für die Bewertung von Arbeiten, die mit kleinen Muskelmassen ausgeführt werden (z. B. Handarbeit) fehlen solche Methoden und Kriterien z. Z. noch weitgehend. Diese Arbeitsformen werden in der Literatur u. a. als „lokale Muskelarbeit“ [6] oder als „einseitig dynamische Muskelarbeit“ [7] bezeichnet. Im allgemeinen handelt es sich um Tätigkeiten, die vom Hand-Arm-System (ohne Schulterbeteiligung) oder jeweils einem Fuß ausgeführt werden.

Energieumsatzmessungen liefern wegen der geringen Massen aktivierter Muskulatur keine klaren und zuverlässigen Ergebnisse.

Die Herzschlagfrequenz ist zur Analyse und Bewertung von lokaler Muskelarbeit wiederholt herangezogen worden [7—9]. Die Ergebnisse sind nicht einheitlich. Es ist nicht geklärt, in welchem Anteil und in welcher Weise die Masse der eingesetzten Muskulatur, die relative Innervations- bzw. Kontraktionsstärke und die

Kontraktions- bzw. Arbeitsform zur Einstellung der Herzschlagfrequenz beitragen [10—11].

Nachdem Beziehungen zwischen Muskelkraft und integrierter bioelektrischer Muskelaktivität nachgewiesen worden sind (vgl. Lippold [12]), wird in neueren Arbeiten versucht, das Elektromyogramm bei der Analyse und Bewertung der lokalen Muskelarbeit anzuwenden [7].

Die vorliegende Untersuchung diente zur Klärung folgender Fragen:

— Wie verhalten sich Mechanogramm und bioelektrische Aktivität von Muskeln des Unterarms und der Hand bei rhythmischer Arbeit am Handergometer in Abhängigkeit zur Kontraktionsstärke?

— Wie verhält sich die Herzsclagfequenz in Abhängigkeit zur Kontraktionsstärke?

— Lassen sich Beziehungen zwischen Herzschlagfrequenz und Parametern der mechanischen und bioelektrischen Muskelaktivität nachweisen?

Methodik

Die Versuchsanordnung ist schematisch in Abb. 1 dargestellt.

Mechanogramm

Zur Messung der Handkraft bei rhythmischer Arbeit der rechten Hand wurde ein Handergometer verwendet. Dieses bestand aus zwei an einem Stahlbügel fixierten Handgriffen (vgl. Abb. 1). Der Abstand zwischen beiden Handgriffen betrug im unbelasteten Zustand 7 mm; eine Kraft von 12,5 kp bewirkte eine Verminderung des Abstandes um 1 mm. Die Registrierung des Mechanogramms erfolgte mittels Dehnungsmeßstreifentechnik (Halbleiterdehnungsmeßstreifen in Voll-Brückenschaltung, Widerstandsmeßbrücke HLA 111 RFT Meßelektronik Dresden). Ein Anzeigegerät mit markiertem Kraftsollwert diente dem Probanden zur optischen Kontrolle der entwickelten Handkraft (Soll-Ist-Wertanzeige; vgl. Abb. 1).

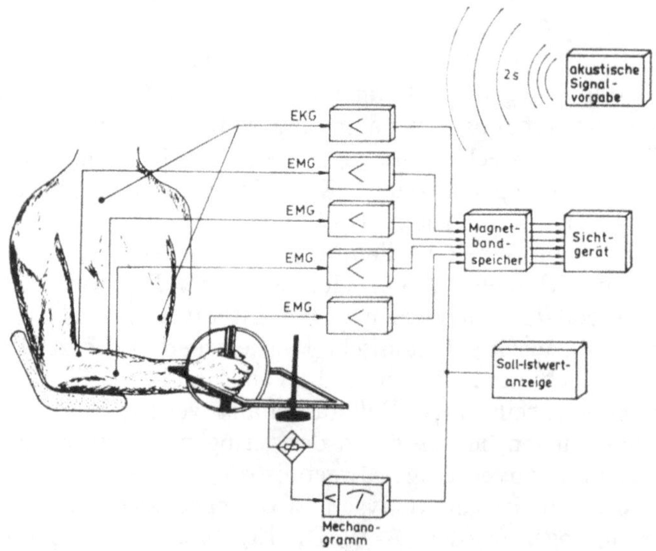

Abb. 1. Schematische Darstellung der Versuchsanordnung bei Arbeit am Handergometer. Einzelheiten vgl. Text

Elektrokardiogramm

Das EKG wurde über Brustwandklebeelektroden, deren Position einer abgewandelten NEHB-Ableitung entsprach, aufgenommen. Als Verstärker diente ein NEK-1 (VEB Meßgerätewerk Zwönitz) bzw. ein EMG-Verstärker (14 C 12 DISA).

Elektromyogramm

Die Ableitung der elektrischen Muskelaktivität erfolgte unipolar über Oberflächenelektroden (Silberelektroden, Durchmesser 10 mm). Die 4 Ableitstellen waren folgendermaßen lokalisiert:

— über den Flexoren an der palmaren Seite des Unterarms (im weiteren Text Flexoren genannt);
— über den Extensoren an der dorsalen Seite des Unterarms (im folgenden Extensoren genannt);
— über den M. brachioradialis;
— über den Muskeln des Daumenballens (Daumenmuskel genannt).

Die differenten Elektroden wurden jeweils auf die Haut über dem Muskelbauch mittels Kollodium geklebt. Als Kontaktmittel diente Bentonite-Elektroden-Paste [13]. Die indifferenten Elektroden waren an den Epikondylen des Ellenbogengelenks und an den Styloidfortsätzen des Unterarms befestigt. Die Erdung der Probanden erfolgte am Handgelenk. Als Verstärker diente ein 4-Kanal-Elektromyograph (14 C 12 DISA). Die untere Grenzfrequenz betrug 20 Hz, die obere 10 kHz.

Versuchsdurchführung

An der Untersuchung nahmen 9 weibliche und 2 männliche Probanden im Alter von 23 bis 37 Jahren teil. Vor Beginn der Versuche erfolgte die Bestimmung der Maximalkraft bei definierten Untersuchungsbedingungen. Der Winkel im Ellenbogengelenk betrug 110°, der Unterarm befand sich in Mittelstellung zwischen Pro- und Supination. Die sitzende Versuchsperson hatte mit maximaler Kraft den Ergometergriff zusammenzudrücken und diese Kraft 3 s lang zu halten. Die Maximalkraftbestimmung wurde 3mal im Abstand von 1 min wiederholt und daraus der Mittelwert errechnet [14]. Die individuelle Maximalkraft diente als Bezugsgröße für die Vorgabe der Belastungsstufen.

Vor Beginn der Belastung wurde das Ruhe-EKG registriert.

Während des Versuches waren mit der rechten Hand rhythmische Kontraktionen am Handergometer auszuführen. Der Arbeitsrhythmus betrug 2 s bzw. 30 Kontraktionen pro min und war durch akustisches Signal vorgegeben (akustische Signalvorgabe, vgl. Abb. 1). Die Versuchsperson hatte über ein Anzeigegerät ihre Handkraft zu kontrollieren und auf den vorgegebenen Kraft-Soll-Wert zu bringen. Nach Erreichen des Sollwertes war der Handgriff des Ergometers sofort zu entlasten, so daß sich jeder einzelne 2s-Zyklus aus einem Arbeitsanteil (= Arbeitsphase) und einem Pausenanteil (= Pausenphase) zusammensetzte. Das Experiment wurde beendet, wenn die vereinbarte Kontraktionsstärke nicht mehr eingehalten werden konnte bzw. die Probanden angaben, erschöpft zu sein.

Kontraktionsstärken bzw. Belastungsstufen von 20, 40, 60, 80 bzw. 100% der Maximalkraft wurden vorgegeben. Jeder Proband führte am gleichen Tage mehrere Belastungsstufen aus, die durch längere Pausen unterbrochen waren. Die Belastungsstufen 60—100% der Maximalkraft (bei einigen Probanden auch 40%) wurden in der Regel nacheinander 4mal (als Serien bezeichnet) bis zur Erschöpfung durchgeführt. Zwischen den Belastungen war jeweils eine Pause von 15 min eingeschaltet.

Alle abgeleiteten Parameter (Herzschlagfrequenz, Elektromyogramme, Mechanogramm) wurden simultan über die gesamte Versuchsdauer mit Hilfe eines mehrkanaligen Magnetbandspeichers (LYREC TR 81) gespeichert. Die Bandgeschwindigkeit betrug $1^7/_8$ ips (= 4,76 cm/s), der Frequenzbereich 0 bis 625 Hz. Zur Kontrolle der Magnetbandaufzeichnung diente ein 6-Kanal-Sichtgerät (VEB Meßgerätewerk Zwönitz).

Auswertung und statistische Bearbeitung

Die automatische Auswertung der gespeicherten Daten erfolgte off-line an einem Vielkanalanalysator DIDAC 4000 und an einer Rechenanlage TPAi.

Jeder R-R-Abstand im EKG wurde fortlaufend gemessen und als Herzperiodendauer ausgedruckt.
Die Dauer der Arbeits- und Pausenphasen je 2s-Arbeitszyklus wurde mittels Schwellenwerteinstellung am Mechanogramm unmittelbar am Beginn der aufsteigenden und am Ende der fallenden Mechanogrammkurve fortlaufend gemessen und ausgedruckt (Abb. 2). Als weitere Größe wurde die Fläche unter dem Mechanogramm über eine Analog-Digitalwandlung und Integration mittels DIDAC 4000 oder über das CAMAC-System an der Rechenanlage TPAi kontinuierlich bestimmt. Das gewählte Abtastintervall betrug 6,25 ms bzw. 10 ms.
Die auf Magnetband gespeicherte bioelektrische Muskelaktivität wurde zunächst einem Spannungs-Frequenzumsetzer (Myointegrator) zugeführt. Im Myointegrator wurde nach Doppelweggleichrichtung des Signals eine dem Spannungsmittelwert entsprechende Impulsfolge gebildet und im DIDAC 4000 unter Verwendung eines Impulszählprogramms weiterverarbeitet. Zyklusbezogen wurden Impulssummen ermittelt, wobei das Erreichen des Schwellenwertes im abfallenden Mechanogrammteil (vgl. Abb. 2) zur Ansteuerung des Zählintervalls benutzt wurde. Unter Berücksichtigung des jeweiligen Verstärkungsfaktors kann die mittlere bioelektrische Muskelaktivität nach

$$u = \frac{n}{k \cdot p \cdot T}$$

(n = Anzahl der Impulse aus dem Myointegrator; p = Verstärkungsfaktor; k = Konstante; T = Analysenzeit (= Zyklusdauer))
berechnet werden.

Eine Varianzanalyse ergab keine signifikanten Unterschiede im Verhalten der mittleren bioelektrischen Muskelaktivität und der Herzschlagfrequenz zwischen den einzelnen Serien, so daß auf eine getrennte Darstellung verzichtet wurde.
Aus den individuellen Meßdaten der jeweils ersten 10 Arbeitszyklen wurden Mittelwerte berechnet (individuelle Mittelwerte). Bei Belastungen mit 100% der Maximalkraft erfolgte die Mittelung über die ersten 3 Zyklen. Zur Verminderung insbesondere der interindividuellen Variabilität wurden die individuellen Mittelwerte je Serie und Belastungsstufe zu Gruppenmittelwerten zusammengefaßt. Regressions-, Korrelations-, Varianz-, Kovarianzanalysen, t-, F- sowie Newman-Keuls-Test dienten der Prüfung von Unterschieden bzw. Zusammenhängen. Die zugelassene Irrtumswahrscheinlichkeit betrug $P = 5\%$. Im vorliegenden Material sind 191 Einzelversuche ausgewertet.

Ergebnisse

Maximalkraft

Die individuellen Maximalkräfte der rechten Hand sind in Tab. 1 ausgewiesen. Im Mittel erreichte die maximale Handkraft der männlichen Probanden einen Wert von 57,3 kp (Variationsbreite 22,0), diejenige der weiblichen Versuchspersonen 33,2 kp (Standardabweichung 5,6).

Mechanogramm der Handmuskulatur

Bei rhythmischer Arbeit am Handergometer zeigt die registrierte Handkraft einen typischen Verlauf. Es findet sich ein etwa exponentieller Anstieg und nach Erreichen des Sollwertes ein annähernd exponentieller Abfall (vgl. Abb. 2). Innerhalb einer Belastungsstufe ist die Variabilität in Form und Fläche des Mechanogramms gering. Der Quotient aus $\frac{\text{Mechanogrammfläche}}{\text{Dauer der Arbeitsphase}}$ ist individuell recht konstant.

Mit zunehmendem Kraft-Soll-Wert wird die Dauer der Arbeitsphase verlängert, insbesondere der exponentielle Anstieg. Bei 20% der Maximalkraft beträgt die Dauer der Arbeitsphase im Mittel 556 ms, bei 100% der Maximalkraft durchschnittlich 877 ms, d. h. es resultiert eine Verlängerung um 58%. Zwischen Kontraktionskraft und Dauer der Arbeitsphase besteht eine lineare Beziehung. Der Regressionskoeffizient ($b = 4{,}18$) ist signifikant von Null verschieden, das Bestimmtheitsmaß liegt bei 85%. Bei einem Arbeitsrhythmus von 2 s geht die Verlängerung der Arbeitsphase auf Kosten der Pausenphase; die Verkürzung der Pausenphase mit zunehmender Belastung läßt sich ebenfalls statistisch sichern.

Tabelle 1

Maximalkraft (kp) am Handergometer der männlichen ($n = 2$) und weiblichen Probanden ($n = 9$) bei definierter Armhaltung; Winkelstellung des Ellenbogengelenks 110°; Mittelstellung zwischen Supination und Pronation

Männliche Probanden	Maximalkraft [kp]	weibliche Probanden	Maximalkraft [kp]
J. K.	68,3	E. Sch.	24,8
P. N.	46,3	U. K.	34,2
		D. Sch.	32,0
		H. M.	33,7
		S. N.	34,3
		B. M.	36,7
		R. P.	24,4
		H. L.	37,0
		P. G.	41,8

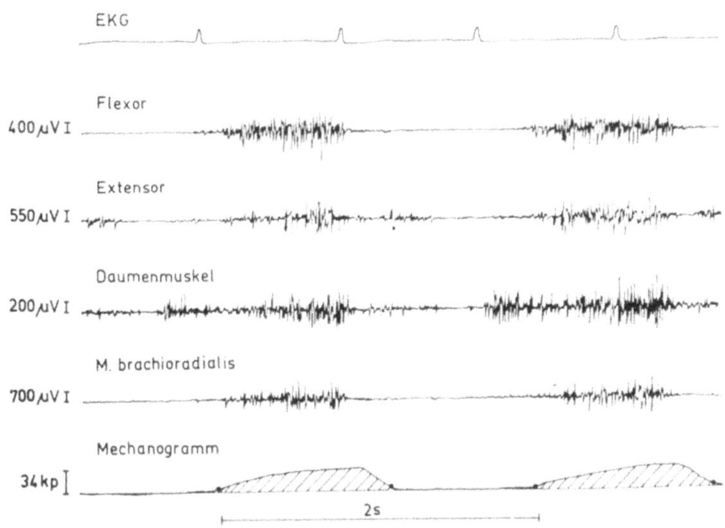

Abb. 2. Ausschnitt aus einer Originalregistrierkurve während einer Belastung von 100% der Maximalkraft.

Die schwarzen Punkte am Mechanogramm kennzeichnen die Schwellenwerteinstellung für die Bestimmung der Arbeits- und Pausenphase. Der Schwellenwert im absteigenden Kurvenabschnitt diente gleichzeitig der Ansteuerung der zyklusabhängigen Zählung der EMG-Integratorimpulse.

Schraffiert: Mechanogrammfläche

Bioelektrische Muskelaktivität

Die zeitliche Zuordnung zwischen dem Verlauf der Handkraft (Mechanogramm) und der bioelektrischen Aktivität der abgeleiteten Muskelgruppen ist anhand einer Originalregistrierkurve dargestellt (Abb. 2). Die bioelektrische Aktivität der Flexoren und des M. brachioradialis ist dem Kraftverlauf im Mechanogramm zuordenbar. Daumenmuskulatur und Extensoren zeigen zwar die höchste Aktivität, wenn die Handkraft den Maximalwert erreicht, sind aber auch im abfallenden Teil des Mechanogramms und in der Pausenphase aktiv.

Mit zunehmender Belastung (Kraft-Soll-Wert) steigt die mittlere bioelektrische Aktivität der abgeleiteten Muskeln an. Obwohl verschieden hohe Belastungsstufen nach mehrtätigen Intervallen getestet wurden und damit neben der inter- und intraindividuellen Variabilität u. a. durch Veränderungen in der Elektrodenposition eine zusätzliche Variabilitätssteigerung zu erwarten ist, ergibt die Regressionsanalyse auf der Basis der individuellen und Gruppenmittelwerte für die mittlere bioelektrische Aktivität der Flexoren, Extensoren und des M. brachioradialis in Abhängigkeit zur Kontraktionsstärke signifikante Regressionskoeffizienten. Die zugehörigen Bestimmtheitsmaße, errechnet auf der Basis der Gruppenmittelwerte, betrugen für Flexor 96%, Extensor 91%, M. brachioradialis 94%, d. h. es kann ein positiver Zusammenhang zwischen der Größe der Handkraft und der Größe der mittleren bioelektrischen Aktivität dieser Muskeln angenommen werden. Für die bioelektrische Aktivität der Daumenmuskeln konnte unter den vorgegebenen Versuchsbedingungen eine Abhängigkeit von der Handkraft statistisch nicht nachgewiesen werden (vgl. Abb. 3).

Einen nichtlinearen Zusammenhang zur Kontraktionsstärke wies die mittlere bioelektrische Aktivität der Flexoren und des M. brachioradialis auf, wenn sie auf die Arbeitsphase bezogen wurde; die Gruppenmittelwerte stiegen bei beiden Muskeln mit zunehmender Handkraft an.

Die Prüfung des Zusammenhangs der mittleren bioelektrischen Aktivität der Muskeln untereinander (Flexor/Extensor, M. brachioradialis/Extensor, Flexor/ M. brachioradialis) auf der Basis der individuellen Mittelwerte (159 Versuche) mittels Kovarianzanalyse ergibt signifikante Korrelationskoeffizienten zwischen 0,64 und 0,80. Verringert man die Variabilität, indem man von den Gruppenmittelwerten ausgeht, läßt sich ein Zusammenhang der bioelektrischen Aktivität der drei Muskeln mit Korrelationskoeffizienten zwischen 0,94 und 0,98 sichern (Abb 4).

Herzschlagfrequenz

Die fortlaufende Messung der Herzperiodendauer zeigt eine starke intra- und interindividuelle Variabilität. Beim Übergang von Ruhe zur Belastung läßt sich nur bei ca. 1/3 der durchgeführten Versuche ein initialer Anstieg der Herzschlagfrequenz nachweisen. Die Zeitkonstanten liegen zwischen 2 und 8 s.

Trotz starker intraindividueller Variabilität (Arrhythmieeinfluß bei Stichprobendauern von 20 s, Einfluß durch unterschiedliche Versuchstage) und interindividueller Unterschiede ergibt die auf der Basis der individuellen und Gruppenmittelwerte durchgeführte Regressionsanalyse eine signifikante Abhängigkeit der Herzschlagfrequenz von der Belastung. Abb. 5 stellt die Regressionsgerade, er-

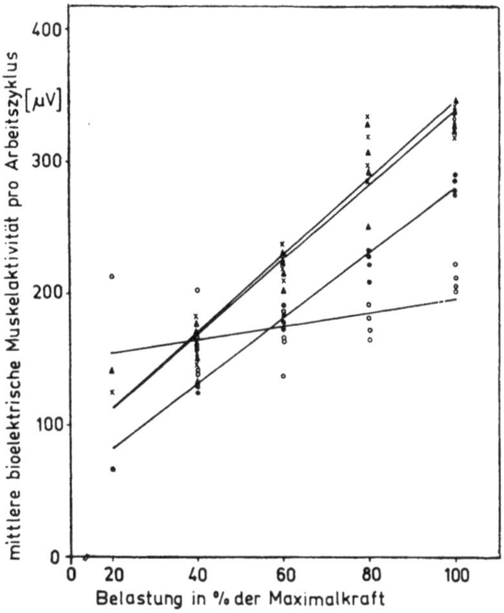

Abb. 3

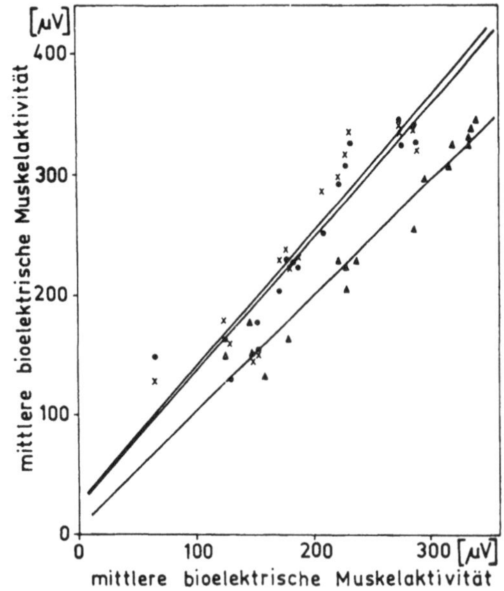

Abb. 4

Abb. 3. Beziehung zwischen Belastung in % der maximalen Handkraft und mittlerer bioelektrischer Muskelaktivität.

Dargestellt sind die Regressionsgeraden und die Gruppenmittelwerte. Reihenfolge der Regressionsgeraden von links oben nach unten:
Daumenmuskel ○, Extensor ▲, M. brachioradialis ×, Flexor ●

Abb. 4. Beziehungen zwischen den mittleren bioelektrischen Aktivitäten von 3 verschiedenen Muskeln auf der Basis der Gruppenmittelwerte.

Die eingezeichneten Regressionsgeraden beziehen sich von links oben nach unten auf: Flexor/M. brachioradialis ×, Flexor/Extensor ●, M. brachioradialis/Extensor ▲

rechnet aus den Gruppenmittelwerten, dar. Die mittleren Herzschlagfrequenzen bei Belastung mit 20% der Maximalkraft, die sich von den Werten vor Versuchsbeginn nicht signifikant unterscheiden, liegen um 75 Schläge/min; bei 100% der Maximalkraft ergeben sich mittlere Herzschlagfrequenzwerte von 94 Schlägen/min. Die Regressionsfunktion auf der Basis der Gruppenmittelwerte belegt, daß in diesem relativ niedrigen Bereich der Herzschlagfrequenz 82% der Gesamtvariabilität durch die rhythmische Handarbeit bedingt sind.

Die Prüfung des Zusammenhangs zwischen Herzschlagfrequenz und mittlerer bioelektrischer Aktivität der Muskeln Flexor, Extensor und M. brachioradialis auf der Basis der individuellen Einzelwerte ergab signifikante Korrelationskoeffizienten zwischen 0,34 und 0,57. Vermindert man die Variabilität durch Verwendung der Gruppenmittelwerte, erhält man Korrelationskoeffizienten zwischen 0,83 und 0,91. Die entsprechenden Regressionsgeraden sind in Abb. 6 dargestellt.

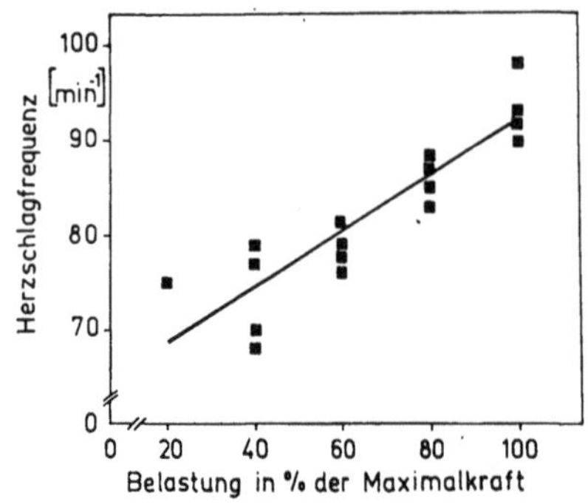

Abb. 5

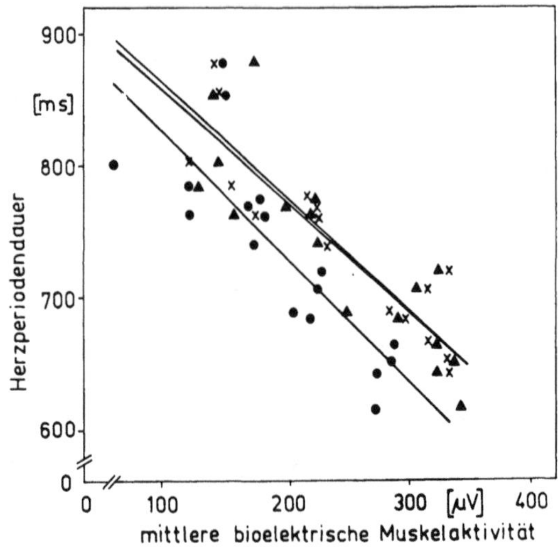

Abb. 6

Abb. 5. Beziehungen zwischen Belastung in % der Maximalkraft und Herzschlagfrequenz. Dargestellt sind Gruppenmittelwerte und die auf dieser Basis berechnete Regressionsgerade.

Abb. 6. Beziehungen mittlerer bioelektrischer Muskelaktivität und Herzperiodendauer. Angegeben sind die Gruppenmittelwerte und die auf dieser Basis berechneten Regressionsgeraden. Reihenfolge der Regressionsgeraden von links oben nach unten: M. brachioradialis/HPD ×, Extensor/HPD ▲, Flexor/HPD ●

Diskussion

An einem größeren Kollektiv — 600 Erwachsene unterschiedlichen Alters und Geschlechts — gemessene Maximalkräfte verschiedener Muskelgruppen lagen für Männer bei 59,9 (25 Jahre) bzw. 58,5 kp (35 Jahre) [15]. In entsprechenden weiblichen Altersgruppen konnten Maximalkräfte von 38,5 bzw. 38,0 kp ermittelt werden. Trotz der geringen Anzahl der Probanden in unserer Untersuchung stimmen die Meßwerte gut mit den Literaturangaben überein. In den ermittelten Kräften drückt sich auch die häufig beschriebene Geschlechtspiezifik aus, nach der die von Frauen aufgebrachte Kraft um ca. 1/3 niedriger liegt als die vergleichbaren Werte der Männer.

Beziehungen zwischen Kontraktionskraft und bioelektrischer Muskelaktivität wurden bei statischer Arbeit vielfach beschrieben [12, 16—18]. Vergleichbare quantitative Angaben über das Verhalten der bioelektrischen Aktivität verschiedener bei rhythmischer Handarbeit beteiligter Muskeln sind in der zugänglichen Literatur nicht vorhanden. Einzelne ältere und neuere Arbeiten, die eine Ableitung nur von einer Muskelgruppe beinhalten, weisen jedoch auf eine enge Beziehung zwischen Belastung und bioelektrischer Muskelaktivität auch bei rhythmischer Arbeit unter definierten Bedingungen hin [7, 19—20].

Die Befunde zeigen synergistische Aktivität von Flexoren und M. brachioradialis sowie teilweise Extensoren und Daumenmuskel. Die in der Arbeitsphase erhöhte bioelektrische Aktivität der Extensoren dient offenbar der Fixierung von Hand-

gelenk und Unterarm, wie bereits unter funktionell-anatomischem Aspekt beschrieben [21].
Inwieweit die Aktivität des Extensors teilweise durch fortgeleitete Aktivität der Flexoren (vgl. [22]) vorgetäuscht wird, kann bei den vorliegenden Untersuchungen nicht quantitativ beurteilt werden. Die angewandten unipolaren Ableitbedingungen erfassen grundsätzlich ausgedehntere Bezirke motorischer Aktivität als eng nebeneinanderliegende bipolare Ableitelektroden. Orientierende Versuche mit bipolarer Ableitung haben aber ergeben, daß die mittlere bioelektrische Aktivität der Extensoren in der Arbeitsphase höher liegt als die synchron abgeleitete Aktivität der Flexoren.
Eine lineare Abhängigkeit der Herzschlagfrequenz von der Belastung, wie sie bei dynamischer Arbeit großer Muskelgruppen (z. B. Fahrradergometerarbeit) bekannt ist [23—25], konnte trotz der relativ geringen arbeitsbedingten Herzschlagfrequenzsteigerung auch bei der untersuchten Handarbeit nachgewiesen werden. Bei Belastung mit 100% der Maximalkraft ist die Steigerung der Herzfrequenz aber wesentlich geringer als bei entsprechender Arbeit mit großen Muskelmassen. Somit dürften die Beziehungen zwischen Muskelaktivität und Herzschlagfrequenz sowohl von der Masse der aktivierten Muskulatur als auch von der relativen Kontraktionsstärke und Kontraktionsform (statisch, dynamisch) abhängen [26].
Die Zeitkonstanten für die Einstellung der Herzschlagfrequenz von Ruhe zur Arbeitsphase liegen bei Handergometerarbeit niedriger als bei Fahrradergometerarbeit. Für stufenförmige Belastungen von 0—300—650 kpm · min^{-1} werden minimale Zeitkonstanten von 9,0—11,7 s angegeben [27].
Bemerkenswert sind die trotz der hohen Variabilität der Herzschlagfrequenz im relativ niedrigen Frequenzbereich und der hohen Variabilität der mittleren bioelektrischen Muskelaktivität (Testung der einzelnen Belastungsstufen nach mehrtägigen Intervallen) statistisch gesicherten Zusammenhänge zwischen Herzschlagfrequenz und Belastungsstärke sowie Herzschlagfrequenz und bioelektrischer Aktivität der beteiligten Hand-Arm-Muskeln. Auf funktionelle Zusammenhänge zwischen bioelektrischer Muskelaktivität und Herzschlagfrequenz ist erst in den letzten Jahren aufmerksam gemacht worden [7, 16, 28—34].

Literatur

[1] Müller, E. A.: Int. Z. angew. Physiol. **16**, 25 (1955)
[2] Müller, E. A. in: Handbuch der gesamten Arbeitsmedizin. **1**, 405. E. W. Baader (Hrsg.). Urban und Schwarzenberg, Berlin, München, Wien 1961
[3] Ulmer, H.-V.: Int. Z. angew. Physiol. **27**, 299 (1969)
[4] Lehmann, G.: Praktische Arbeitsphysiologie. 2. Aufl. Thieme, Stuttgart 1962, S. 97
[5] Brouha, L.: Physiology in industry. 2. Aufl. Pergamon Press, Oxford, London, New York, Paris 1967, S. 96
[6] Scherrer, J., u. H. Monod: J. Physiol., Paris **52**, 419 (1960)
[7] Laurig, W.: Beurteilung einseitig dynamischer Muskelarbeit. Beuth-Vertrieb, Berlin, Köln, Frankfurt/M. 1974 (Schriftenreihe Arbeitswiss. u. Praxis **33**)
[8] Monod, H.: Ergonomics **10**, 485 (1967)
[9] Schnauber, H., u. E. A. Müller: Int. Z. angew. Physiol. **28**, 135 (1970)
[10] Lind, A. R., u. G. W. McNicol: J. Physiol., London **192**, 595 (1967)
[11] Rohmert, W.: Habilitation. Technische Hochschule, Aachen, Fakultät für Maschinenwesen 1969
[12] Lippold, O. C. J.: J. Physiol., London **117**, 492 (1952)

[13] Cooper, R., J. W. Osselton u. J. C. Shaw: EEG Technology. Butterworths, London 1969, S. 179
[14] Cadwell, L. S., D. B. Chaffin, F. N. Dukes-Dobos, K. H. E. Kroemer, L. Laubach, S. H. Snock u. D. E. Wasserman: Am. ind. Hyg. Ass. J. **35**, 201 (1974)
[15] Asmussen, E. in: Exercise Physiology. H. B. Falls (Hrsg.). Academic Press, New York, London 1968, S. 34
[16] Laurig, W.: Elektromyographie als arbeitswissenschaftliche Untersuchungsmethode zur Beurteilung von statischer Muskelarbeit. Beuth-Vertrieb, Berlin, Köln, Frankfurt/M. 1970 (Schriftenreihe Arbeitswiss. **1**)
[17] Rau, G., u. J. Vredenbregt: Institute for perception research Eindhoven, Report No. 192, 1 (1970)
[18] Kramer, H.: Habilitation. Akademie für Ärztliche Fortbildung der DDR, Berlin 1975
[19] Bouisset, S., u. B. Maton: Am. J. phys. Med. **51**, 285 (1972)
[20] Bouisset, S., u. F. Goubel: J. appl. Physiol. **35**, 695 (1973)
[21] Alverdes, K.: Grundlagen der Anatomie. 2. Aufl. Thieme, Leipzig 1959, S. 102
[22] Zipp, P.: EEG — EMG **6**, 172 (1975)
[23] Bengtsson, E.: Acta med. scand. **154**, 91 (1956)
[24] Lange Andersen, K. in: Exercise Physiology. H. B. Falls (Hrsg.). Academic Press, New York, London 1968, S. 95ff
[25] Tiedt, N., B. Wohlgemuth u. P. Wohlgemuth: Nova Acta Leopoldina N. F. **38**, 109 (1973)
[26] De Vries, H. A., u. G. M. Adams: Med. Sci. Sports **4**, 146 (1972)
[27] Wigertz, O.: Acta physiol. scand. Suppl. **363**, 1 (1971)
[28] Hyska, P., u. A. Mikiska: Arb. u. Leist. **22**, 101 (1968)
[29] Cohen, M. J. u. H. J. Johnson: J. exp. Psychol. **90**, 222 (1971)
[30] Vaněčkova, M.: Collection of scientific reports of the institute of hygiene. Ústav hygieny, Prag 1970, S. 83
[31] Rhein, A., H. Kramer, Ch. Buchholz u. G. Küchler in: Meßwerte und Kontrollmechanismen in vegetativen biologischen Systemen. (= Ergebnisse der experimentellen Medizin Bd. **15**), W. Kalkoff (Hrsg.). Volk und Gesundheit, Berlin 1974, S. 136
[32] Lun, A.: Dissertation. Humboldt-Universität Berlin, Med. Fakultät 1976
[33] Zigareva, R. J., V. P. Plotnikov u. V. J. Tchorevskij: Fiziologija truda, Moskva 1973, 130 (Kurzreferat)
[34] Kramer, H., G. Küchler u. A. Lun: Third International Symposium on Motor Control, Albena 1976. Abstracts S. 38

Summary

U. Kobryn, B. Hoffmann, D. Bräuer, R. Bastek, G. Küchler, and B. Minuth: Activity of muscles and heart rate during rhythmical work using a hand-ergometer. I. Heart rate, bioelectrical and mechanical activity of muscles in dependence on the contraction strength

The experiments were carried out on 11 subjects ranging in the age from 23 to 37 years. Heart rate, integrated electrical activity from 4 muscles of the forearm and the hand and mechanical activity were measured simultaneously during rhythmical work using a hand-ergometer. The strength of the dynamic contractions was 20, 40, 60, 80 and 100% of a maximal voluntary contraction. The mean values of the maximal voluntary contraction obtained on male subjects were 57.3 kp and on female subjects 33.2 kp. The results showed that during dynamic contractions mechanical activity was related to the integrated electrical activity and both integrated electrical activity of 3 muscles and heart rate were linearly related to the load. The correlation coefficients for the EMG/EMG relationships of different muscles and for the EMG/heart rate varied between 0.83 and 0.98.

Acta biol. med. germ., Band 36, Seite 1263—1270 (1977)

Zentralinstitut für Arbeitsmedizin der DDR
Fachbereich Arbeitshygienische Standardisierung und
Abteilung Biometrie und Datenverarbeitung, Berlin, DDR

Zur Spektralanalyse von Stabilogrammen unter besonderer Berücksichtigung von Veränderungen nach Ganzkörpervibration

H. SEIDEL und D. BRÄUER[1]

(Eingegangen am 29. Oktober 1976)

Zusammenfassung

Mit einer Stabilographieplattform wurden von 4 Versuchspersonen in stehender Körperhaltung die Verlagerungen der Projektion des Körperschwerpunktes erfaßt und für die frontale und sagittale Komponente Leistungsdichtespektren bestimmt. Wiederholte Untersuchungen ermöglichten Aussagen zur intraindividuellen Variabilität; es bestanden beträchtliche interindividuelle Unterschiede. Eine halbstündige kontrollierte sitzende Körperhaltung beeinflußte die Spektraldichteverteilung nicht. Niederfrequente Ganzkörpervibration mit einer nach dem Internationalen Standard ISO 2631 zulässigen Intensität („fatigue decreased proficiency boundary") und Expositionszeit von 30 min bewirkten eine signifikante Zunahme der Leistungsanteile unter ca. 0,25 Hz und eine Abnahme oberhalb dieser Frequenz. Diese Veränderungen sprechen für die Eignung der Frequenzanalyse von Stabilogrammen als Nachweisverfahren einer biologischen Vibrationswirkung.

Einleitung

Zur Aufrechterhaltung des Gleichgewichts in stehender Körperhaltung ist die Koordination der Funktion einer großen Anzahl von Muskeln erforderlich [1]. Im Stabilogramm, das eine Registrierung der Projektion der Schwankungen des Körperschwerpunktes darstellt, spiegelt sich daher auch der Funktionszustand des für die Regulation des Gleichgewichts verantwortlichen großen, vestibulär kontrollierten Systems [2] wider.

Gegenüber dem Rombergschen Stehversuch, der visuell vom Untersucher eingeschätzt wird und eine relativ grobe Methode zur Untersuchung der vestibulospinalen Motorik darstellt [3], wird mit Hilfe der Amplituden- und Spektraldichteverteilung von Stabilogrammen eine quantitative Charakterisierung des erfaßten stochastischen Prozesses ermöglicht [2, 4, 5, 6]. Das Leistungsspektrum wurde bereits verschiedentlich zur Analyse frontaler und sagittaler Stabilogramme von Gesunden und Patienten mit Erkrankungen des Nervensystems verwendet [1, 7, 8, 9, 10, 11], wobei die Untersuchungs- und Auswertmethoden in Abhängigkeit von den technischen Möglichkeiten variierten. Angaben zur Reproduzierbarkeit und

[1] Die Autoren danken R. BASTEK, H. KRÜGER, A. RHEIN und R. WEISS für die Unterstützung bei der Durchführung und Auswertung der Versuche.

statistischen Sicherung interindividueller Unterschiede der Spektraldichte fanden sich nicht.
Mit den eigenen Untersuchungen sollten prinzipielle Aussagen zur intra- und interindividuellen Variabilität sowie zur Möglichkeit des quantitativen Nachweises einer Beeinflussung der vestibulo-spinalen Motorik durch eine längerdauernde sitzende Körperhaltung und niederfrequente Ganzkörpervibration gewonnen werden. Da die sitzende Körperhaltung häufig als Begleitfaktor in experimentellen Untersuchungen auftritt, ist es praktisch bedeutsam, durch sie bedingte Veränderungen im Stabilogramm auszuschließen. Unter Berücksichtigung des Wirkungsmechanismus der Ganzkörpervibration [12, 13] und ihres Einflusses auf die Amplitudencharakteristik von Stabilogrammen [6] wird davon ausgegangen, daß Vibrationen im Frequenzbereich zwischen 2 und 10 Hz vorübergehende Störungen der Körperhaltungsregulation auslösen können.

Methodik

Die Schwankungen der Projektion des Körperschwerpunktes wurden mit einer quadratischen Plattform, an deren Eckpunkten die von der Lage der Projektion des Körperschwerpunktes abhängigen Kraftkomponenten gemessen wurden, erfaßt. Als Kraftaufnehmer dienten auf Stahlfedern angebrachte Halbleiterdehnmeßstreifen in Verbindung mit Trägerfrequenzmeßbrücken (UM 131, VEB Meßelektronik, Dresden). Die Eichung der Meßkette erfolgte mechanisch. Die Schwerpunktverlagerungen wurden in eine sagittale und frontale Stabilogrammkomponente zerlegt und auf einem FM-Bandspeicher (TR 86, Lyrec, Lyngby) aufgezeichnet. Versuchspersonen waren vier gesunde junge Männer im Alter von 18–23 Jahren. Während der Untersuchung standen die Versuchspersonen mit geschlossener Fußhaltung und locker herabhängenden Armen. Sie wurden angewiesen, nach Augenschluß möglichst ruhig, jedoch nicht straff aufgerichtet zu stehen. Die Registrierung der unbeeinflußten Stabilogramme erfolgte an 6 Tagen vormittags unmittelbar vor Beginn der halbstündigen sitzenden Körperhaltung. Zur Untersuchung des Einflusses der sitzenden Körperhaltung nahmen die Versuchspersonen an den gleichen Tagen auf einem harten Sitz ohne Rückenlehne für 30 min eine mäßig aufgerichtete Haltung ein, die während dieser Zeit durch den Einsatz eines Verfahrens zur aktiven Selbstkontrolle in der Sagittalebene konstant gehalten wurde [14]. Diese Versuche dienten gleichzeitig als Kontrollversuche für den Nachweis der Vibrationswirkung. Die Vibrationsexposition wurde mit einem hydraulisch betriebenen, elektronisch gesteuerten Schwingungserreger (Hydropuls, Fa. C. Schenck, Darmstadt) realisiert. Die Effektivwerte der Schwingbeschleunigung ($\tilde{a}$) betrugen bei 2 Hz $\tilde{a} = 2{,}4\ \mathrm{m/s^2}$, bei 4 und 8 Hz $\tilde{a} = 1{,}7\ \mathrm{m/s^2}$. Es wurden vertikale reine Sinusschwingungen oder stochastische Schwingungen mit Oktavbandbreite, deren Mittenfrequenz gleich den genannten Frequenzen der Sinusschwingungen war, dargeboten. Die Effektivwerte der Schwingbeschleunigungen für die stochastischen Schwingungen und die der entsprechenden sinusförmigen waren gleich. Die Expositionszeit betrug 30 min, so daß die Vibrationsexpositionen dem „fatigue decreased proficiency boundary" entsprachen [15]. An 6 Tagen erfolgte täglich je eine Vibrationsexposition, bei der die Versuchspersonen die gleiche Sitzhaltung wie in den oben beschriebenen Versuchen einnahmen. Die Stabilogramme wurden unmittelbar nach Beendigung der sitzenden Körperhaltung und Vibrationsexposition registriert. Ein vor Beginn der Versuche eingeschalteter Gewöhnungstag wurde nicht in die Auswertung einbezogen. Zur „off-line"-Analyse wurden die Stabilogramme mit einem Digitalvoltmeter (Typ 4027, Funkwerk, Erfurt) digitalisiert und mit einem Meßwertlochersystem (Typ 3518.000, Funkwerk, Erfurt) auf Lochstreifen übertragen. Jeweils die ersten 5 s nach Augenschluß wurden wegen der Möglichkeit einer Beeinträchtigung durch Übergangsprozesse nicht ausgewertet. Das Abtastintervall betrug 200 ms, es wurden jeweils 560 Werte zugrunde gelegt. Aus Voruntersuchungen wurde die Annahme abgeleitet, daß das Stabilogramm nach Trendelimination die Realisation eines stationären Prozesses darstellt. Deshalb wurde das zu untersuchende Stabilogramm in vier gleichlange Abschnitte zerlegt und für jeden Teil eine Mittelwertsbereinigung vorgenommen. Für das bereinigte Stabilogramm wurden die Autokorrelationsfunktion und mittels gewichteter Fouriertransformation (Tukey-Fenster) das Leistungsdichtespektrum berechnet [16]. Zusätzlich erfolgte eine Zusammenfassung der Leistungsanteile in Frequenzbänder (I: 0—0,15 Hz; II: 0,175—0,3 Hz; III: 0,325—0,45 Hz; IV: 0,475—0,6 Hz; V: 0,625—1,0 Hz; VI: 1,025—2,5 Hz). Die Einzelspektren wurden für bestimmte Versuchsbedingungen zu Mittelwertspektren zusammengefaßt. Ein derartiges Vorgehen gründet sich im Falle der Ganzkörpervibration auf die im ISO 2631 [15] postulierte und experimentell im wesentlichen bestätigte [6] gleichartige Wirkung der gewählten Expositionen. Zur statistischen Prüfung dienten folgende Verfahren: *t*-Test für korrelierende Stichproben, Kolmogorov-Smirnov-Test, zwei- und dreifaktorielle Varianzanalysen und Newman-Keuls-Test. Alle Berechnungen wurden mit Hilfe eines Digitalrechners (TPAi, KFKI, Budapest) vorgenommen.

Ergebnisse

Abb. 1 zeigt am Beispiel von Einzelspektren der frontalen Komponente Leistungsdichteverteilungen unbeeinflußter Stabilogramme, die ganz allgemein durch einen Abfall von den niedrigen zu den höheren Frequenzen charakterisiert werden. Im

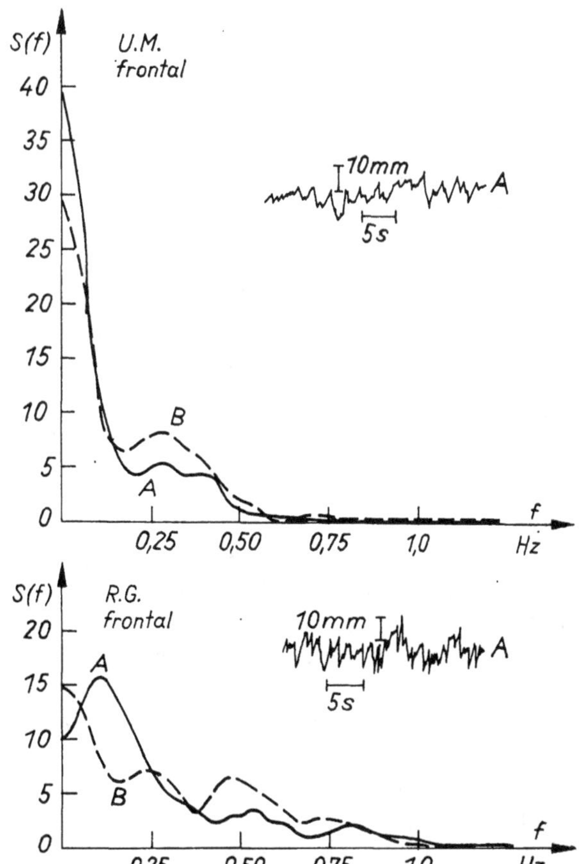

Abb. 1. Einzelspektren $S(f)$ frontaler Stabilogramme von zwei Probanden vor (A) und nach (B) halbstündiger kontrollierter sitzender Körperhaltung mit Registrierausschnitten. Länge der Zeitreihe $N = 560$; Abtastintervall $\Delta t = 200$ ms; obere Grenzfrequenz $f_0 = 2,5$ Hz; Stutzungspunkt $M = 54$ (Tukey-Spektralfenster); Bandbreite $B = 0,1235$ Hz; Freiheitsgrade $\nu = 28$

Frequenzbereich von 0 bis 0,5 Hz unterbrechen häufig lokale Gipfel unterschiedlicher Ausprägung die Abnahme der Spektraldichte. Die Gipfel besitzen bei einem Abstand $\Delta f \geqq 0{,}1235$ Hz statistisch voneinander unabhängige Spektraldichtewerte. Beispielsweise können im Spektrum A des Probanden R.G. drei Gipfel diskriminiert werden. Dagegen lassen sich beim Vergleich der Spektraldichte der Einzelspektren A und B wegen des relativ großen 95%-Vertrauensintervalls ($0{,}64 \cdot S(f) \ldots 1{,}9 \cdot S(f)$) nur für einige wenige Frequenzen Differenzen sichern. Die Verteilungen zeigen eine vom Individuum abhängige Breite der Spektren, auch die Registrierausschnitte lassen bereits eine unterschiedliche Frequenzzusammensetzung vermuten.

In den Mittelwertspektren treten interindividuelle Unterschiede deutlich hervor (Abb. 2). Die große intraindividuelle Variabilität der Einzelspektren, die besonders im Bereich von 0 bis 0,02 Hz ausgeprägt ist, spiegelt sich in den Standardabweichungen wider.

Die halbstündige sitzende, aktiv kontrollierte Körperhaltung führt nicht zu signifikanten Veränderungen der mittleren Frequenzspektren. Die frontale und sagittale Komponente unterscheiden sich bei den einzelnen Probanden häufig hinsichtlich der Steilheit des Abfalls der Leistungsdichte mit zunehmender Frequenz und des Vorkommens sowie Ausprägungsgrades lokaler Gipfel.

Die Leistungsanteile in definierten Frequenzbändern geben die Spektraldichteverteilung in einer vereinfachten, zum Nachweis bedeutsamer Unterschiede jedoch gut geeigneten Form wieder (Abb. 3).

Die mittlere Leistungsdichte der sagittalen Stabilogramme liegt bei allen Versuchspersonen im Frequenzband I höher, in III und V niedriger als die der frontalen Komponente. Unter Berücksichtigung des Einflusses der Versuchsbedingungen lassen sich für bestimmte Frequenzbänder interindividuelle Unterschiede statistisch sichern (2-faktorielle Varianzanalyse, Newman-Keuls-Test; $P = 5\%$). Am häufigsten treten gesicherte Mittelwertdifferenzen in den Frequenzbändern VI (6mal), V und IV (je 5mal) und I (4mal) frontaler Stabilogramme auf. Zumindest in einem Frequenzband der frontalen Stabilogramme unterscheidet sich jede Versuchsperson signifkant von allen anderen. In den Spektren sagittaler Stabilogramme treten je 3 signifikante Mittelwertdifferenzen in den Frequenzbändern I, II, IV, V und VI auf, die mit Ausnahme des Vergleichs zwischen den Versuchspersonen M. P. und B. Z. das Vorhandensein beachtlicher interindividueller Unterschiede der Spektraldichteverteilungen belegen.

Nach Vibrationsexposition nehmen im frontalen und sagittalen Stabilogramm die Leistungsanteile im Frequenzbereich unter 0,25 Hz zu und oberhalb davon im Vergleich zu den Werten nach den Kontrollversuchen ab (Abb. 4). Signifikante Veränderungen treten im frontalen Stabilogramm in den Frequenzbändern I (Zunahme), III und IV (Abnahme) sowie im sagittalen Stabilogramm (Abb. 5a) in den Bändern III, IV und V (Abnahmen) auf (t-Test; $P = 5\%$). Die mittleren kumulativen Spektren weisen aus, daß die Vibrationswirkung im Leistungsanteil des frontalen Stabilogramms von 0,1 bis 0,325 Hz und des sagittalen Stabilogramms (Abb. 5b) von 0,125 bis 0,475 Hz besonders deutlich ausgeprägt ist. Die entsprechenden mittleren Spektraldichteverteilungen unterscheiden sich signifikant (Kolmogorov-Smirnov-Test; $P = 5\%$).

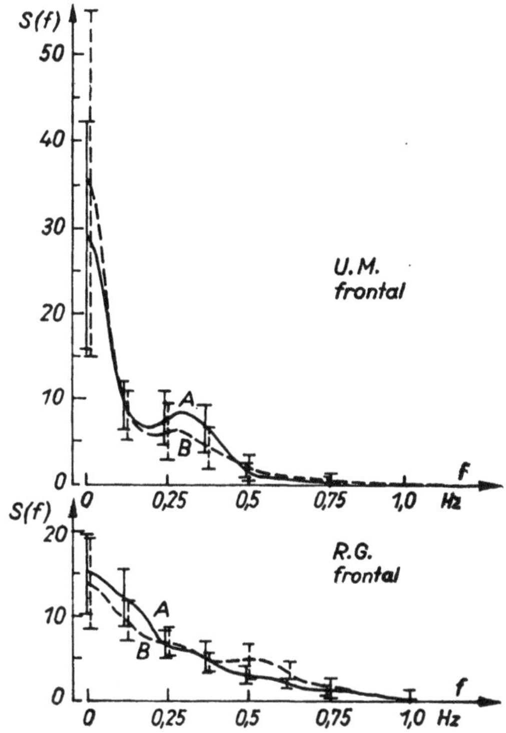

Abb. 2. Mittelwertspektren frontaler Stabilogramme von zwei Probanden vor (A) und nach (B) halbstündiger kontrollierter sitzender Körperhaltung (je 6 Versuche) sowie zugehörige Standardabweichungen für ausgewählte Frequenzen

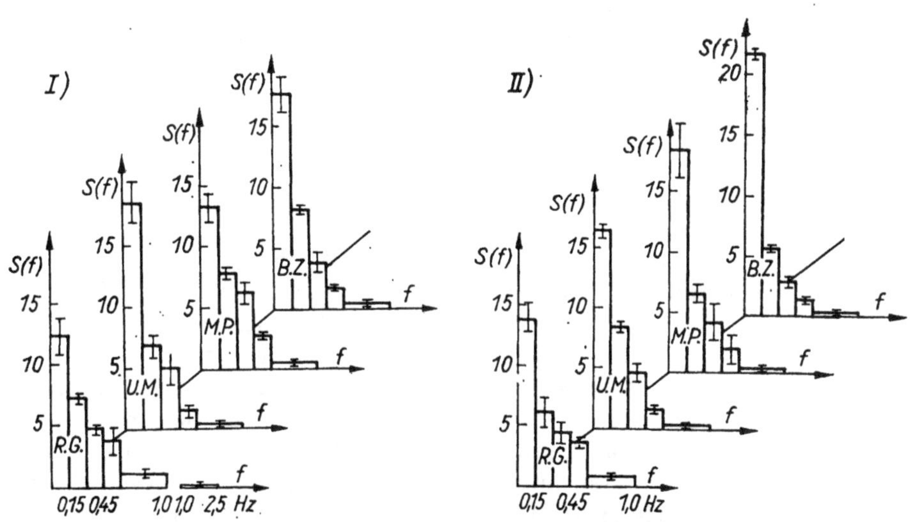

Abb. 3. Mittlere Leistungsdichte $S(f)$ mit zugehöriger Standardabweichung in Frequenzbändern frontaler (I) und sagittaler Stabilogramme (II) von 4 Probanden. Jeder Mittelwert resultiert aus 12 Einzelwerten

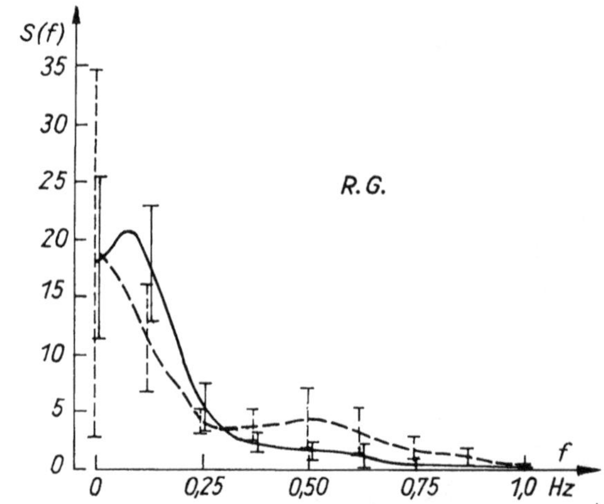

Abb. 4

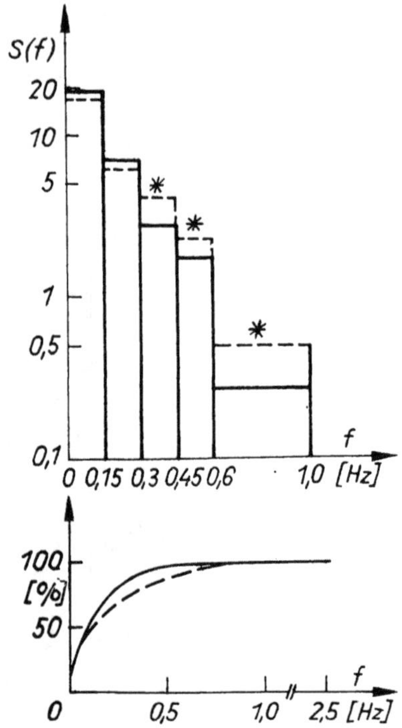

Abb. 5

Abb. 4. Mittelwertspektren $S(f)$ sagittaler Stabilogramme einer Versuchsperson sowie zugehörige Standardabweichungen für ausgewählte Frequenzen nach 6 Vibrationsexpositionen (———) und nach 6 Kontrollversuchen (— — —)

Abb. 5. Wirkung der Ganzkörpervibration auf die Spektraldichte sagittaler Stabilogramme. 24 Versuche nach Vibrationsexposition (———), 24 Versuche nach halbstündiger sitzender Körperhaltung ohne Vibration (— — —).
Oben: Mittlere Leistungsdichte $S(f)$ in Frequenzbändern sagittaler Stabilogramme von 4 Probanden. Signifikante Unterschiede sind mit * gekennzeichnet. Unten: Mittlere kumulative Spekten $S_c(f)$ sagittaler Stabilogramme von 4 Probanden

Diskussion

Die Verteilung der Leistungsdichte der unbeeinflußten Stabilogramme entspricht annähernd den von anderen Autoren mitgeteilten Befunden [1, 7—10]. Unsere Ergebnisse weisen auf eine erhebliche intraindividuelle Variabilität hin. Sie ist so groß, daß die an unterschiedlichen Tagen unter identischen Bedingungen gewonnenen Frequenzspektren einer Versuchsperson häufig mehreren, von Aggašjan et al. [1, 7] sowie Scott und Dzendolet [10] beschriebenen Typen zugeordnet werden könnten. Diese Typen sind das Ergebnis einer Klassifizierung von Stabilogrammen, die in einer einmaligen Untersuchung an größeren Kollektiven gewonnen wurden. Die statistisch gesicherte Abgrenzung individualspezifischer Verteilungen der Spektraldichte erforderte dagegen bei gegebenem Wertevorrat wiederholte Untersuchungen. Einer Erweiterung des Wertevorrats sind dadurch Grenzen gesetzt, daß zur Vermeidung von Ermüdungserscheinungen die Versuchsdauer nicht über zwei Minuten ausgedehnt werden sollte [2] und unter Berücksichtigung des Frequenzgehaltes auch eine Vergrößerung der Abtastfrequenz die Genauigkeit der Aussage nicht erhöhen würde. Die Spektraldichteverteilungen weisen interindividuell einen unterschiedlich starken Abfall von den niederen zu den hohen Frequenzen, wechselnde Ausprägung lokaler Maxima und unterschiedliche Leistungsanteile in bestimmten Bandbreiten auf. Weitere Untersuchungen müssen zeigen, ob an größeren Kollektiven ermittelte, statistisch gesicherte individuelle Verteilungsformen als Grundlage von Klassifizierungen sowohl zur formalen Beschreibung als auch Charakterisierung von praktisch bedeutsamen Zusammenhängen zwischen Verteilungstyp und Gleichgewichtsstabilität angesehen werden können. Auffällig ist die große Variabilität der im Bereich um 0 Hz gelegenen Anteile, von denen angenommen wird, daß sie relativ unabhängig von inneren und äußeren Einflußfaktoren sind [1, 8]. Eine Eliminierung dieser Anteile mittels Hochpaßfilter könnte wahrscheinlich zu Verbesserung der Reproduzierbarkeit beitragen.

Die fehlende Beeinflussung der Spektraldichteverteilung durch längerdauerndes Stillsitzen spricht dafür, daß die Stabilität des vestibulären Systems [9] nicht wesentlich beeinträchtigt wird. Dagegen stellen die unter Vibration auftretenden vertikalen und rotatorischen Kopfbewegungen einen adäquaten Reiz für den Vestibularapparat, insbesondere die Otolithen, dar, der sich auch auf die vestibulo-spinale Motorik auswirkt. Die vibrationsbedingte Umverteilung der Spektraldichte kann vorwiegend als Folge einer Zunahme niederfrequenter, wahrscheinlich vestibulär regulierter [9, 17] Anteile angesehen werden. Ein erster theoretischer Ansatz zur Erklärung dieses Vorganges ergibt sich aus mathematischen Modelluntersuchungen des sagittalen Stabilogramms, in denen eine Tendenz zur „Verlangsamung" des Schwingungsprozesses auftritt, wenn der Koeffizient, welcher die wegproportionale Regelung der Abweichung des Systems bestimmt, vermindert wird [18].

Dieses Modellverhalten könnte einer Erregbarkeitsänderung vestibulärer Rezeptoren entsprechen und somit ein Hinweis darauf sein, daß es sich bei den nachgewiesenen Vibrationseffekten um das Symptom einer „latenten Kinetose" handelt. Ihren vollen Ausprägungsgrad erreichen Kinetosen bei Einwirkung von Ganzkörperschwingungen mit Frequenzen unter 1 Hz [19], wobei Zusammenhänge zwischen der gestörten Körperhaltungsregulation und anderen Kinetosesymptomen bestehen. Während die Standardabweichung der Amplitudenhistogramme von Stabilogrammen nur vereinzelt Zeichen einer gestörten Körperhaltungsregulation nach Einwirkung der genannten Vibrationsexpositionen erkennen ließ [6], ermöglichte die Frequenzanalyse den Nachweis deutlicher, auch bei verschiedenen Vibrationsfrequenzen gleichgerichteter Veränderungen. Dieses Ergebnis unterstreicht den Wert der Frequenzanalyse von Stabilogrammen als Nachweisverfahren für vibrationsbedingte Störungen im Bereich der Körperhaltungsregulation.

Literatur

[1] Aggašjan, R. V.: Agressologie, **13**, D, 63 (1972)
[2] Gurfinkel, V. S., J. M. Koc u. M. L. Šik: Regulacija pozy čeloveka. Nauka, Moskau 1965
[3] Heldt, H.-P.: Z. Militärmed. **6** (Sonderausgabe), 92 (1965)
[4] Hlavachka, F., u. V. Litvinenkova: Agressologie **14**, C, 45 (1973)
[5] Pröhl, W., u. G. Rehberg: Z. Militärmed. **9**, 156 (1968)

[6] ROTHE, R., R. BASTEK, D. BRÄUER, CH. BUCHHOLZ, G. ENDERLEIN, H. KRAMER, R. MUCKE, A. RHEIN, H. SEIDEL, CH. SROKA, G. WEBER u. R. WEISS: Physikalische und physiologische Untersuchungen zur Wirkung von Ganzkörperschwingungen. Forschungsbericht. Zentralinstitut für Arbeitsmedizin der DDR, Berlin 1975.
[7] AGGAŠJAN, R. V., V. S. GURFINKEL u. S. V. FOMIN: Biofizika **18**, 1105 (1973)
[8] CERNACEK, J., J. JAGR, B. HARMAN u. S. VYSKOCIL: Agressologie **14**, D, 21 (1973)
[9] GRAYBIEL, A. in: Foundations of Space Biology and Medicine Vol. 2, Book I, 265. M. CALVIN u. O. G. GAZENKO (Hrsg.). Nauka u. National Aeronautics and Space Administration, Moscow u. Washington 1975
[10] SCOTT, D. E., u. E. DZENDOLET: Agressologie **13**, B, 35 (1972)
[11] LEROUX, J., J. B. BARON, G. BIZZO, C. BESSINETON, C. GUEGUEN, R. NOTO u. M. PACIFICI: Agressologie **14**, C, 57 (1973)
[12] GUIGNARD, J. L. in: A Textbook of Aviation Physiology. J. A. GILLIES (Hrsg.). Pergamon Press, New York 1965, S. 813
[13] SEIDEL, H.: Ergonomische Berichte (Schriftenreihe für Arbeitsstudien, Arbeitsgestaltung, Arbeitsschutz und Arbeitshygiene im Bauwesen) **15**, 18 (1975)
[14] BUCHHOLZ, CH., H. KRAMER, R. MUCKE, R. ROTHE u. H. SEIDEL: Z. ges. Hyg. **22**, 332 (1976)
[15] International Standard ISO 2631. Guide for the evaluation of human exposure to whole-body vibration. First edition-1974-07-01
[16] JENKINS, G. M., u. D. G. WATTS: Spectral Analysis and its Applications. Holden-Day, San Francisco 1968,
[17] DE WIT, G.: Agressologie **13**, C, 79 (1972)
[18] AGGAŠJAN, R. V., u. E. I. PAL'CEV: Biofizika **20**, 137 (1975)
[19] O'HANLON, J.-F., u. M. E. MCCAULEY: Aerospace Med. **45**, 366 (1974)

Anschrift der Verfasser: Dr. med. H. SEIDEL und Dr. rer. nat. D. BRÄUER, Zentralinstitut für Arbeitsmedizin der DDR, 1134 Berlin, Nöldnerstr. 40/42

Summary

H. SEIDEL and D. BRÄUER: On the spectral density analysis of stabilograms with special consideration of changes due to whole-body vibrations

The location of the body's gravicenter in the horizontal plane was measured by means of a force platform. The 4 male subjects stood upright with eyes closed. Power-density spectra of the frontal and sagittal stabilograms were estimated. Repeated investigations made it possible to assess intraindividual variability and to evaluate significant interindividual differences. The power spectral density was not altered by a controlled sitting posture observed for 30 min. Low-frequency whole-body vibration with an exposure time of 30 min and a permissible level according to the "fatigue decreased proficiency boundary" (International Standard ISO 2631) induced a significant increase of the power spectral density below 0.25 Hz and a decrease above this frequency. The results indicate that the power density spectral analysis of stabilograms is a suitable method for evaluating a biological effect of vibration.

Acta biol. med. germ., Band 36, Seite 1271—1277 (1977)

Sektion Elektronik der Humboldt-Universität zu Berlin, 1136 Berlin, DDR und Arbeitsgruppe Medizinische Technik und Elektronik der Medizinischen Akademie „Carl Gustav Carus" Dresden, 8019, DDR

Auswertung von Pulskurven mit der Walsh-Analyse

B. MEFFERT und D. SCHUBERT

(Eingegangen am 1. 11. 1976)

Zusammenfassung

Es wird eine Methode beschrieben, die für die Auswertung biomedizinischer Signale geeignet ist. Sie besteht darin, die Zeitfunktionen in den Sequenzbereich zu transformieren. Der zur Transformation verwendete Algorithmus nach Andrews-Kane-Pratt ist dem der Fourier-Transformation ähnlich, auf Grund der Eigenschaften der Walsh-Funktionen jedoch wesentlich schneller. Das angeführte Beispiel zeigt, daß die Auswertung der Signale im Spektralbereich bei alternativer Klassifizierung von Pulskurven einen Erfolg von 93% aufweist.

Einführung

In der gegenwärtigen klinischen Praxis erfolgt die Auswertung von Pulskurven weitestgehend mit der Hand, so daß sie zwangsläufig subjektiven Einflüssen und auch Fehlern unterliegt. Wie auch bei der Auswertung anderer biomedizinischer Zeitsignale ist es erstrebenswert, für die Pulskurve rationelle, objektive Auswertemethoden zu finden. Über derartige Verfahren berichten GROSSMANN et al. [1] und SCHUBERT [2]. Sie gewinnen aus der Zeitfunktion maschinell Zeit- und Amplitudenwerte. Außer dieser Auswertung im Zeitbereich ist es möglich, eine Transformation des Zeitsignals in einen Bildbereich vorzunehmen. Dazu ist bisher hauptsächlich der Einsatz der Fourier-Analyse untersucht worden. Bereits 1932 hat DIETSCH [3] die Fourierzerlegung des EEG durchgeführt. In größerem Umfang hat sich die Fourier-Transformation zur Auswertung biomedizinischer Signale nicht durchsetzen können. Eine Ursache ist darin zu sehen, daß die Ermittlung des Fourier-Spektrums mit dem Rechner einen erheblichen Aufwand bedeutet und auch die Anwendung von Spektralanalysatoren nicht unproblematisch ist [4]. Theoretisch ist nicht nur das System der harmonischen Funktionen, sondern jedes vollständige orthogonale Funktionssystem für eine Transformation geeignet.

Von den nichtsinusförmigen orthogonalen Funktionssystemen haben die Walsh-Funktionen in den letzten Jahren eine immer größere Bedeutung erlangt. Ähnlich wie es mit den Sinus-Kosinus-Funktionen möglich ist, für beliebige periodische Zeitfunktionen (absolut quadratisch integrierbar) die Fourier-Analyse durchzuführen, kann auch mit den Walsh-Funktionen eine spektrale Zerlegung berechnet werden; dieser Vorgang wird als „Walsh-Analyse" bezeichnet. Die Realisierung

ist gegenüber der harmonischen Analyse sehr viel einfacher, da an die Stelle der Multiplikation mit transzendenten Zahlen eine einfache Vorzeichenumkehr tritt. In Verallgemeinerung des Begriffes „Frequenz“ ist von HARMUTH [5] der Begriff „Sequenz“ eingeführt worden.
Die Transformation der Pulskurven soll zeigen, ob im Sequenzbereich eine ausreichende Beschreibung und Auswertung möglich ist. Dazu wird ein Rechnerprogramm zur schnellen Walsh-Transformation eingesetzt.

Zur Theorie der Walshfunktionen

In Abb. 1 sind die ersten 16 Walsh-Funktionen dargestellt. Sie sind im Einheitsintervall (0,1) definiert und können nur die Werte +1 bzw. −1 annehmen. Bezeichnet werden sie mit wal(i, Θ), wobei die unabhängige Variable Θ die normierte Zeit bedeutet, i gibt die Anzahl der Nulldurchgänge im Einheitsintervall an, $i/2$ wird als Sequenz bezeichnet.
Es gibt verschiedene Möglichkeiten, die Walsh-Funktionen zu definieren [5, 6]; eine Möglichkeit ist, sie aus dem Vorzeichen eines Produktes trigonometrischer Funktionen zu entwickeln [7]. Das geschieht nach folgender Gleichung:

$$\mathrm{wal}(i, \Theta) = \mathrm{sign}\left[(\sin 2\pi\Theta)^{i_0} \prod_{k=1}^{n} (\cos 2^k\pi\Theta)^{i_k}\right]$$

wobei k die binäre Darstellung von i bedeutet,

$$i = \sum_{k=0}^{n} 2^k \cdot i_k\,,$$

i_k nimmt dabei den Wert 0 oder 1 an.
Als Beispiel sei die Bestimmung der Funktion wal(5, Θ) angegeben:

$$i = 5 = 101\,, \qquad i_2 = 1\,, \qquad i_1 = 0\,, \qquad i_0 = 1\,,$$
$$\mathrm{wal}(5, \Theta) = \mathrm{sing}(\sin 2\pi\Theta \cdot \cos 4\pi\Theta)\,.$$

Die multiplikative Verknüpfung der Vorzeichen ist in Abb. 2 dargestellt.
Analog zum harmonischen Funktionssystem unterscheiden wir auch beim Walsh-Funktionssystem zwischen geraden und ungeraden Funktionen. Die geraden Walsh-Funktionen werden mit cal(i, Θ) und die ungeraden mit sal(i, Θ) bezeichnet.
Die Walsh-Funktionen sind ein orthogonales, normales und vollständiges Funktionssystem. Deshalb ist es möglich, jedes beliebige Zeitsignal in eine Walsh-Reihe zu entwickeln:

$$f(\Theta) = a(0)\,\mathrm{wal}(0, \Theta) + \sum_{i=1}^{\infty} [\mathrm{a}_c(i)\,\mathrm{cal}(i, \Theta) + a_s(i)\,\mathrm{sal}(i, \Theta)]\,.$$

Die Koeffizienten der Walsh-Reihe lassen sich nach den folgenden Beziehungen berechnen:

$$a(0) = \int_0^1 f(\Theta)\,\mathrm{d}\Theta \qquad a_s(i) = \int_0^1 f(\Theta)\,\mathrm{sal}(i, \Theta)\,\mathrm{d}\Theta \qquad a_c(i) = \int_0^1 f(\Theta)\,\mathrm{cal}(i, \Theta)\,\mathrm{d}\Theta\,.$$

Die Gesamtheit der Walsh-Koeffizienten bildet das sogenannte Sequenzspektrum, das die spektrale Zerlegung der Zeitfunktion in Walsh-Komponenten angibt.

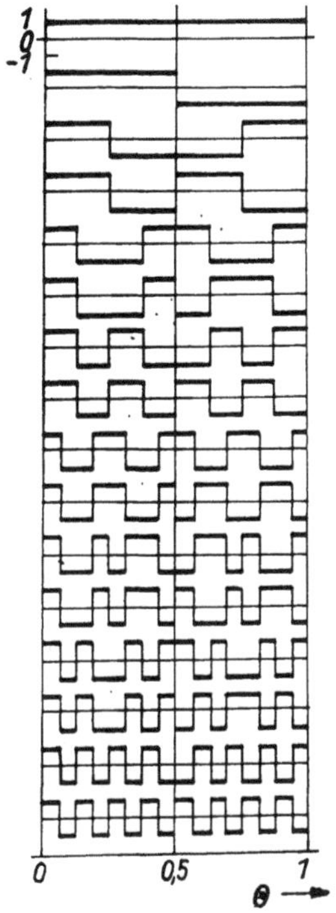

◀ Abb. 1. Die ersten 16 Walsh-Funktionen

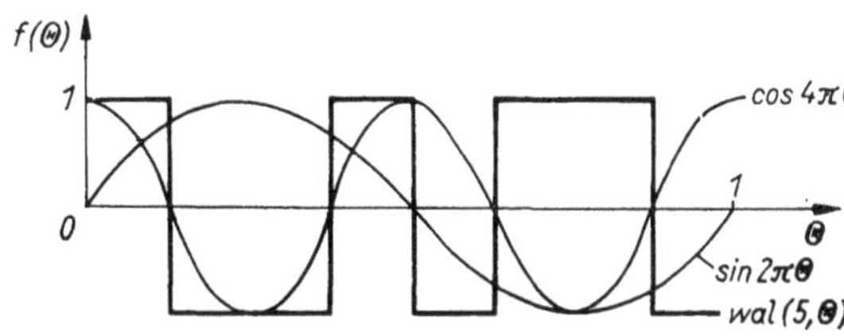

Abb. 2. Erzeugung der Funktion wal(5,Θ) über das Produkt der trigonometrischen Funktionen

Wird eine unendliche Anzahl von Koeffizienten in Betracht gezogen, muß der Informationsgehalt des Spektrums gleich dem des Zeitsignals sein.
Werden von den *a* berechneten Koeffizienten nur die b größten ($a > b$) zur Beschreibung der Ausgangsfunktion gewählt, kann eine erhebliche Datenreduktion vorgenommen werden. Dabei muß *b* so bestimmt werden, daß der Informationsverlust vernachlässigbar ist.

Material und Methoden

Es sind 80 Karotis-Pulskurven analysiert worden. Die Berechnung der Koeffizienten erfolgte mit einem Fortran-Programm auf der Besm-6. Dieses Programm arbeitet nach dem Algorithmus zur Berechnung der schnellen Walsh-Transformation nach Andrews-Kane-Pratt. Es benötigt — wie auch die schnelle Fouriertransformation — genau 2^n diskrete Werte der Zeitfunktion. Die Zahl der berechneten Koeffizienten ist immer gleich der Zahl der Abtastwerte.

Von 64 Koeffizienten wurden die größten 32, 16 bzw. 8 ausgewählt, um damit wieder eine Synthese der Pulskurve vorzunehmen. Die Berechnung der Synthesen gibt die Möglichkeit, den Fehler anzugeben, der durch die Vernachlässigung der Koeffizienten höherer Ordnung entsteht. Außerdem ist durch einen Vergleich der synthetisierten Kurve mit der Originalpulskurve eine Aussage darüber möglich, welche Merkmale im Spektrum erfaßt worden sind.
Die Erfassung der Pulsfrequenz blieb bei den Untersuchungen unberücksichtigt, die Zeitbasis der Walsh-Funktionen wurde immer mit der Periodenlänge der Pulskurve gleichgesetzt.
Die Pulsspektren wurden nach folgenden Gesichtspunkten ausgewertet:

- Vergleich der Abtastraten;
- Vergleich der Synthesen mit verschiedenen Koeffizientenzahlen;
- Vergleich der normalen und pathologischen Spektren;
- Vergleich der Ruhepulskurven mit Belastungskurven.

Da die Pulskurven im allgemeinen mit einer willkürlichen Verstärkung registriert werden (die unterschiedliche Wandlerapplikation, ihre zeitliche Stabilität und der Einfluß des Probanden lassen eine Aussage über absolute Druckwerte kaum zu), sind alle Spektren auf einen Koeffizienten (K_0) normiert worden. Erst dadurch wird auch ein quantitativer Vergleich möglich. Bei der Beurteilung der Pulskurven wurden die Formkriterien nach GADERMANN und JUNGMANN [8] herangezogen.

Ergebnisse

Vergleich der Abtastraten

In Abb. 3 sind Spektren einer normalen Pulskurve mit 16, 32, 64 und 128 berechneten Koeffizienten dargestellt. Der Vergleich dieser Spektren ermöglicht eine Schlußfolgerung hinsichtlich einer optimalen Abtastrate. Es ist zu erkennen, daß die Relationen zwischen den einzelnen Koeffizienten immer erhalten bleiben; die Koeffizienten höherer Ordnung sind von $K\,31$ an so klein ($<5\%$), daß sie vernachlässigt werden können. Daraus folgt, daß eine Abtastrate von 32 für die Darstellung der Pulskurve im Sequenzspektrum ausreichend ist.

Vergleich der Synthesen mit verschiedenen Koeffizientenzahlen

Aus der Darstellung der Synthesen mit 8, 16, 32 und 64 Koeffizienten (Abb. 4) ersieht man, daß der Unterschied zwischen der Originalkurve und der mit 64 Ko-

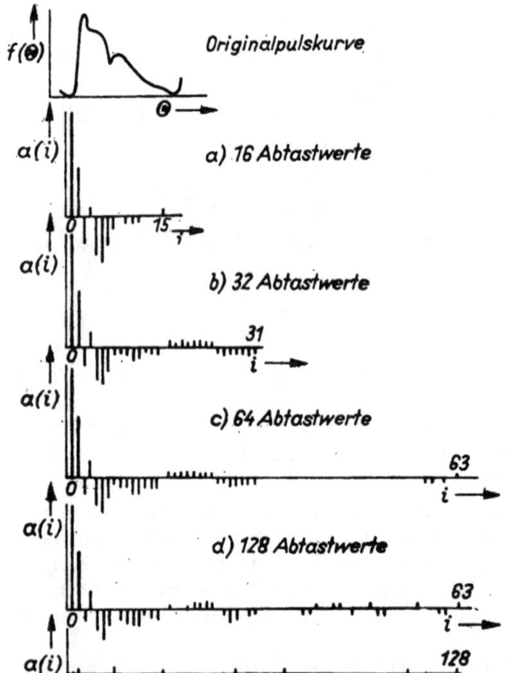

Abb. 3

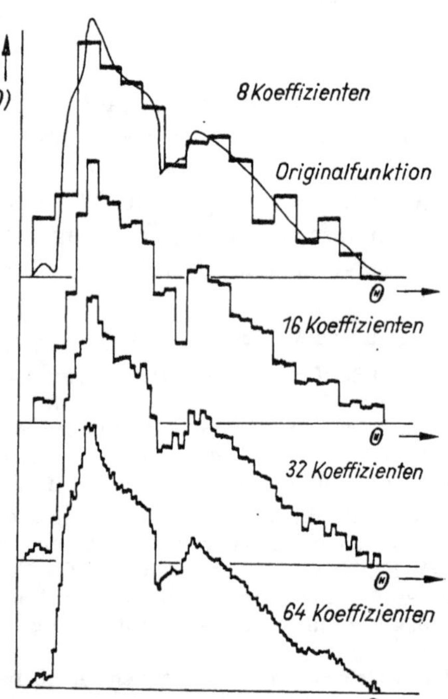

Abb. 4

Abb. 3. Pulsspektren bei verschiedenen Abtastraten

Abb. 4. Synthetisierte Pulskurven

effizienten synthetisierten sehr gering ist. Der charakteristische Zeitverlauf ist noch voll erhalten geblieben. Die Synthese mit 32 Koeffizienten weist gegenüber der Normalkurve schon einige Unebenheiten auf, die aber noch als unbedeutend angesehen werden können. Sogar bei Verwendung von nur 16 Koeffizienten ist der Verlauf der analogen Zeitfunktion noch gut erkennbar. Erst bei der Synthese mit 8 Koeffizienten ist die Näherung nur grob.

Der Unterschied zwischen der originalen und der synthetisierten Pulskurve kann mit der mittleren quadratischen Abweichung erfaßt werden. Für das Beispiel nach Abb. 4 ergeben sich folgende Werte:

Synthesekoeffizientenzahl	64	32	16	8
mittlere quadratische Abweichung	0,022	0,058	0,133	0,217

Vergleich zwischen normalen und pathologischen Spektren

Dieser Vergleich wurde wie folgt vorgenommen: Von den ersten 30 Koeffizienten 8 normaler Pulskurven sind die Mittelwerte und Standardabweichungen berechnet worden. Da die Zahl der Stichproben nur klein war, mußten die Freiheitsgrade berücksichtigt werden, d. h., das Vertrauensintervall wurde nach den Werten der *t*-Verteilung ermittelt. Der Nachweis der symmetrischen Verteilung der Grundgesamtheit erfolgte grafisch auf Wahrscheinlichkeitspapier. Nach der *t*-Verteilung erhält man das 95-%-Konfidenzintervall durch Multiplikation der Standardabweichung mit 2,0. Als Ergebnis entstand eine gemittelte Normalkurve mit unterschiedlichen Streuungen für die einzelnen Koeffizienten. Damit sind für alle verwendeten Spektralanteile die oberen und unteren Grenzwerte bekannt. Das Ergebnis ist in Abb. 5 dargestellt.

Die auf diese Weise gewonnene Normalkurve ermöglichte eine Klassifizierung der Spektren aller Pulskurven unter dem Aspekt „normal/pathologisch". Bei der Klassifizierung wurde iterativ verfahren, d. h., zuerst wurde eine Entscheidung mit nur 8 Koeffizienten vorgenommen, dann mit 16 und in der dritten Stufe mit 30. Das Ergebnis für 63 Pulskurven zeigt Tabelle 1. Von insgesamt 63 Pulskurven (12 normal und 51 pathologisch) sind 59 richtig klassifiziert worden, das entspricht 93%. Es ist auch möglich, eine Unterscheidung der pathologischen Spektren unter-

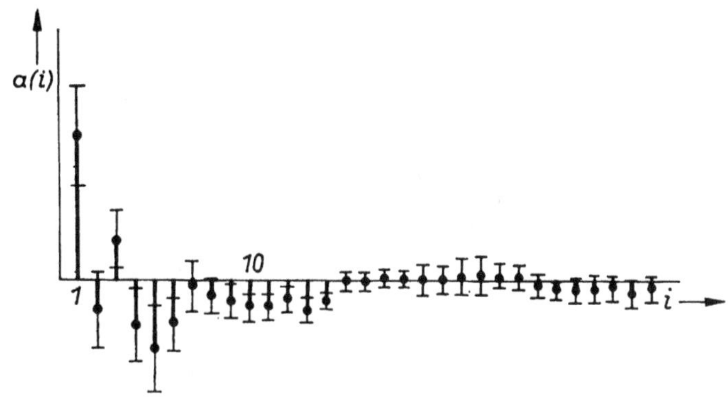

Abb. 5. Gemitteltes normales Pulsspektrum mit Vertrauensbereichen (95%) für die ersten 30 Koeffizienten

Tabelle 1

Klassifizierung der Pulskurven in die Kategorien „normal“ und „pathologisch“ anhand der gemittelten Normalkurve

Klassifizierung mit	normal	davon falsch	pathologisch	%
$K_0 - K_8$	25	13	38	74,51
$K_0 - K_{16}$	17	5	46	90,19
$K_0 - K_{30}$	16	4	47	92,15

einander zu treffen. Geht man von den aus der Literatur bekannten Pulsqualitäten aus [8], lassen sich diesen Merkmalen Sequenzspektren zuordnen.
Weitere Untersuchungen müssen zeigen, wie aufwendig die Berücksichtigung aller Merkmalskombinationen ist.

Vergleich der Ruhepulskurven mit Belastungskurven

Von den Ergebnissen der Belastungsuntersuchungen sollen hier nur die der physischen Belastung vorgestellt werden (Fahrradergometer).
Abb. 6 zeigt den Ablauf des Belastungsversuchs. Von den während des Belastungsprogramms aufgezeichneten Pulskurven sind von 11 Spektren der drei Phasen (vor, während, nach Belastung) Mittelwerte und Streuungen berechnet und statistisch verglichen worden. Den Verlauf der Mittelwerte von 5 Koeffizienten während der Belastung zeigt Abb. 7.

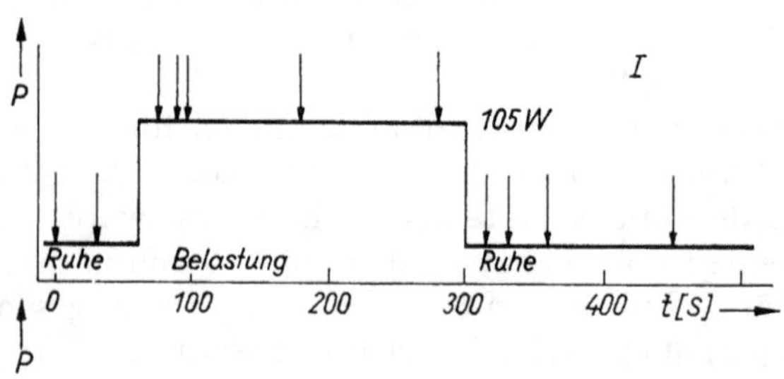

Abb. 6. Programm für einen Belastungsversuch

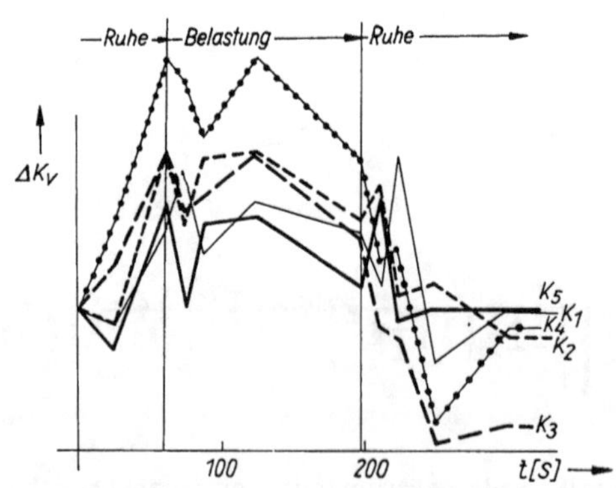

Abb. 7. Mittelwertänderungen der ersten 5 Koeffizienten bei Belastung

Die statistische Prüfung ergab, daß sich die Spektren der Pulskurven während der Belastung von denen vor und nach Belastung signifikant unterscheiden ($p < 1\%$).

Diskussion

Aus den dargestellten Ergebnissen geht hervor, daß anhand der Walsh-Spektren von Pulskurven eine Klassifizierung zwischen normalen und pathologischen Kurven mit einer vom Aufwand abhängigen Genauigkeit möglich ist. Durch die Berechnung größerer Serien und unter Berücksichtigung spezifischer Einflußgrößen [9] kann die hier angegebene gemittelte Normalkurve weiter verbessert werden. Erst speziellere Untersuchungen können zeigen, inwieweit eine Klassifizierung der pathologischen Kurven untereinander möglich ist. Wird die Pulskurve mit 32 Abtastwerten erfaßt, ist dies für eine Darstellung im Sequenzbereich ausreichend.
Somit kann man die Walsh-Analyse statt mit einem Rechner auch mit speziell dafür entwickelten Geräten [10] durchführen. Dadurch wäre der große Vorteil einer Echtzeitanalyse gegeben.
Die Ergebnisse des Belastungsversuchs zeigen, daß die Walsh-Koeffizienten als Kennwerte der sich unter Belastung ändernden Pulskurve dienen können.
Grundätzlich ist die hier vorgestellte Methode nicht auf die Auswertung der Pulskurve beschränkt, sondern auch auf andere biomedizinische Zeitfunktionen anwendbar.

Literatur

[1] GROSSMANN, K., E. P. RITTER u. H. ROLKA: Dte GesundhWes. **30**, 2491 (1975)
[2] SCHUBERT, D.: Medizintechn. Versorg. **8**, 171 (1972)
[3] DIETSCH, G.: Pflügers Arch. ges. Physiol. **230**, (1932)
[4] FROME, L., u. E. L. FREDERICKSON: Comput. biomed. Res. **7**, 421 (1974)
[5] HARMUTH, H. F.: Transmission of Information by Orthogonal Functions. Springer, New York 1972
[6] WALSH, J. L.: J. Math. **45**, 5 (1923)
[7] ROSS, I., u. J. KELLY: Proceedings of the 1972 Symposium on Applications of Walsh Functions. Washington 1972, 359
[8] GADERMANN, H., u. W. JUNGMANN: Klinische Arterienpulsschreibung. Barth, Leipzig 1964
[9] DEPERSDORFF, J. K.: Dte GesundhWes. **28**, 1153 (1973)
[10] GARSTECKI, D.: Aufbau eines Walshanalysators. Diplomarbeit, Sektion Elektronik der Humboldt-Universität, Berlin 1975

Anschrift der Verfasser: Dr.-Ing. B. MEFFERT, Humboldt-Universität Berlin, Sektion Elektronik, DDR — 1136 Berlin, Hans-Loch-Straße 349

Summary

B. MEFFERT and D. SCHUBERT: Evaluation of pulse curves using the Walsh analysis

A method for classification of medical data using the Walsh transformation is demonstrated.
The Walsh spectrum was obtained by the algorithm of Andrews-Kane-Pratt. The spectral points were used to declare the signals normal or abnormal. The example described in this paper shows that in the case of pulse wave the classification is successful in 93 percent.

Acta biol. med. germ., Band 36, Seite 1279—1284 (1977)

Zentralinstitut für Herz- und Kreislauf-Regulationsforschung der Akademie der Wissenschaften der DDR, 1115 Berlin-Buch, DDR

Pathomorphologische Reaktionen und Noradrenalingehalt des Herzens nach Applikation von Depot-Angiotensin bei trainierten und untrainierten Ratten

D. MATTHIAS, E. ENGLER, LIANE WILL-SHAHAB, H.-J. HERRMANN und C.-H. BECKER

(Eingegangen am 3. Dezember 1976; nach Revision am 8. Februar 1977)

Zusammenfassung

Ein zur Anpassung an den Blutdruckmeßvorgang durchgeführtes 14-tägiges Training von Ratten brachte im Myokard eine Abnahme, im Serum jedoch einen Anstieg des Noradrenalin(NA)-Gehaltes. Nach 3tägiger Applikation von 2,5 mg Depot-Angiotensin II (A II) blieb der NA-Gehalt unverändert. Demgegenüber nahm er bei untrainierten Tieren im Myokard um mehr als die Hälfte ab und stieg im Serum an. Trotz der beträchtlichen Unterschiede im NA-Gehalt des Myokards sowie im Blutdruckverhalten wiesen trainierte und untrainierte Ratten nach A II-Injektionen die gleichen morphologischen Reaktionen auf. Diese der sog. Epinephrin-Myokarditis weitgehend entsprechenden Myokardveränderungen dürften danach nicht ausschließlich auf eine NA-Wirkung zurückgehen, vielmehr muß hierbei eine Beteiligung des A II durchaus in Betracht gezogen werden.

Einleitung

Nach täglicher s.c. Applikation von Depot-Angiotensin tritt bei Ratten am Myokard vielörtlich ein bis zum 4. Tag zunehmender herdförmiger Untergang von Muskelfasern mit mesenchymaler Zellproliferation auf [1—3]. Diese lichtmikroskopischen Veränderungen, die auch BERSCH et al. [4, 5] und BÜHLER et al. [6] bei Ratten nach subkutaner bzw. intraperitonealer Verabreichung sehr hoher Angiotensindosen bereits nach 24 Std. fanden, gleichen der sog. Epinephrinmyokarditis, wie sie nach Katecholamingaben anzutreffen ist. Elektronenmikroskopisch zeigen sich allerdings Unterschiede insofern, als die Schädigung des Myokards nach Arterenol in erster Linie die Myofibrillen, nach Angiotensin dagegen die Mitochondrien und das endoplasmatische Retikulum betrifft [5—8]. Danach erscheint die Annahme eines ausschließlich indirekten Katecholamineffektes bei der durch Angiotensin bedingten Myokardalteration zweifelhaft, zumal der eigentliche Wirkungsmechanismus von Angiotensin am Herzen keineswegs als geklärt angesehen werden kann. Um näheren Einblick in diese Vorgänge zu erhalten, wurde nach mehrmaliger Applikation von Depot-Angiotensin der Noradrenalin-(NA)-Gehalt des Myokards und des Blutserums unter Berücksichtigung des histopathologischen Organverhaltens sowie der von uns [3, 9, 10] festgestellten, z. T. erheblichen Unterschiede im Blutdruckverhalten bei trainierten, d. h. an die Blutdruckmessung gewöhnten, und bei untrainierten Tieren untersucht.

Material und Methodik

Die Untersuchungen erfolgten an insgesamt 60 männlichen, 225—300 g schweren Ratten des institutseigenen Inzuchtstammes. Je 15 trainierten und untrainierten Ratten [10] wurden 3 Tage lang täglich 2,5 mg Depot-Angiotensin (Angiotensin „Berlin Chemie" in 1,5 ml einer 50%igen wässerigen Lösung von Polyvinylpyrrolidion 25) s. c. injiziert, je 15 weitere Tiere dienten als Kontrollen. Die täglichen Blutdruckmessungen wurden in der von MATTHIAS et al. [11] und ENGLER et al. [10] beschriebenen Weise vorgenommen. Die Auswertung des Blutdruckverhaltens basiert auf Mittelwerten von je 3 Messungen pro Tier vor der täglichen Angiotensingabe und einer 6stündigen Kontrolle p. inj.. 3 Std. nach der letzten Injektion wurden die Versuchstiere nach Ätherbetäubung durch anschließende Entblutung getötet. Die Bestimmung des Katecholamingehaltes des linken Ventrikels der unmittelbar nach der Tötung entnommenen Herzen und des Serums erfolgte fluorimetrisch nach EULER und LISHAJKO [12]. Da für die histologische Untersuchung des Herzmuskels, die in der früher beschriebenen Weise [1] durchgeführt wurde, lediglich das rechte Herz zur Verfügung stand, wurden zu Vergleichszwecken die Herzen von 18 trainierten und 26 untrainierten Ratten herangezogen, die 3 bzw. 4 Tage lang 2,5 bzw. 1,25 mg Depot-Angiotensin erhalten hatten. Von diesen Herzen gelangte je 1 Längsschnitt, der durch die Mitte der 3 Wandteile gelegt worden war, zur Untersuchung. Die statistische Sicherung der Werte für das Blutdruckverhalten und den NA-Gehalt des linken Ventrikels erfolgte nach der Poisson-Verteilung und mit dem *t*-Test nach STUDENT. Der Bezeichnung signifikant liegt, wenn nicht besonders ausgewiesen, eine Irrtumswahrscheinlichkeit von $p < 0{,}5$ zugrunde; in den Abbildungen wurde die Standardabweichung eingetragen.

Ergebnisse

Bei den trainierten Ratten weisen nach Angiotensin-Applikation der systolische Blutdruck und dessen Tagesausgangswerte einen wesentlich stärkeren Anstieg als bei untrainierten Tieren ($p < 0{,}01$) auf (Abb. 1). Die NA-Konzentration des Myokards (Abb. 2) der Kontrolltiere erweist sich bei den untrainierten Tieren als fast doppelt so hoch wie bei den trainierten Ratten ($p < 0{,}01$). Nach Angiotensin-

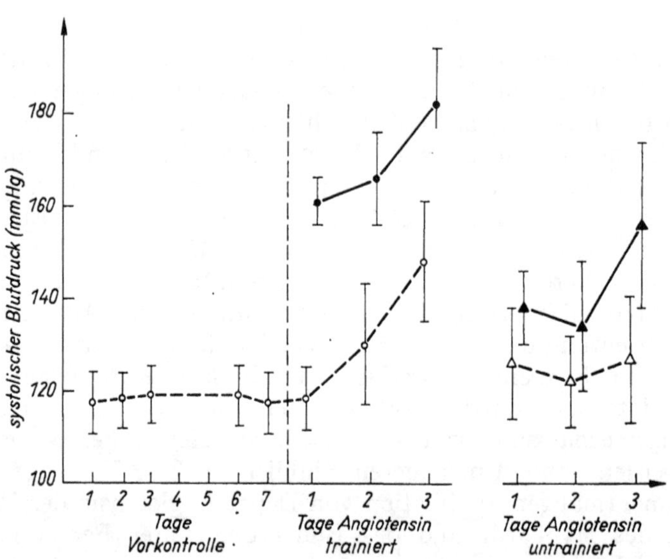

Abb. 1. Systolischer Blutdruck bei trainierten und untrainierten Ratten vor und nach täglicher Applikation von 2,5 mg Depot-Angiotensin.
—— Tagesmittelwerte p. inj.; — — — Tagesausgangswerte

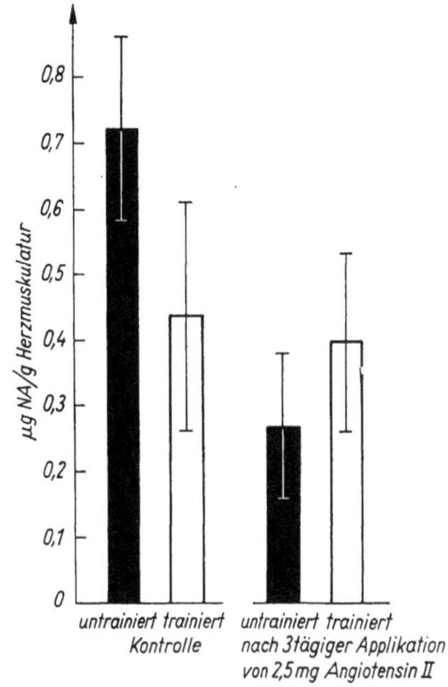

Abb. 2. Noradrenalingehalt des Herzmuskels (linker Ventrikel) von untrainierten und trainierten Ratten vor und nach Applikation von Depot-Angiotensin

Applikation läßt der Herzmuskel der untrainierten Tiere eine so starke Abnahme des NA-Gehaltes erkennen, daß er noch unter dem der trainierten Ratten liegt ($p < 0,1$), bei denen durch das Peptid eine signifikante Änderung in der NA-Konzentration des Myokards nicht erfolgt ist. Der NA-Gehalt des Serums (Tab. 1) ist bei den trainierten Kontrollratten signifikant höher als bei den untrainierten Tieren. Nach Angiotensingabe steigt er bei den untrainierten Ratten signifikant an, während er bei den trainierten Tieren annähernd gleich bleibt. Dadurch weisen trainierte und untrainierte Tiere nach Angiotensinapplikation etwa den gleichen NA-Gehalt im Serum auf (Tab. 1).

Tabelle 1

Noradrenalingehalt des Blutserums bei trainierten und untrainierten Kontroll- und Versuchsratten

	Trainierte Ratten (μg/ml)	Untrainierte Ratten (μg/ml)
Kontrolltiere	1,78 ± 0,248	0,84 ± 0,057
Mit Angiotensin behandelte Versuchstiere	1,65 ± 0,212	1,59 ± 0,551

Lichtmikroskopisch zeigt die Herzmuskulatur bei den trainierten und untrainierten Ratten einen disseminierten, vorwiegend herdförmigen, aber auch diffus verteilten Untergang von Muskelfasern mit reaktiver mesenchymaler Zellproliferation (Abb. 3). Gleichzeitig treten nicht selten kleinere infarktoide Muskelnekrosen auf. Diese Prozesse, die in allen Abschnitten des Herzens vorkommen, ohne daß Prädilektionsstellen erkennbar sind, schwanken in ihrer Intensität zwischen geringgradigen Zellinfiltraten mit Nekrosen nur weniger Muskelfasern und hochgradigen Alterationen, bei denen große Teile des Muskelgewebes durch ein dichtzelliges mesenchymales Gewebe ersetzt worden ist. Unterschiede in der Intensität dieser Myokardveränderungen lassen sich zwischen trainierten und untrainierten Ratten lichtmikroskopisch nicht erkennen.

Diskussion

Wie der unterschiedliche NA-Gehalt von Myokard und Blutserum bei den trainierten und untrainierten Kontrollratten erkennen läßt, hat die zur indirekten Blutdruckmessung erforderliche Vorbehandlung der Tiere entscheidenden Ein-

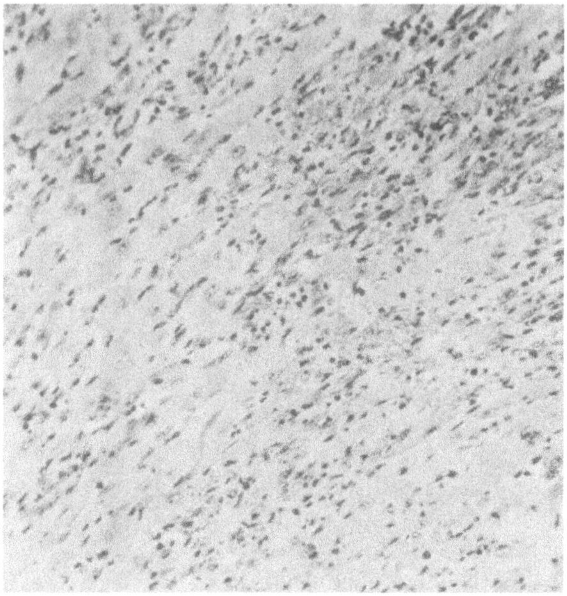

Abb. 3. Untergang von Muskelfasern mit mesenchymaler Zellproliferation. Herzmuskulatur, Ratte, 3 Tage nach Applikation von Depot-Angiotensin; HE-Färbung

fluß auf die Höhe des endogenen NA-Spiegels und damit auf die Ausgangswerte bei Versuchsbeginn. So bewirkt das zur Anpassung durchgeführte 14tägige Training im Myokard eine Abnahme, im Serum jedoch einen Anstieg des NA-Gehaltes. Die große Bedeutung dieser unterschiedlichen Höhe des endogenen NA-Spiegels bei den verschieden vorbereiteten Kontrollratten für die Bewertung des Verhaltens der NA-Konzentration des Myokards unter Versuchsbedingungen zeigen die Befunde nach exogen zugeführtem Angiotensin. Hierbei führte die 3tägige Applikation von Depot-Angiotensin bei den untrainierten Ratten bei einem nur geringgradigen Blutdruckanstieg zu einer Abnahme des NA-Gehaltes im Myokard um mehr als die Hälfte gegenüber dem Ausgangswert. Bei den trainierten Ratten blieb dagegen trotz kontinuierlicher starker Blutdrucksteigerung der NA-Gehalt des Herzmuskels unverändert.

Ein ganz ähnliches Verhalten des endogenen NA-Gehaltes in Herzen wie bei den trainierten Versuchstieren beobachteten WESTFALL et al. [13], BUCKLEY [14], CHEVILLARD et al. [15] sowie SCHEER et al. [16] bei Ratten und Kaninchen nach intravenösen Injektionen oder Infusionen unterschiedlicher Mengen von Angiotensin. Auch hier blieb der endogene NA-Gehalt im Herzen unbeeinflußt, dagegen war die Umsatzrate gesenkt und die neuronale Transmitteraufnahme verzögert und reduziert. Bei trainierten Ratten, die durch elektrische Stromstöße einem Stress ausgesetzt worden waren, fand MILLER [17] im Hirn ebenfalls keinen NA-Verlust, während untrainierte Tiere aus Kortex und Hypothalamus NA ausschütteten.

Über die Ursachen der starken Abnahme des NA-Gehaltes des Herzmuskels und der Zunahme im Serum bei den trainierten unbehandelten Ratten lassen sich aus den Untersuchungsergebnissen ebensowenig Hinweise entnehmen wie über die starke Abnahme des NA-Gehaltes des Myokards bei den untrainierten, mit Angiotensin behandelten Versuchsratten. Auch ist nach Angaben des Schrifttums ungeklärt, ob eine ursächliche Beteiligung einer angiotensinbedingten Hemmung der neuronalen Aminaufnahme [18—22], eine gesteigerte Transmitterfreisetzung bzw. erhöhter „Overflow" [22, 23] vorliegen könnten.

Trotz der beträchtlichen Unterschiede im Blutdruckverhalten und im NA-Gehalt des Myokards bei den trainierten und untrainierten Ratten auf die Applikation von Depot-Angiotensin weist bei diesen Tieren beider Gruppen der Herzmuskel qualitativ die gleichen Alterationen auf, bei denen sich lichtmikroskopisch auch keine graduellen Unterschiede erkennen lassen.

Berücksichtigt man, daß trotz der großen Differenzen in den Ausgangswerten für den NA-Gehalt des Herzmuskels Unterschiede in der Intensität der Myokardveränderungen nach Angiotensinbehandlung bei den trainierten und untrainierten Ratten nicht bestehen und daß die durch Angiotensin induzierte NA-Konzentration im Herzmuskel nicht in der Höhe wirksam wird wie bei der experimentell erzeugten Epinephrin-Myokarditis, so erscheint es nach diesen Befunden zweifelhaft, daß die nach Angiotensinapplikation auftretenden Myokardveränderungen ausschließlich auf eine NA-Wirkung zurückzuführen sind. Vielmehr dürften hierfür noch andere Faktoren in Betracht kommen, wobei einer direkten Wirkung des Angiotensins auf das Myokard durchaus Bedeutung zukommen kann, zumal eine ganze Reihe von Untersuchungsergebnissen [22, 24, 25] hierfür Hinweise geben. Hiergegen spricht auch nicht die Feststellung von BERSCH et al. [5] und BÜHLER et al. [6], wonach durch Vorbehandlung mit Reserpin der Angiotensineffekt über 12 Std. lang blockiert wird, nach 24 Std. jedoch wieder in Erscheinung tritt. Die pathomorphologischen Unterschiede werden von RAUTE-KREINSEN et al. [8] vielmehr als Ausdruck eines grundsätzlich anderen pathomorphologischen Angriffspunktes von Noradrenalin und Angiotensin angesehen. Für eine weitere Klärung erscheinen Untersuchungen über das Verhalten des NA-Gehaltes des Herzmuskels nach Angiotensin-Verabreichung an sympathektomierten Ratten besonders geeignet.

Für technische Mitarbeit danken wir Frau E. RICHTER, Frl. H. KLATTE und Frau I. KÜTTNER.

Literatur

[1] MATTHIAS, D., E. ENGLER, H.-J. HERRMANN und C.-H. BECKER: Arch. exp. VetMed. **26**, 417 (1974)

[2] MATTHIAS, D., E. ENGLER, C.-H. BECKER u. H.-J. HERRMANN: Ergebn. exp. Med. **16**, 195 (1974)

[3] MATTHIAS, D., E. ENGLER, H.-J. HERRMANN u. C.-H. BECKER: Acta biol. med. germ. **34**, 625 (1975)

[4] BERSCH, W., u. F. BÜHLER: 56. Tagung der Deutschen Gesellschaft für Pathologie, Garz/Österreich 1972. Referiert in: Zentbl. allg. Path. **116**, 576 (1972)

[5] BERSCH, W., F. BÜHLER, U. KREINSEN u. J. A. ROSSNER: III. Herbsttagung der Deutschen Gesellschaft für Pathologie, München 1972. Referiert in: Zentbl. allg. Path. **117**, 441 (1973)

[6] BÜHLER, F., W. BERSCH u. U. KREINSEN: Virchows Arch., Abt. A. path. Anat. **363**, 249 (1974)

[7] BERSCH, W., F. BÜHLER u. U. KREINSEN: Virchows Arch., Abt. A. path. Anat. **360**, 45 (1973)
[8] RAUTE-KREINSEN, U., G. DÖHNERT u. C. M. BÜSING: Virchows Arch., Abt. A. path. Anat. **370**, 141 (1976)
[9] ENGLER, E., D. MATTHIAS, H.-J. HERRMANN, C.-H. BECKER, M. POPPEI, S. CHOINOWSKI u. K. HECHT in: Symposium über Probleme der cardio-vaskulären Regulation, Berlin 1973 (= Abh. der Akademie der Wissenschaften der DDR 1975, S. 137)
[10] ENGLER, E., D. MATTHIAS, H.-J. HERRMANN u. C.-H. BECKER: Acta biol. med. germ. **35**, 983 (1976)
[11] MATTHIAS, D., E. ENGLER, H. BAUMANN u. I. WOLF: Acta biol. med. germ. **30**, 505 (1973)
[12] EULER v, U. S., u. F. LISHAJKO: Acta physiol. scand. **51**, 348 (1961)
[13] WESTFALL, T. C., u. M. J. PEACH: Biochem. Pharmac. **14**, 1916 (1965)
[14] BUCKLEY, J. P.: Acta physiol. scand. **65**, 273 (1965)
[15] CHEVILLARD, C., N. DUCHÈNE u. J.-M. ALEXANDRE: Eur. J. Pharmac. **15**, 8 (1971)
[16] SCHEER, E., K. ZAPF, H. HILSE u. L. PIESCHE: Acta biol. med. germ. **34**, 675 (1975)
[17] MILLER, N. E.: XXVI. Internationaler Kongreß der physiologischen Wissenschaften, Baku 1974, S. 36
[18] PALAIC, D., u. P. A. KHAIRALLAH: Biochem. Pharmac. **16**, 2291 (1967)
[19] ZAPF, K., E. SCHEER u. I. PURZ: zit. nach PIESCHE, L., H. HILSE u. E. SCHEER: Acta biol. med. germ. **27**, 949 (1971)
[20] PALAIC, D.: Can. J. Physiol. Pharmac. **49**, 495 (1971)
[21] KHAIRALLAH, P. A.: Fedn Proc. Fedn Am. Socs exp. Biol. **31**, 1351 (1972)
[22] STARKE, K.: Klin. Wschr. **50**, 1069 (1972)
[23] STARKE, K.: Eur. J. Pharmac. **14**, 112, (1971)
[24] DRIMAL, J., u. D. BOSKA: Eur. J. Pharmac. **20**, 130 (1973)
[25] BONNARDEAUX, J. L., u. D. REGOLI: Can. J. Physiol. Pharmac. **52**, 50 (1974)

Anschrift der Verfasser: Zentralinstitut für Herz- und Kreislauf-Regulationsforschung der Akademie der Wissenschaften der DDR, 1115 Berlin-Buch, Wiltbergstr. 50

Summary

D. MATTHIAS, E. ENGLER, L. WILL-SHAHAB, H.-J. HERRMANN, and C.-H. BECKER: Pathomorphological reactions and noradrenaline content of the heart following application of depot angiotensin in trained and untrained rats

A 14 days' training of rats designed to adapt the animals to the procedure of blood-pressure measurement caused in the myocardium a decrease, in serum an increase in noradrenaline (NA) content. The latter remained unchanged following 3 days of treatment with 2.5 mg depot angiotensin II (A II) but decreased by more than one-half in the myocardium of untreated animals, and increased in serum. Despite the considerable difference in myocardial NA content and blood-pressure behaviour, both trained and untrained rats showed the same morphological reactions following administration of A II. These myocardial alterations which largely correspond to the so-called epinephrine myocarditis should not therefore be due solely to NA action; rather, the involvement of A II should be considered also.

Acta biol. med. germ., Band 36, Seite 1285—1287 (1977)

Department of Biochemistry[1], Faculty of Medicine, Cairo University and Department of Obstetrics and Gynecology[2], Faculty of Medicine, Al-Azhar University, Cairo, Egypt

Effect of Quinestrol on plasma lipids in women

M. M. ABDEL KADER[1], F. HEFNAWY[2], M. T. ABDEL AZIZ[1], M. R. BAHGAT and M. M. S. TAWAKOL[2]

(Received December 8, 1976)

Summary

The effect of Quinestrol (3-0-cyclopentyl-17α-ethinyl-1,3,5(10)-triene-3,17-diol), a long acting estrogenic contraceptive steroid, on plasma lipids has been studied in ten women for three months. It was found to lower plasma free fatty acids, cholesterol and cholesterol esters, but to increase plasma phospholipids and triglycerides. The possible causes of these alterations are discussed.

Introduction

Quinestrol (3-0-cyclopentyl-17α-ethinyl-1,3,5(10)triene-3,17-diol), a potent estrogenic compound, has a long duration of action due to initial storage in depot fat followed by continuous slow release of ethinyl estradiol [15]. This experiment was conducted to study the effect of this compound on plasma lipids, which are known to be markedly affected by estrogens. Quinestrol being expected to have greater effect due to storage in depot fat.

Materials and methods

Ten women aged 18—35 years, of the same socio-economic status, attending the Maternity Section of Al-Azhar University Hospital, were chosen at random for this study. Each received a 2 mg pill of Quinestrol every month starting on the 25th day of menstruation, for three successive months. Venous blood samples were collected, after an overnight fast of about 12 hrs, before the administration of the drug and at monthly intervals thereafter for three months. Plasma was separated by centrifugation and kept in the freezer (—10 °C) until analysis.

Plasma lipids were extracted by the method of BLIGH and DYER [2], and analyzed for its free fatty acids [5], total and esterified cholesterol [14], triglycerides [5] and phospholipids [16]. Serum lipoproteins were also determined by electrophoresis [13].

Results

Plasma free fatty acids, total and esterified cholesterol showed a significant decrease ($p < 0.01$) after the administration of Quinestrol (Table 1). Plasma phospholipids and triglycerides showed a significant increase ($p < 0.01$) after the administration of this drug (Table 2). The β/α lipoprotein ratio showed slight decrease one and two months after the administration of Quinestrol, but the decrease became significant ($p < 0.01$) only on the third month.

Table 1

Effect of administration of Quinestrol to women on plasma free fatty acids (FFA) total cholesterol (TC) and esterified cholesterol (EC).
Values in mg/100 ml

	Months after administration of first dose											
	Basal			1			2			3		
	FFA	TC	EC	FFA	TC	EC	FFA	TC	EC	FFA	TC	EC
Mean	29	192	133	19	149	94	18	134	81	18	119	70
S.D. ±	2	14	9	1	9	6	1	14	9	2	13	8
P <				0.01	0.01	0.01	0.01	0.01	0.01	0.01	0.01	0.01

Table 2

Effect of administration of Quinestrol to women on plasma phospholipids (PhL) and triglycerides (TG).
Values in mg/100 ml.

	Months after administration of first dose							
	Basal		1		2		3	
	PhL	TG	PhL	TG	PhL	TG	PhL	TG
Mean	197	151	268	178	292	183	300	184
S.D. ±	5	6	3	5	3	3	4	3
P <			0.01	0.01	0.01	0.01	0.01	0.01

Discussion

Plasma free fatty acids (FFA) represent the form in which the stored lipid is mobilized to the liver and other tissues for oxidation [9]. The marked reduction in plasma FFA level during the administration of Quinestrol might be due to inhibition of the hormone sensitive triglyceride lipase enzyme which regulates the release of FFA from adipose tissue. It might also be due to increased uptake of FFA by the liver. The former view agrees with the reduction of plasma cholesterol, while the latter agrees with the increase in plasma triglycerides observed in this study.

Although cholesterol is undoubtedly synthesized by a number of tissues, the liver is the main if not the only source of plasma cholesterol [10] as well as the main site of its esterification [8]. Therefore, it is clear that the liver, which is estrogen sensitive [11], is a fundamental organ for the maintenance of the level of plasma cholesterol as well as of its ester/free ratio. The decrease in plasma cholesterol observed after the administration of Quinestrol might be explained by a reduction in the release of FFA from adipose tissue resulting in a decreased rate of cholesterol synthesis. It might also be due to increased oxidation of cholesterol by the liver into bile acids, an effect which is known to be caused by estrogens [1].

The increase in plasma phospholipids in subjects receiving Quinestrol agrees with the results reported by many authors using other estrogens [3]. This increase may be due to increased synthesis and serum levels of carrier proteins [4], or due to decreased rate of catabolism of phospholipids by the liver.

That administration of Quinestrol caused an increase in plasma triglycerides appears to be due to decreased activity of the enzyme lipoprotein lipase. This is evidenced by the reduction in the post-heparin lipolytic activity after estrogen administration [6]. It might also be due to increased biosynthesis of triglycerides by the liver due to increased uptake of FFA.

The reduction in the β/α lipoprotein ratio in women receiving Quinestrol agrees with previous work which showed that estrogen treatment decreased plasma low density lipoproteins and increased plasma high density lipoproteins [7, 12]. It might be explained by the reduction of cholesterol and increased phospholipids, the former being chiefly carried by the β-, and the latter by the α-lipoproteins.

References

[1] BERGSTROM, S., and B. BORGSTROM: A. Rev. Biochem. **25**, 177 (1956)
[2] BLIGH, E. G., and W. J. DYER: Can. J. Biochem. **37**, 911 (1959)
[3] DAVIS, M. E.: Clin. Obstet. Gynec. **7**, 558 (1964)
[4] DOE, R. P., G. T. MELLINGERS, W. R. SWAIN, and U. S. SEAL: J. clin. Endocr. Metab. **27**, 1081 (1967)
[5] DUNCOMBE, W. G.: Biochem. J. **88**, 7 (1963)
[6] FABIAN, E., A. STORK, J. KOBLIKOVA, and J. SPONAROVA: Enzym. Biol. Clin. **8**, 451 (1967)
[7] FURMAN, R. H., R. P. HOWARD, L. N. NORCIA and E. C. KEATY: Am. J. Med. **26**, 80 (1958)
[8] GOODMAN, W. S., D. DEYKIN and T. SHIRATOROI: J. biol. Chem. **239**, 1335 (1964)
[9] GORDON, R. S.: J. clin. Invest. **36**, 810 (1957)
[10] HELLMAN, L., R. S. ROSENFELD and T. F. GALLAGHAR: J. clin. Invest. **33**, 142 (1954)
[11] KRITCHEVSKY, D.: Metabolism **9**, 984 (1960)
[12] MARSHALL, N. B. in: Lipid Pharmacology. R. PAOLETTI (ed.). Academic Press, New York 1964
[13] SWAHN, B.: Scand. J. clin. Lab. Invest. **5** Suppl. (1953)
[14] WEBSTER, D.: Clinica chim. Acta **7**, 277 (1962)
[15] WILLIAMS, K. I. H., D. S. LAYNE, R. HOBKRIK, M. NILSEN and P. R. BLAHEY: Steroids **9**, 275 (1967)
[16] YOUNGBURG, G. E., and M. V. YOUNGBURG: J. Lab. clin. Med. **16**, 158 (1930)

Zusammenfassung

M. M. ABDEL KADER, F. HEFNAWY, M. T. ABDEL AZIZ, M. R. BAHGAT und M. M. S. TAWAKOL: Die Wirkung von Quinöstrol auf die Plasmalipide bei Frauen

Es wurde die Wirkung von Quinöstrol (3-0-Zyklopentyl-17-α-äthinyl-1,3,5(10)-trien-3,17-diol), eines anhaltend wirkenden östrogenen Kontrazeptivsteroids, auf die Plasmalipide bei 10 Frauen über 3 Monate untersucht. Quinöstrol bewirkte eine Verminderung der freien Fettsäuren im Plasma sowie des Cholesterins und der Cholesterinester, erhöhte jedoch den Gehalt an Plasmaphospholipiden und -triglyzeriden. Die möglichen Ursachen dieser Veränderungen werden diskutiert.

Acta biol. med. germ., Band 36, Seite 1289—1298 (1977)

Kinderklinik des Bereichs Medizin der Karl-Marx-Universität Leipzig, 705 Leipzig, DDR

Absorption und Umsatz von Glyzerin in der Neugeborenenperiode[1]

I. Umsatzgeschwindigkeit von Glyzerin während kontinuierlicher intravenöser Infusionen bei Neugeborenen unterschiedlichen Gestationsalters und bei älteren Säuglingen

J. Reich, K. Beyreiss, G. Scheerschmidt, H. Willgerodt und V. Melichar[2]

(Eingegangen am 26. November 1976; nach Revision am 10. Februar 1977)

Zusammenfassung

Bei unreifen und reifen eutrophen sowie reifen hypotrophen Säuglingen im Alter von 12—72 Std. und 10—14 Tagen und bei Säuglingen im Alter von 3—8 Monaten wurde Glyzerin in einer Dosierung von 0,25 g · kg^{-1} · $Std.^{-1}$ bzw. 0,5 g · kg^{-1} · Std^{-1} kontinuierlich während 2 Std. i. v. infundiert. Im Urin wurden unabhängig von der Dosierung weniger als 6% des infundierten Glyzerins wiedergefunden. Die totale Clearance betrug für 0,25 g · kg^{-1} · $Std.^{-1}$ Glyzerin in den ersten Lebenswochen unabhängig vom Gestationsalter und der intrauterinen Wachstumsretardierung 9,1—14,6 ml · kg^{-1} · min^{-1} und stieg bei älteren Säuglingen auf 31,8 ml · kg^{-1} · min^{-1} an. Bei 0,5 g · kg^{-1} · $Std.^{-1}$ Glyzerin waren die Werte für die totale Clearance in allen Gruppen niedriger.

Die Glukosekonzentration sowie die Laktatkonzentration im Blut und die Parameter des Säuren-Basen-Haushaltes wurden durch Glyzerin nicht signifikant beeinflußt.

Einleitung

Eine kalorisch ausreichende parenterale Ernährung von Neugeborenen mit Glukose als einzigem Kohlenhydrat ist wegen der verminderten Glukosetoleranz insbesondere von sehr unreifen Kindern oft nicht möglich [6]. Es ist deshalb die Kombination von Glukose mit anderen Monosacchariden oder Polyalkoholen in geeigneter Dosierung erforderlich. Im Rahmen unserer Studien über die Brauchbarkeit von Glukoseaustauschstoffen in der enteralen und parenteralen Ernährung von Neugeborenen untersuchten wir deshalb in der vorliegenden Arbeit mit biokinetischen Methoden [8] die Umsatzgeschwindigkeit von Glyzerin bei Neugeborenen unterschiedlichen Gestationsalters und postnatalen Lebensalters. Glyzerin ist ein physiologischer Metabolit, der regelmäßig im Blut, vorwiegend infolge der Lipolyse im peripheren Fettgewebe, nachzuweisen ist. Nach der Geburt steigt der Glyzeringehalt im Blut bei unauffälligen Neugeborenen in wenigen Stunden auf Konzentrationen um 1 mg% an, die während des 1. Lebensjahres konstant bleiben [14]. Auch die Umwandlung zu Glukose bzw. Glykogen, die stickstoffsparende Wirkung und der Brennwert von 4,54 Kcal/g Glyzerin, lassen den Einsatz von Glyzerin in der parenteralen Ernährung sinnvoll erscheinen [3]. Zur Zeit wird Glyzerin allein als Bestandteil von Fettemulsionen in der parenteralen Ernährung Neugeborener und älterer Säuglinge eingesetzt.

[1] Herrn Prof. Dr. Dr. E. Strack zum 80. Geburtstag gewidmet.
[2] Institut für Mutter und Kind, Prag-Podoli

Es fehlen jedoch Untersuchungen über die Umsatzgeschwindigkeit von Glyzerin in der Säuglingsperiode unter den Bedingungen kontinuierlicher intravenöser Infusionen, die damit auch — unabhängig vom Verteilungsvolumen — Aussagen über die maximale Umsatzkapazität und den optimalen Umsatzbereich von Glyzerin und somit über dessen geeignete Dosierung ermöglichen. Darüberhinaus sind diese Untersuchungen auch von entwicklungsphysiologischem Interesse, denn nach tierexperimentellen Ergebnissen [13, 19] steigen die Aktivitäten von Enzymen des Glyzerinstoffwechsels erst nach der Geburt auf die Werte erwachsener Tiere an, so daß altersabhängige Veränderungen der von uns bestimmten totalen Clearance von Glyzerin zu erwarten waren. Bei parenteraler Zufuhr wird Glyzerin vorwiegend in der Leber [4], aber auch in den Nieren [1] umgewandelt. Durch Glyzerokinase (E.C.2.7.1.30), die in Leber, Nieren und Dünndarmschleimhaut lokalisiert ist, wird Glyzerin zu Glyzerophosphat phosphoryliert; nach Oxydation zu Dihydroxyazetonphosphat durch Glyzerophosphatdehydrogenase (E.C.1.1.99.5) findet Glyzerin Anschluß an den Glukosestoffwechsel, so daß aus Glyzerin auch freie Glukose sowie Laktat gebildet werden können. Wir untersuchten deshalb neben der Umsatzgeschwindigkeit von Glyzerin auch dessen Einfluß auf die Glukose- und Laktatkonzentration im Blut sowie auf die Parameter des Säuren-Basen-Haushaltes.

Material und Methodik

Die *Klassifikation* der Neugeborenen erfolgte auf der Grundlage eines standardisierten Untersuchungsschemas nach Hoepffner und Rautenbach [12].
Wir untersuchten folgende Gruppen klinisch unauffälliger Neugeborener und älterer Säuglinge.

1. Prämature eutrophe Neugeborene (preterm newborns appropriate for gestational age); mittleres Geburtsgewicht 1800 g (1540—2050 g).

2. Mature hypotrophe Neugeborene (term newborns small for gestational age); mittleres Geburtsgewicht 2180 g (1860—2400 g).

3. Mature eutrophe Neugeborene (term newborns appropriate for gestational age); mittleres Geburtsgewicht 3080 g (2700—3650 g).
Lebensalter der Säuglinge zum Zeitpunkt der Glyzerininfusionen: Untersucht wurden Kinder im Alter von 12—72 Lebensstunden (= I) und dieselben Probanden nochmals im Alter von 10—14 Lebenstagen (= II).

4. Säuglinge im Alter von 3—8 Monaten.
Als *Dosierung* wählten wir für jede Gruppe 0,25 g · kg^{-1} · $Std.^{-1}$ (= A) und 0,5 g · kg^{-1} · $Std.^{-1}$ (= B) Glyzerin. Die Infusionszeit betrug regelmäßig 2 Std. Die beiden unterschiedlichen Dosierungen wurden in den Gruppen 1—3 nicht denselben Neugeborenen verabfolgt.

Blutabnahme: Nach einer Nahrungspause von mindestens 4 Std. wurden in Abständen von 30 min 2× Kapillarblut aus der gut erwärmten Ferse entnommen. Weitere Blutabnahmen erfolgten in 30minütigen Abständen während der Infusionen sowie bis 1 Std. nach Beendigung derselben.
Glyzerin wurde als 5—10%ige wäßrige Lösung kontinuierlich mit einer Infusionspumpe (Unita IIB; Braun, Melsungen) in eine periphere Vene infundiert.[1]
Bestimmungen im Blut: 50 bis 200 µl Blut wurden sofort nach der Entnahme mit $ZnSO_4$/$Ba(OH)_2$ bzw. mit Perchlorsäure enteiweißt und der Überstand bei −20 °C eingefroren. Glukose wurde mit Hexokinase [5], Laktat mit Laktatdehydrogenase modifiziert [23] nach

[1] Für die Herstellung der sterilen Infusionslösungen danken wir der Apotheke des Bereichs Medizin der KMU (Leiter: OPhr Dr. V. Assmann)

GERCKEN [10], die Parameter des Säuren-Basen-Haushaltes im Blut mit der Astrup-Mikromethode unter Auswertung des Nomogramms nach SIGGAARD-ANDERSEN [18], Glyzerin nach Perjodatoxydation kolorimetrisch modifiziert [23] nach dem von TIBBLING [22] angegebenen Verfahren gemessen. Bei dieser Bestimmung von Glyzerin wird u. a. auch Glukose miterfaßt, wobei 100 mg% Glukose etwa 8 mg% Glyzerin entsprechen. Wir fanden deshalb Nüchternwerte von Glyzerin im Blut zwischen 5—10 mg%, die wir von den gefundenen Glyzerinkonzentrationen während und nach der Infusion subtrahierten. Außerdem wurde der Hämatokritwert vor Beginn und am Ende der Infusion ermittelt.

Glyzerinbestimmung im Urin: In Einzelfällen wurde mit Beginn der Infusion Urin für 24 Std. gesammelt, bei —20 °C eingefroren und Glyzerin enzymatisch bestimmt [9].

Chemikalien und Enzyme: Hexokinase, Glukose-6-phosphatdehydrogenase, Glyzerokinase, Pyruvatkinase, Phosphoenolpyruvat (Boehringer, Mannheim), Laktatdehydrogenase, NAD, NADH, NADP (VEB AWD, Dresden), ATP (Reanal Budapest), Glyzerin DAB 7 (VEB Jenapharm).

Auswertungsverfahren: Die totale Clearance als Parameter der Durchsatzgeschwindigkeit wurde aus der Fläche unter dem Verlauf der Konzentration von Glyzerin im Plasma bestimmt nach [8]:

$$Cl_{tot} = \frac{m}{f}$$

(Cl_{tot} = totale Clearance ($ml \cdot kg^{-1} \cdot min^{-1}$); m = Zufuhrmenge ($mg \cdot kg^{-1}$); f = Fläche unter dem Verlauf der Plasmakonzentration ($mg \cdot min \cdot ml^{-1}$)),

ein Verfahren, das unter den Bedingungen der prolongierten intravenösen Infusionen (t = 2 Std.) nur wenig abweichende Werte im Vergleich zu den exakt ermittelten Werten von Cl_{tot} aus der Höhe der Plasmakonzentration im Fließgleichgewicht ergibt [5].

Die Konzentration von Glyzerin im Plasma wurde nur in Einzelfällen direkt bestimmt, in der Regel jedoch unter Berücksichtigung des Hämatokritwertes bei homogener Verteilung im Extrazellularraum und im Wasser der Erythrozyten [21] errechnet. Die Flächen wurden planimetrisch gemessen. Signifikanzberechnungen erfolgten im t-Test oder im Paarvergleich.

Ergebnisse

Glyzerin- und Glukosekonzentration im Blut

Intravenöse Infusionen von 0,25 $g \cdot kg^{-1} \cdot Std.^{-1}$ Glyzerin bei Säuglingen im Alter von 12—72 Std. und von 10—14 Tagen (Abb. 1).

Unabhängig vom Gestations- und postnatalen Lebensalter steigt die Glyzerinkonzentration im Blut bis zum Infusionsende auf mittlere Konzentrationen von 26 mg% bis 36 mg% an und sinkt nach Beendigung der Infusionen in 60 min auf Mittelwerte zwischen 3 und 19 mg% ab. Die mittleren Glukosekonzentrationen werden nur bei reifen eutrophen Neugeborenen sowohl am 1. bis 3. Tag als auch im Alter von 10—14 Tagen kontinuierlich bis 15 mg% über den Nüchternwert erhöht, während sie in den übrigen Gruppen durch Glyzerin nicht beeinflußt werden.

Intravenöse Infusionen von 0,5 $g \cdot kg^{-1} \cdot Std.^{-1}$ Glyzerin bei Säuglingen im Alter von 12—72 Std. und von 10—14 Tagen (Abb. 2, Tab. 1).

Abb. 2 zeigt das Ergebnis für reife hypotrophe Neugeborene. Die mittlere Glyzerinkonzentration steigt bis zum Infusionsende an und erreicht am 1. bis 3. Lebenstag einen Maximalwert von 87 mg%, im Alter von 10—14 Tagen von 101 mg%. Die Glukosekonzentration wird nicht signifikant beeinflußt. Auffallend ist die niedrige mittlere Glukosekonzentration in den ersten Lebenstagen. Vereinzelt

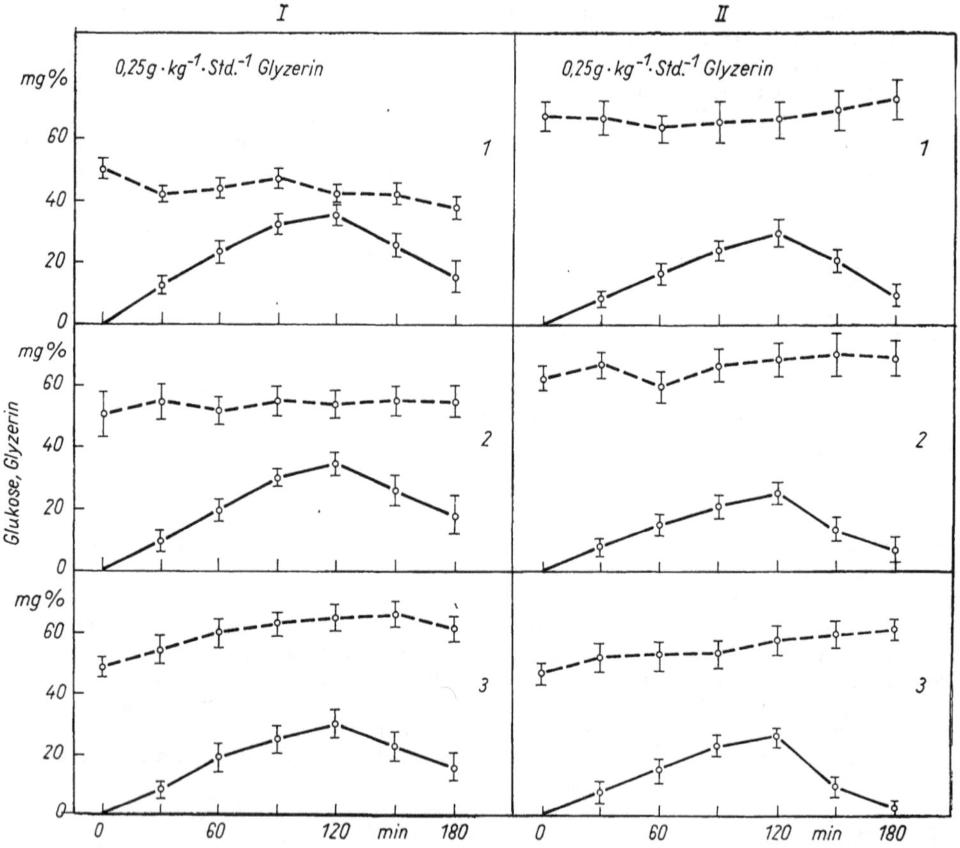

Abb. 1. Glyzerin- (———) und Glukose (— — —)-konzentration im Blut (Mittelwert und Standardfehler) während i.v. Glyzerininfusionen (0—120 min) bei prämaturen eutrophen Neugeborenen (1), maturen hypotrophen Neugeborenen (2) und maturen eutrophen Neugeborenen (3) im Alter von 12—72 Std. (linker Teil der Abb.) und im Alter von 10—14 Tagen (rechter Teil der Abb.).

Für jede Gruppe $n = 6$

beobachteten wir während der Glyzerininfusion Glukosekonzentrationen unter 20 mg%, jedoch ohne klinische Symptome einer Hypoglukosämie. In Tab. 2 ist der Verlauf der Glyzerinkonzentration für alle Gruppen zusammengefaßt. Die Werte für eutrophe Neugeborene unterscheiden sich nicht wesentlich von den in Abb. 2 dargestellten.

Signifikante Unterschiede der Maximalwerte in Glyzerin finden sich nur zwischen den unreifen eutrophen und hypotrophen Neugeborenen im Alter von 12—72 Std. ($p < 0{,}01$).

Bemerkenswert ist jedoch, daß alle Maximalwerte bei der Zufuhrgeschwindigkeit von 0,5 g · kg^{-1} · Std.$^{-1}$ im Vergleich zur niedrigeren Dosierung überhöht sind. Auf die Darstellung der Glukosekonzentrationen bei den Gruppen 1 und 3 wurde verzichtet, da durch Glyzerin die Nüchternwerte nicht verändert wurden.

Tabelle 1

Glyzerinkonzentration im Blut nach Abzug der Nüchternwerte.
(Mittelwert und Standardfehler) für die Gruppen 1—3 bei Infusionen von 0,5 g · kg^{-1} · Std.$^{-1}$ Glyzerin.
Für jede Gruppe $n = 6$

Gruppe	30 min	60 min	90 min	120 min	150 min	180 min
1 I $\bar{x}$	29,3	75,5	97,6	116,0	104,0	92,0 mg%
$s_{\bar{x}}$	3,9	2,5	6,0	7,0	10,2	11,0 mg%
II $\bar{x}$	28,8	56,5	83,3	108,5	98,1	75,5 mg%
$s_{\bar{x}}$	5,0	8,4	10,7	14,0	10,0	14,4 mg%
2 I $\bar{x}$	21,8	47,5	73,0	88,6	85,6	70,0 mg%
$s_{\bar{x}}$	2,7	1,7	3,8	5,0	10,0	7,7 mg%
II $\bar{x}$	29,0	54,0	78,1	100,5	84,2	64,4 mg%
$s_{\bar{x}}$	4,2	2,0	2,2	4,4	8,3	8,1 mg%
3 I $\bar{x}$	30,0	62,0	90,5	113,0	106,5	84,3 mg%
$s_{\bar{x}}$	5,0	5,2	6,9	8,3	10,1	7,6 mg%
II $\bar{x}$	22,7	56,5	75,0	102,0	94,7	75,6 mg%
$s_{\bar{x}}$	4,5	5,7	8,0	10,1	9,7	8,7 mg%

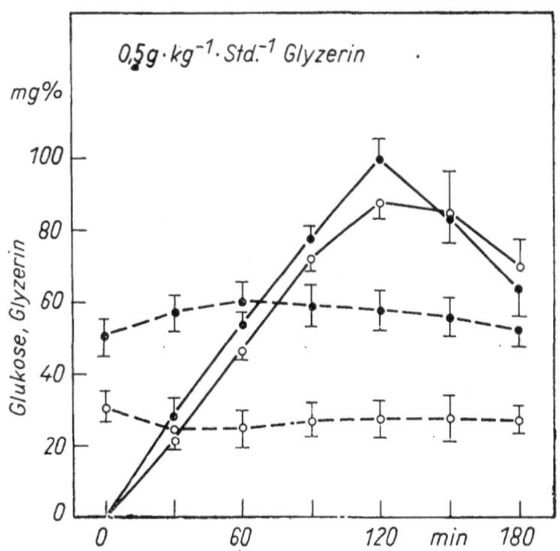

Abb. 2. Glyzerin- (———) und Glukose (— — —)-konzentration im Blut (Mittelwert und Standardfehler) während i. v. Glyzerininfusionen (0—120 min) von 0,5 g · kg^{-1} · Std.$^{-1}$ bei maturen hypotrophen Neugeborenen im Alter von 12—72 Std. (○) bzw. von 10—14 Tagen (●).
Für jede Gruppe $n = 6$

Intravenöse Glyzerininfusionen bei älteren Säuglingen (Abb. 3)

Während Infusion von 0,25 · kg^{-1} · Std.$^{-1}$ Glyzerin erreicht die mittlere Glyzerinkonzentration im Blut 1 Std. nach Beginn der Infusion ein Fließgleichgewicht um 9 mg%. Dagegen steigt die mittlere Glyzerinkonzentration bei der höheren Zufuhrgeschwindigkeit bis zum Infusionsende auf 73 mg% an. Dieser Wert ist deutlich niedriger ($p < 0{,}05 - < 0{,}01$) als die Maximalwerte bei den jüngeren Gruppen. Die Glukosekonzentration wird wiederum, unabhängig von der Zufuhrgeschwindigkeit von Glyzerin, nicht signifikant beeinflußt.

Cl_{tot} von Glyzerin bei Neugeborenen und Säuglingen (Tab. 2)

Bei Infusion von 0,25 g · kg^{-1} · Std.$^{-1}$ beträgt das mittlere Volumen von Cl_{tot} am 1.—3. Lebenstag unabhängig vom Gestationsalter 9,1—11,2 ml · kg^{-1} · min^{-1}. Im Alter von 10—14 Tagen steigt das Volumen um etwa 4 ml · kg^{-1} · min^{-1} an.

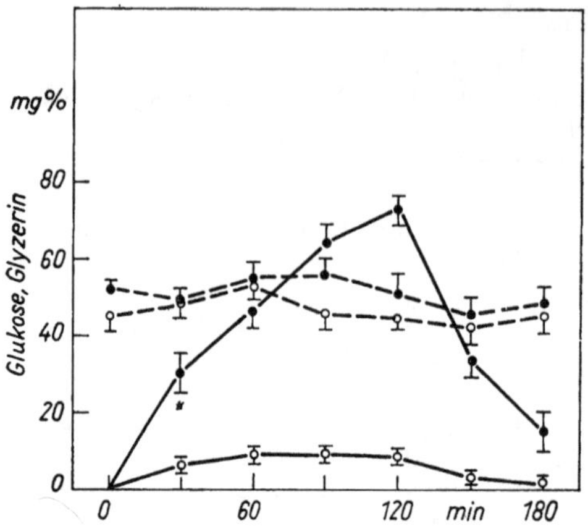

Abb. 3. Glyzerin- (———) und Glukose (— — —)-konzentration im Blut (Mittelwert und Standardfehler) während i.v. Infusionen (0—120 min) von 0,25 g · kg^{-1} · Std.$^{-1}$ (○, $n = 11$) bzw. 0,5 g · kg^{-1} · Std.$^{-1}$ (●, $n = 6$) Glyzerin bei Säuglingen im Alter von 3—8 Monaten

Tabelle 2

Cl_{tot} von Glyzerin in ml · kg^{-1} · min^{-1} (Mittelwert und Standardfehler) bei Glyzerininfusionen von 0,25 g · kg^{-1} · Std.$^{-1}$ (A) bzw. 0,5 g · kg^{-1} · Std.$^{-1}$ (B) bei prämaturen eutrophen Neugeborenen (Gruppe 1), maturen hypotrophen Neugeborenen (Gruppe 2), maturen eutrophen Neugeborenen (Gruppe 3) und älteren Säuglingen (Gruppe 4). In Gruppe 1—3 wurden die Untersuchungen während der 12.—72. Lebensstunde (I) und während des 10.—14. Lebenstages (II) im Paarvergleich durchgeführt. Bei der Dosierung von 0,25 g · kg^{-1} · Std.$^{-1}$ Glyzerin ergeben sich zwischen den Gruppen 1—3 keine signifikanten Unterschiede, sie unterscheiden sich dagegen hochsignifikant zu dem Cl_{tot}-Wert älterer Säuglinge. Auch bei der Dosierung von 0,5 g · kg^{-1} · Std.$^{-1}$ Glyzerin lassen sich im Alter von 12 bis 72 Lebensstunden noch signifikante Unterschiede zwischen den Cl_{tot}-Werten der Neugeborenen und älteren Säuglinge nachweisen, im Alter von 10—14 Tagen dagegen nicht mehr.

Gruppe		A (0,25 g · kg^{-1} · · Std.$^{-1}$) Cl_{tot}				B (0,5 g · kg^{-1} × Std.$^{-1}$) Cl_{tot}					
		n	$\bar{x}$	$s_{\bar{x}}$	p: I/II	n	$\bar{x}$	$s_{\bar{x}}$	p: I/II	p: AI/BI	p: AII/BII
1	I	6	9,2	1,27	>0,05	6	5,3	0.28	>0,05	<0,05 >0,01	
	II	6	13,4	1,45		6	7,0	1,34			<0,05 >0,01
2	I	6	11,2	2,0	>0,05	6	6,5	0,29	>0,05	<0,05 >0,01	
	II	6	14,1	1,8		6	6,7	0,3			<0,01
3	I	6	9,1	1,15	<0,05 >0,01	6	5,6	0,3		<0,01	
	II	6	14,6	1,75		6	6,8	0,32			<0,01
4		10	31,8	1,0		6	9,4	0,58			p A/B <0,01

Bei der doppelten Dosierung ist Cl_{tot} in den ersten Lebenstagen etwa 40%, in der zweiten Lebenswoche etwa 50%, z. T. signifikant kleiner als bei der niedrigeren Infusionsgeschwindigkeit. Die Tendenz zur Steigerung von Cl_{tot} mit dem Lebensalter ist demnach bei der niedrigen Zufuhrgeschwindigkeit deutlicher zu sehen.

Das zeigt sich besonders für ältere Säuglinge. Das Volumen für Cl_{tot} beträgt 31,8 ml · kg^{-1} · min^{-1} und ist damit gegenüber den jüngeren Gruppen 2—3mal höher. Aber auch bei der Zufuhr von 0,5 g · kg^{-1} · Std.$^{-1}$ ist Cl_{tot} zum Teil signifikant kleiner als bei den jüngeren Gruppen.

Renale Ausscheidung von Glyzerin

Für jede Gruppe wurde in 1—2 Stichproben die Glyzerinausscheidung im 24 Std.-Urin untersucht. Es ergab sich keine Abhängigkeit vom Gestations- und Lebensalter und von der Zufuhrgeschwindigkeit. Maximal wurden 5,6% des infundierten Glyzerins im Urin ausgeschieden.

Einfluß von Glyzerin auf die Laktatkonzentration im Blut und auf den Säuren-Basen-Haushalt

In Tab. 3 ist das Verhalten der Laktatkonzentration bei Zufuhr von 0,25 bzw. 0,5 · kg^{-1} · Std.$^{-1}$ Glyzerin für prämature eutrophe und reife hypotrophe Neugeborene im Alter von 12—72 Std. und 10—14 Tagen dargestellt. Gegenüber dem Ausgangswert fällt die mittlere Laktatkonzentration regelmäßig, jedoch nicht signifikant, ab. Auch in den übrigen Gruppen fanden wir ein ähnliches Verhalten. In keinem Fall kam es zu einem signifikanten Anstieg der Laktatkonzentration. Auch die Parameter des Säuren-Basen-Haushaltes wurden nicht signifkant verändert.

Tabelle 3

Laktatkonzentration im Blut (Mittelwert und Standardfehler) für die Gruppe 1 (prämature eutrophe Neugeborene) und für die Gruppe 2 (mature hypotrophe Neugeborene) bei Zufuhr von 0,25 g · kg^{-1} · Std.$^{-1}$ bzw. 0,5 g · kg^{-1} · Std.$^{-1}$ Glyzerin im Alter von 12—72 Std. (I) bzw. 10—14 Tagen (II).

Für jede Gruppe $n = 4$. Weitere Erläuterung siehe Text.

Zufuhr von Glyzerin:	0,25 g · kg^{-1} · Std.$^{-1}$				0,5 g · kg^{-1} · Std.$^{-1}$			
Gruppe	0	60 min	90 min	120 min	0	60 min	90 min	120 min
1 I $\bar{x}$	1,60	1,17	0,79	0,81	1,48	1,29	1,06	0,99 µmol/ml
$s_{\bar{x}}$	0,39	0,46	0,28	0,24	0,40	0,43	0,41	0,21 µmol/ml
1 II $\bar{x}$	1,06	1,17	0,80	0,77	1,22	1,08	1,02	1,03 µmol/ml
$s_{\bar{x}}$	0,45	0,39	0,24	0,26	0,45	0,39	0,36	0,29 µmol/ml
2 I $\bar{x}$	1,02	0,89	0,91	0,83	1,16	0,94	0,92	0,90 µmol/ml
$s_{\bar{x}}$	0,24	0,27	0,23	0,19	0,42	0,39	0,32	0,28 µmol/ml
2 II $\bar{x}$	1,07	0,99	0,96	0,87	1,42	1,44	1,09	1,07 µmol/ml
$s_{\bar{x}}$	0,42	0,31	0,27	0,30	0,43	0,39	0,41	0,37 µmol/ml

Einfluß von Glyzerin auf den Hämatokritwert

Der Hämatokrit wurde durch Glyzerininfusion bei Ende der Infusion gegenüber dem Ausgangswert nicht beeinflußt. Auch Symptome einer Hämolyse wie Hämoglobinurie beobachteten wir nicht.

Diskussion

Für die Elimination intravenös infundierten Glyzerins aus dem Blut sind im wesentlichen zwei Prozesse verantwortlich, einmal die Ausscheidung durch die Nieren und zweitens der Umsatz im intermediären Stoffwechsel. Da unter

unseren Bedingungen weniger als 6% des zugeführten Glyzerins renal eliminiert wurden, können wir den Verlauf der Glyzerinkonzentration im Blut und der daraus abgeleiteten Cl_{tot} auf die Umsatzgeschwindigkeit im Stoffwechsel beziehen.
In allen Gruppen wird Cl_{tot} von Glyzerin mit Steigerung der Zufuhrgeschwindigkeit kleiner. Die Umsatzkinetik von Glyzerin verläuft demnach in dem untersuchten Bereich nicht linear. Eine nichtlineare Umsatzkinetik wurde auch im Tierversuch nachgewiesen [3, 20]. Ackermann et al. [3] sahen bei Ratten nur bis zu einer Infusionsgeschwindigkeit von 0,3 g · kg^{-1} · Std.$^{-1}$ Glyzerin einen annähernd linearen Anstieg der stationären Glyzerinkonzentrationen im Blut im Fließgleichgewicht. Höhere Dosierungen ergaben jedoch eine Sättigungskinetik mit einer mittleren maximalen Umsatzgeschwindigkeit von 0,74 g · kg^{-1} · Std.$^{-1}$ Glyzerin. Über die maximale Umsatzkapazität, aber auch über einen annähernd linearen Umsatzbereich von Glyzerin bei Neugeborenen und Säuglingen können wir keine Aussagen machen. Dazu wären u. a. weitere Untersuchungen mit abgestufter Zufuhrgeschwindigkeit in niedrigeren Dosierungen notwendig, die auch Unterschiede in der Umsatzgeschwindigkeit von Glyzerin in den einzelnen Gruppen während der ersten Lebenswochen deutlich machen könnten. Dagegen fanden wir bei der relativ hohen Dosierung von Glyzerin keine eindeutige Abhängigkeit vom Gestationsalter und vom Grad der intrauterinen Wachstumsretardierung. Das Volumen von Cl_{tot} war im Vergleich zu Fruktose [7] oder Xylit [23] in den ersten Lebenstagen 3—4mal niedriger, stieg in der 2. Lebenswoche bei der Zufuhrgeschwindigkeit von 0,25 g · kg^{-1} · Std.$^{-1}$ nur geringfügig an und erreichte im Gegensatz zu Fruktose [7] erst bei älteren, mindestens 3 Monate alten Säuglingen einen Wert von 31,8 ml · kg^{-1} · min^{-1}. Die Verdreifachung der Umsatzgeschwindigkeit von Glyzerin kann zwanglos mit den postnatalen Aktivitätsanstieg der Enzyme des Glyzerinstoffwechsels erklärt werden. So wurde im Tier-Versuch eine eindeutige Beziehung zwischen der Höhe der Glyzerinkonzentration im Blut während kontinuierlicher intravenöser Infusion und der Aktivität von Glyzerokinase von der Leber nachgewiesen [2], und außerdem der Anstieg von Glyzerokinase von 10% der Werte erwachsener Tiere bei Geburt auf 50% zwischem dem 5. und 15. Lebenstag bei der Ratte [19] bzw. 60% am 8. Lebenstag bei Ferkeln [13] beschrieben. Ergebnisse über die Umsatzgeschwindigkeit von Glyzerin bei Neugeborenen unterschiedlicher Klassifikation wurden mit der Bestimmung der Eliminationshalbwertzeit nach kurzfristiger intravenöser Infusion erzielt: Bei prämaturen und maturen eutrophen Neugeborenen war diese am 1. Lebenstag mit etwa 40 min ähnlich niedrig und verkürzte sich in beiden Gruppen nach 3—5 Wochen auf 12 min [14]. Im Gegensatz zu unseren Ergebnissen war aber die Elimination von Glyzerin bei Hypotrophen am 1. Lebenstag gegenüber Eutrophen deutlich beschleunigt [14, 15], ein Befund, der aber auch auf das geringere Verteilungsvolumen von Glyzerin bei hypotrophen Neugeborenen mit zurückgeführt werden kann.
Die intensive Umwandlung von Glyzerin zu Glukose wurde tierexperimentell sowohl in vivo [3, 4, 16, 20] als auch in vitro [19, 25] wiederholt nachgewiesen. Beim erwachsenen Menschen stammen etwa 10% der in der Glukoneogenese gebildeten Glukose aus Glyzerin [17]. Auch beim menschlichen Neugeborenen stieg, mit Ausnahme der Hypotrophen, nach Infusion von 0,1 g · kg^{-1} Glyzerin in 5 min die Glukosekonzentration im Blut 30—60 min später signifikant über den Aus-

gangswert [14, 15] an. Dagegen sahen wir, bei weitaus geringerer Zufuhrgeschwindigkeit pro Minute, nur bei eutrophen reifen Neugeborenen unabhängig vom Lebensalter einen geringen Glukoseanstieg. Es bleibt jedoch offen, ob diese widersprechenden Ergebnisse allein duch das unterschiedlich rasche Angebot von Glyzerin bedingt sind.

Die Laktatkonzentration und die Parameter des Säuren-Basen-Haushaltes im Blut wurden durch Glyzerin nicht signifikant beeinflußt. Das Verhalten der Harnsäure im Blut als weiteres Kriterium für die Brauchbarkeit von Glyzerin in der parenteralen Ernährung haben wir nicht untersucht. Nach tierexperimentellen Ergebnissen senkt Glyzerin die Konzentration von Adeninnukleotiden in der Leber [25] und in der Niere [1]. Ein Anstieg von Harnsäure im Blut wäre deshalb denkbar. Klinische oder paraklinische Symptome für toxische Wirkungen von Glyzerin, wie z. B. die von HÄGNEVIK et al. [11] bei Erwachsenen beobachtete Hämolyse bei der hohen Infusiongeschwindigkeit von 1,0 g · kg^{-1} Glyzerin in 15—60 min, haben wir in keinem Fall gesehen.

Zu der Beantwortung der Frage über den Einsatz von Glyzerin in der parenteralen Ernährung von Neugeborenen und Säuglingen lassen unsere Ergebnisse folgende Aussagen zu: Die niedrige Umsatzgeschwindigkeit von Glyzerin zwingt in den ersten Lebenswochen unabhängig vom Geburtsgewicht und vom Gestationsalter zu einer kleineren Dosierung als 0,25 g · kg^{-1} · Std.$^{-1}$. Wahrscheinlich sind Infusionsgeschwindigkeiten von etwa 0,1 g · kg^{-1} · Std.$^{-1}$ Glyzerin unbedenklich. Nach Ergebnissen von WOLF [24] und nach eigenen Erfahrungen wurde bei dieser niedrigen Dosierung nach 2—3 Std. ein Fließgleichgewicht mit Glyzerinkonzentrationen im Blut zwischen 3—5 mg% über den Ausgangswert erreicht. Ein Laktatanstieg im Blut ist bei dieser niedrigen Zufuhrgeschwindigkeit nicht zu erwarten, jedoch auch nicht die wünschenswerte Steigerung der Glukosekonzentration [6] bei Neugeborenen, die von einer Hypoglukosämie bedroht sind.

Glyzerin kann deshalb nur zusammen mit Glukose in der parenteralen Ernährung von Neugeborenen eingesetzt werden, zumal bei der vorgeschlagenen Dosierung nur etwa 11 Kcal · kg^{-1} · 24 Std.$^{-1}$ durch Glyzerin geliefert werden. Zur Zeit erfolgt die parenterale Ernährung von Neugeborenen mit Glyzerin nur in Form von 10%igen bzw. 20%igen Fettemulsionen, wie Lipofundin S^{R} oder Intralipid^{R}, denen 2,5% Glyzerin zugesetzt sind. Von seiten des Glyzerins sollte die Infusionsgeschwindigkeit der Fettemulsionen in den ersten Lebenswochen auf maximal 5 ml · kg^{-1} · Std.$^{-1}$ begrenzt werden. Dagegen ist bei älteren Säuglingen eine Zufuhrgeschwindigkeit von 0,25 g · kg^{-1} anscheinend unbedenklich, so daß annähernd 25% des Kalorienbedarfs allein gedeckt werden könnte.

Glyzerininfusionen an Ratten in einer Dosierung von 0,4 g · kg^{-1} · Std.$^{-1}$ für 6—24 Std. erniedrigten jedoch — bei ähnlichen Glyzerinkonzentrationen im Fließgleichgewicht wie sie von uns gefunden wurden — die Aktivität von Glyzerokinase in der Niere und erhöhten die Ausscheidung dieses Enzyms im Urin. Höhere Zufuhrgeschwindigkeiten von Glyzerin führten darüber hinaus zu Konzentrationsabfall von Adenosinnukleotiden in der Niere und zu Tubulusnekrosen [1]. Diese tierexperimentellen Beobachtungen zwingen deshalb zur Zurückhaltung beim Einsatz von Glyzerin auch in der parenteralen Ernährung von Säuglingen. Solange nicht nähere Informationen über mögliche nierentoxische Wirkungen zur

Verfügung stehen, sollte deshalb Glyzerin nur in Form von Fettemulsionen unter Beachtung der maximalen Dosierung für Fett von 4,0 g · kg^{-1} · 24 $Std.^{-1}$ [6] in der intravenösen Ernährung von Neugeborenen und älteren Säuglingen eingesetzt werden.

Literatur

[1] Ackermann, R. H.: Res. exp. Med. **166**, 251 (1975)
[2] Ackermann, R. H., K. H. Bässner u. K. Wagner: Hoppe-Seyler's Z. physiol. Chem. **355**, 576 (1974)
[3] Ackermann, R. H., K. H. Bässler u. K. Wagner: Infusionstherapie **2**, 9 (1975)
[4] Bergmann, E. N., D. J. Starr u. S. S. Reulein jr.: Am. J. Physiol. **215**, 874 (1968)
[5] Beyreiss, K.: Acta biol. med. germ. **27**, 125 (1971)
[6] Beyreiss, K.: Kinderärztl. Prax. **42**, 226 (1974)
[7] Beyreiss, K., u. M. Rautenbach: Biol. Neonate **24**, 330 (1974)
[8] Dost, F.: Grundlagen der Pharmakokinetik. 2. Aufl. Thieme, Stuttgart 1968
[9] Eggstein, M., u. F. H. Kreutz: Klin. Wschr. **44**, 262 (1966)
[10] Gercken, G.: Hoppe-Seyler's Z. physiol. Chem. **320**, 180 (1960)
[11] Hägnevik, K., E. Gordon, L. E. Lins, S. Wilhelmson u. D. Förster: Lancet **1974**/I, 75
[12] Hoepffner, W., u. M. Rautenbach: Kinderärztl. Prax. **40**, 357 (1972)
[13] Krause, R., u. H. Wolf: Acta biol. med. germ. **33**, 393 (1974)
[14] Melichar, V. : Energetic situation of the newborn as related to the lipid metabolism. Academia nakladatelstvi Ceskoslovenske, Akademie VED, Prag 1971
[15] Melichar, V., u. H. Wolf: Klin. Wschr. **46**, 549 (1968)
[16] Nikkilä, E. A., u. K. Ojala: Annls Med. exp. Biol. Fenn. **41**, 478 (1963)
[17] Pägliara, A. S., J. E. Karl, M. Haumand u. D. M. Kipnis: J. Pediat. **82**, 365 (1973)
[18] Sigaard-Andersen, O.: The acid-base-status of blood. Munksgaard, Kopenhagen 1964
[19] Snell, K., u. D. G. Walker: Enzyme **15**, 40 (1973)
[20] Strack, E., u. D. Biesold: Z. ges. exp. Med. **130**, 547 (1959)
[21] Theile, H., E. Strack u. D. Biesold: Z. ges. exp. Med. **131**, 419 (1959)
[22] Tibbling, G.: J. clin. Lab. Invest. **22**, 7 (1968)
[23] Willgerodt, H., K. Beyreiss u. H. Theile: Acta biol. med. germ. **28**, 651 (1972)
[24] Wolf, H.: Medizin Ernähr. **8**, 225 (1967)
[25] Woods, H. F., u. H. A. Krebs: Biochem. J. **132**, 55 (1973)

Anschrift des Verfassers: Prof. Dr. med. habil. J. Reich, Kinderklinik des Bereichs Medizin der Karl-Marx-Universität, 705 Leipzig, DDR, Oststr. 21/25

Summary

J. Reich, K. Beyreiss, G. Scheerschmidt, H. Willgerodt, and V. Melichar: Absorption and turnover of glycerol in the neonatal period. I. Turnover rate of glycerol following continuous intravenous infusions in newborns of varying gestation age and in older infants

Glycerol was infused intravenously over 2 hours in preterm and term appropriate-for-date and in term small-for-date infants at the age of 12 to 72 hours and 10 to 14 days and in infants at the age of 3 to 8 months. The dosage was 0.25 · kg^{-1} · h^{-1} and 0.5 · kg^{-1} · h^{-1}, respectively. Less than 6 per cent of the glycerol infused were recovered in the urine irrespective of the dosage. The total clearance was 9.1 to 14.6 ml · kg^{-1}.· min^{-1} during the first weeks of life with 0.25 g · kg^{-1} · h^{-1} glycerol irrespective of gestational age and intra-uterine growth retardation; and it rose to 31.8 ml · kg^{-1} · min^{-1} in older infants. With 0.5 · kg^{-1} · h^{-1} glycerol the total clearance values were lower in all groups. The glucose blood level and the blood lactate concentration as well as the parameters of the acid-base-balance were not significantly influenced by glycerol.

Acta biol. med. germ., Band 36, Seite 1299—1306 (1977)

Neurochemische Abteilung der Universitäts-Nervenklinik, 69 Jena; DDR
Institut für Pharmakologie und Toxikologie der Medizinischen Akademie Dresden, 801 Dresden, DDR

Brain acetylcholine, adenine nucleotides and their degradation products after intraperitoneal and intracerebral adenosine administration

H. Kluge, H.-D. Fischer, W. Zahlten, W. Hartmann, and V. Wieczorek

(Received May 5, 1976; in revised form December 20, 1976)

Summary

The paper describes adenosine effects on the acetylcholine synthesis and the profiles of adenine nucleotides, adenosine, inosine, and hypoxanthine in the rat brain in vivo after intracerebral (intraventricular) and intraperitoneal administration of adenosine. Intracerebral as well as extracerebral adenosine injection caused a dose- and time-dependent increase of the cerebral acetylcholine level, which was not accompanied by an equal development of the contents of adenine compounds and their degradation products. However, a considerable turnover of adenosine was observed in the brain after both routes of administration concerning the nucleotide as well as the degradation pathway. The kinetics of the purified enzymes choline acetyltransferase and acetylcholinesterase were not influenced by adenosine. By this, the adenosine-caused increase of the cerebral acetylcholine cannot be explained by a direct molecular attack of adenosine on the enzymes of the synthesis or degradation of acetylcholine. An indirect mechanism which includes cAMP was discussed as a possible interpretation at present.

Introduction

This paper continues our earlier studies [1] and presents results about adenosine effects on the acetylcholine synthesis in the rat brain telencephalon in vivo after intraperitoneal and intracerebral administration of the nucleoside. Furthermore, the brain profiles of adenine nucleotides, adenosine, inosine and hypoxanthine are described under the same conditions. With regard to the acetylcholine tests, only the telencephalon was analysed because this part of the brain is highly sensitive to influences on acetylcholine metabolism, for instance on the release or biosynthesis of the transmitter. However, the patterns of purine compounds were estimated in the whole brain, since the preparation procedures for areas at 0° C may be accompanied with losses or changes in the different components. Finally, the effect of adenosine on a partially purified preparation of choline acetyltransferase from rat brains and on acetylcholine esterase from Electrophorus electricus was tested.

Material and methods

Treatment of animals

Adult male wistar rats (200—250 g) were used in all experiments. For intraperitoneal administration, the different adenosine doses were dissolved in physiological NaCl solution, so that the final volume injected was 10 ml/kg generelly. The controls were treated with an equal volume of physiological NaCl solution. For intracerebral administration, the corresponding adenosine doses were also dissolved in physiological NaCl solution and injected in two 5 μl portions into both ventricles with the use of the technique of WESTERMANN et al. [2]. Controls were treated with equal volumes of physiological NaCl solution alone. All intracerebral manipulations were carried out under ether narcosis.

Tissue extraction

Brains were prepared for the estimation of acetylcholine by the technique of FISCHER et al. [3]. For the analysis of the purine compounds the whole animals were frozen in liquid nitrogen. The frozen brains were extracted, weighed, and then homogenized in ice-cold 4% perchloric acid. After centrifugation and reextraction the supernatants were neutralized with potassium hydroxide. These neutral extracts from 3 or 4 brains were adjusted to *p*H 4.7 and to a final molarity of 0.04 by adding 2.0 M triethylammoniumacetate buffer, *p*H 4.7, and used for chromatographic separation.

Analytical and enzymatic methods

Acetylcholine was estimated by the method described in [3]. The chromatographic separation of the purine compounds was carried out by the following procedure: The tissue extracts adjusted to *p*H 4.7 were loaded on a DEAE-Sephadex A-25 column (1 × 25 cm). The elution was started with 75 ml 0.04 M triethylammoniumacetate buffer alone and continued with the consecutive exponential concentration gradients:

Gradient no	Mixing chamber	Reservoir
1	250 ml (0.04 M)	250 ml (0.5 M)
2	250 ml (mixture from no 1)	400 ml (2.0 M)

The whole cation fraction containing nucleosides and bases (first peak) was loaded on a AG 50 WX-4 column (H^+-form, 1 × 20 cm). After washing with 50 ml H_2O the following exponential HCl concentration gradients were used for elution:

Gradient no	Mixing chamber	Reservoir
1	200 ml H_2O	100 ml (0,5 N)
2	200 ml (mixture from no 1)	400 ml (2.0 N)

The flow rates of both the anion and cation exchange columns were 96 ml/h (fraction volume 4.7 ml). The pools of all compounds eluted were evaluated spectrophotometrically. In addition the pooled cation fractions of model substances and normal brain patterns (see Fig. 1) were neutralized, buffered and analysed enzymatically by the use of adenosine deaminase, nucleoside phosphorylase and xanthine oxidase (Fa. Boehringer) in test systems described in [4]. The effect of adenosine on the kinetics of acetylcholinesterase from Electrophorus electricus (Fa. Boehringer) was investigated using the spectrophotometric method of ELLMAN et al. [5] modified by CHAN et al. [6].

Preparation of brain choline acetyltransferase

Rat brains were used as enzyme source. The purification was carried out up to the CM-Sephadex chromatography step according to the method of MALTHE-SØRENSEN et al. [7]. The most active fractions from the column were concentrated by ammonium sulphate to 60% saturation. After centrifugation the pellet was dissolved in the test buffer, dialysed overnight, and after that directly used for the kinetic studies in the presence of adenosine. The assay system corresponds to that described in [8].

Results

Experimental conditions

Unfortunately, little is known in the literature about the profiles of nucleosides and bases in the brain. Therefore it was necessary to find out optimal analytical conditions for a certain estimation of adenosine mainly. The studies performed resulted in some of the following experimental parameters and conditions used finally: firstly, unadulterate dnucleoside and nucleotide profiles were only obtained, when the animals were frozen as a whole in liquid nitrogen. Secondly, the total brain wet weight in the assay system should amount to about 6 g. In this way a stepwise separation and a quantitative estimation of both the nucleosides adenosine and inosine and the nucleotides from only one pooled tissue sample is possible (lowest limit 10 µg per compound for nucleosides). Thirdly, among the elution patterns tested for the chromatographic separation of nucleosides and bases, the scheme described in methods has led to the best results (Fig. 1). Moreover, the method allows the neutralization of the different acid nucleoside pools without a substantial extension of the pool volume as well as the salt concentration, thus permitting the use of different assay systems for nucleosides of bases after chromatographic separation. E. g., the peak identity between the nucleoside pattern in Fig. 1 a and the brain profile in Fig. 1 b was proved both by spectroscopic and by enzymatic methods. These latter assays have also often been carried out during the experimental series, and the results were widely identical with those found by the spectroscopic determination of the corresponding pool concentrations (see Table 2).

Brain acetylcholine and nucleo compounds after intracerebral adenosine injection

Of the different adenosine doses tested, only of 50 µg or higher were effective on the cerebral acetylcholine content (Table 1). On the other hand, a statistically significant rise in the brain acetylcholine was measured at the earliest 45 minutes after adenosine injection. Because of the limited solubility and injection volume it was impossible to test higher adenosine concentrations. In contrast to the value after 45 min, the brain acetylcholine concentration after 15 min seems to be even decreased, but these findings are not statistically significant. The results of corresponding investigations of the cerebral profiles of adenine nucleotides, adenosine,

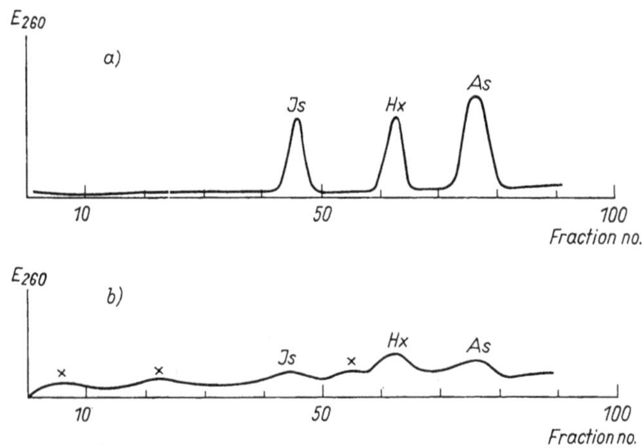

Fig. 1. Chromatographic pattern of inosine, hypoxanthine, and adenosine (a) and brain profiles of these compounds (b).
Abbr.: Is — inosine, Hx = hypoxanthine, As = adenosine, x = nonidentified

Table 1
Acetylcholine content in the rat telecephalon after intraventricular adenosine injection

Adenosine doses (μg)	Min post inj.	μg Acetylcholine per g wet weight	p %
—	15, 45, 60[1]	2.31 ± 0.36 (12)	
50	15	2.15 ± 0.31 (5)	not signif.
50	45	3.13 ± 0.42 (60)	< 5
100	15	2.09 ± 0.29 (5)	not signif.
100	35	3.27 ± 0.47 (6)	< 5

[1] Control values 15, 35 and 60 min after administration intraventricularly and 60 min after administration intraperitoneally of an equal volume NaCl-solution did not differ significantly and were summarized. See also table 3.

Table 2
Adenine nucleotides, adenosine, inosine, and hypoxanthine in the whole brain after intraventricular administration of adenosine (100 μg per animal)

Min post inj.	Exp.-no[1]	μmoles per g wet weight: AMP	ADP	ATP	Adenosine	Inosine	Hypoxanthine
Controls I[2]	1	0.086	0.225	1.239	0.010	< 0.001	< 0.001
	2	0.074	0.260	1.365	0.014		
Controls II	1	0.070	0.310	1.450	0.010	< 0.001	< 0.001
	2	0.075	0.280	1.430	0.012		
2	1	0.071	0.264	1.545	0.042 (0.045)[3]	0.016 (0.020)	0.013 (0.015)
	2	0.076	0.286	1.590	0.050 (0.048)	0.012 (0.016)	0.012 (0.015)
5	1	0.077	0.267	1.494	0.036 (0.036)	0.035 (0.029)	0.024 (0.030)
	2	0.080	0.260	1.524	0.032 (0.035)	0.035 (0.034)	0.020 (0.020)
15	1	0.073	0.212	0.565	0.020	0.040	0.034
	2	0.080	0.260	1.532	0.022	0.038	0.034
60	1	0.086	0.240	1.606	0.017	0.015	0.013
	2	0.079	0.258	1.590	0.012	0.015	0.012

[1] Two series, each containing 3 to 4 animals were investigated.
[2] Controls I correspond to the 2 and 5, controls II to the 15 and 60 min groups.
[3] In parentheses: Values were determined enzymatically.

inosine, and hypoxanthine are listed in Table 2. AMP and ADP are nearly unchanged, ATP is slightly elevated. These results from the differences between both control groups on the one hand (about 0.150 μmoles/g wet weight), and between the control group I and the 15 resp. 60 min groups (0.250—0.300 μmoles/g wet weight), so that on the whole the adenosine-caused increase in the ATP level after 15 min reaches the value of 0.100—0.150 μmoles/g brain wet weight. Since the adenosine dose administered per animal intracerebrally (1.3—1.5 g wet weight of the whole brain) was 100 μg corresponding to about 0.25 μmoles/g brain wet weight, and the differences in the ATP levels after two min amounted also to about 0.25 μmoles/g, a nearly complete and spontaneous turnover of adenosine into ATP is to suppose as the predominant step, whereas the degradation processes of adenosine seem to be clearly retarded. Adenosine itself shows a fourfold increase during the first two min after injection, followed by a gradual decrease during the next thirty min, so that its concentration surely reached the control values after one hr. By this the time course for adenosine contrasts with that for acetylcholine. Inosine and hypoxanthine were found to be similar. However, there maximal brain concentrations were reached somewhat later than those of adenosine, thus pointing to a delayed start of the adenosine degradation machinery.

Brain acetylcholine and purine compounds after intraperitoneal adenosine injection
As seen in table 3, adenosine also caused an acetylcholine elevation after intraperitoneal injection. The degree of increase is more distinct than that after intraventricular adenosine administration but a first noticeable one hour post injectionem. Furthermore, the brain profile of adenine nucleotides, adenosine, inosine, and hypoxanthine was registered after 150 mg/kg adenosine i. p. at different times (Table 4). As shown in table 4 the ATP seems to be slightly lowered at all

Table 3
Acetylcholine content in the rat telencephalon after adenosine injection intraperitoneally

Adenosine doses (μg)	Min post inj.	μg Acetylcholine per g wet weight	p %
—	60	2.31 ± 0.36 (12)	
37.5	60	2.47 ± 0.35 (5)	not signif.
75	60	2.92 ± 0.41 (5)	< 5
150	60	4.16 ± 0.52 (5)	< 1

Table 4
Adenine nucleotides, adenosine, inosine, and hypoxanthine in the whole rat brain after intraperitoneal adenosine administration (150 mg/kg)

Min post inj.	Exp.-no[1]	μmoles per g wet weight					
		AMP	ADP	ATP	Adenosine	Inosine	Hypoxanthine
Controls	1	0.090	0.395	1.745	0.019	0.004	0.002
	2	0.084	0.310	1.680	0.012	0.001	0.002
5	1	0.081	0.270	1.540	0.024	0.015	0,008
	2	0.075	0.300	1.575	0.017	0.009	0.009
15	1	0.088	0.325	1.618	0.017	0.033	0.005
	2	0.080	0.320	1.600	0.012	0.027	0.007
60	1	0.125	0.325	1.490	0.010	~ 0.001	~ 0.001
	2	0.082	0.272	1.560	0.014		

[1] See table 2.

times post injectionem. This finding differs from the corresponding one after intracerebral administration. The adenosine brain contents ranged within or nearby the control values, but the inosine and hypoxanthine concentrations after 5 and 15 min especially point to a noticeable intracerebral turnover of adenosine, which must be due to the processes switched on by the extracerebral adenosine administration. However, in the time of the highest acetylcholine concentration, the cerebral adenosine level was normalized again.

Effect of adenosine on partially purified choline acetyltransferase and acetylcholine esterase

The specific activity of the partially purified choline acetyltransferase used was 0.179 µmoles acetylcholine/min/mg protein. No changes in the kinetics of this enzyme preparation were established by adenosine added in a range of 1 µM—0.1 mM final concentration in the test system. Nor was acetylcholine esterase influenced by the same nucleoside concentration.

Discussion

As demonstrated in our previous report, 0.01 mM adenosine caused a distinct rise, but 1 mM a decrease of the acetylcholine synthesis in brain slices [1]. In this paper, the adenosine concentration in the whole brain in vivo was found between 0.01 and 0.019 µmoles/g wet weight, thus corresponding to the stimulating amounts with respect to the acetylcholine synthesis. Nucleoside levels in the cat brain were estimated by KLEIHUES et al. [9] as the only trustworthy data in the literature. There is good agreement with our results. But it is conceivable that the adenosine concentration in special cell areas may be even higher that 0.01 mM because its synthesis seems to be compartmentized [10]. Therefore, up to the tenfold molarity of the nucleoside was used in the investigations about adenosine effects on choline acetyltransferase and acetylcholine esterase. However, the kinetics of both enzymes were not influenced, thus excluding a direct molecular attack of adenosine on the synthesis or degradation of acetylcholine, but rather pointing to an indirect participation of adenosine in the turnover of the transmitter. This assumption is also deducible from the adenosine effects found in vivo:

1. Extracerebral as well as intracerebral administration of adenosine changed the intracerebral level of acetylcholine in the same manner, although a direct passage of the extracerebrally injected nucleoside into the brain via the blood stream can be excluded. This conclusion results from findings about a rapid elimination of adenosine by red blood cells [11, 12], about mechanisms connected with purinergic transmitters [13], and from the complex of events introduced by a non-cerebral adenosine administration [1, 13—16].

2. After extracerebral as well as intracerebral adenosine administration a turnover of the nucleoside in the brain was demonstrable (Tables 2 and 4), but there was no time-dependent correlation between the changes in acetylcholine and adenosine or its degradation products inosine and hypoxanthine, respectively. Both viewpoints give rise to the question whether cAMP influences the acetylcholine synthesis after adenosine administration as a possible indirect factor. Moreover, it is well

known that adenosine can induce a considerable cAMP formation in brain slices [17—25].
However, an effect of cAMP is difficult to assess because this cyclic nucleotide promotes inhibitory synaptic transmission processes by associating with biogenic amines [17, 26—28]. Therefore, though speculatively, the elevation of the cerebral acetylcholine content after adenosine administration at present may be interpreted only as a consecutive reaction of the brain to compensate adenosine-caused inhibitory processes by an increased synthesis of acetylcholine, thus restoring the multistable equilibrium between inhibitory and excitatory nerval activities. Correlations between cyclic nucleotides and acetylcholine were also published in the literature, but partly contradictory interpretations were given [17, 29—33]. On the other hand, interneuronal relations between purinergic, aminergic, and cholinergic systems were described [13]. Finally, at any rate the cAMP system includes the participation of ATP, but the question remains open whether the different changes in the ATP content of the whole brain measured in this paper can be used for the interpretation of a detailed correlation between both substances. We believe that the differences in our ATP findings at least partly might be due to the diverse experimental conditions, i. e. the low ATP concentrations in the control group treated intracerebrally (Table 2) are partly a consequence of the narcosis and the considerable trauma. Thus, the ATP values of the control groups in Tables 2 and 4 are not comparable.

References

[1] KLUGE, H., H.-D. FISCHER, I. v. SCHWARZENFELD, J. HAUBENREISER, W. ZAHLTEN, and W. HARTMANN: Acta biol. med. germ. **34**, 1279 (1975)
[2] WESTERMANN, K., K. ANDREAS, and G. HAUBOLD: Acta biol. med. germ. **26**, 1255 (1971)
[3] FISCHER, H.-D., W. OELSSNER, K. WESTERMANN, C. v. LITTROW, and I. v. SCHWARZENFELD: Acta biol. med. germ. **28**, 133 (1972)
[4] BERGMEYER, H. U. (ed.): Methoden der enzymatischen Analyse. 2. Aufl. Bd. **2**, S. 391, 451, 483; Bd. **3**, S. 1853, 1866, 1874. Akademie-Verlag, Berlin 1970
[5] ELLMAN, G. L., K. D. COURTNEY, V. ANDRES, and R. M. REATHER-STONE: Biochem. Pharmac. **7**, 88 (1971)
[6] CHAN, S. L., D. Y. SHIRACHI, and A. J. TREVOR: J. Neurochem. **19**, 437 (1972)
[7] MALTHE-SØRENSEN, D., T. ESKELAND and F. FONNUM: Brain Res. **62**, 517 (1973)
[8] LI-PEN CHAO, and F. WOLFGRAM: Anal. Biochem. **46**, 114 (1972)
[9] KLEIHUES, P., K. KOBAYASHI, and K. A. HOSSMANN: J. Neurochem. **23**, 417 (1974)
[10] KLUGE, H., W. ZAHLTEN, W. HARTMANN, V. WIECZOREK, and U. RING: Acta biol. med. germ. **34**, 27 (1975)
[11] VAN BELLE, H.: Biochim. biophys. Acta **192**, 124 (1969)
[12] KOLASSA, N., und K. PFLEGER: Biochem. Pharmac. **24**, 154 (1975)
[13] BURNSTOCK, G. in: Handbook of Psychopharmacology, Vol. **5**, P 131—194. L. L. TVERSON, S. D. IVERSON, and S. H. SNYDER, (eds.). Plenum Publishing Corp., New York, 1975
[14] GINSBORG, B. L., and C. D. S. HIRST: J. Physiol., Lond. **224**, 629 (1972)
[15] HAULICA, I., L. ABABEI, D. BRANISTEANU and F. TOPOLICEANE: J. Neurochem. **21**, 1019 (1973)
[16] MAITRE, M., L. CIESIELSKI, A. LEHMANN, E. KEMPF and P. NANDEL: Biochem. Pharmac. **23**, 2807 (1974)
[17] DRUMMOND, G. I. in: Progress in Neurobiology. Vol. **2**, Part 2, G. A. KERKUT, and J. W. PHILLIS (eds.). Pergamon Press, Oxford 1973
[18] SHIMIZU, H., J. W. DALY and C. R. CREVELING: J. Neurochem. **16**, 1609 (1969)

[19] SHIMIZU, H., C. R. CREVELING and I. DALY: Proc. natn. Acad. Sci. U.S.A. 65, 1033 (1970)
[20] SHIMIZU, H., and DALY, J.: Biochim. biophys. Acta 222, 456 (1970)
[21] SATTIN, A., and T. W. RALL: Molec. Pharmac. 6, 13 (1970)
[22] HUANG, M., H. SHIMIZU, and J. DALY: Molec. Pharmac. 7, 155 (1971)
[23] SCHULTZ, J., and I. W. DALY: J. biol. Chem. 248, 843 (1973)
[24] SCHULTZ, J., and J. W. DALY: J. Neurochem. 21, 573 (1973)
[25] HUANG, M., and J. W. DALY: J. Neurochem. 23, 393 (1974)
[26] MCAFEE, D. A., M. SCHORDERET, and P. GREENGARD: Science, N.Y. 171, 1156 (1971)
[27] KEBABIAN, J. W., and P. GREENGARD: Science, N.Y. 174, 1346 (1971)
[28] GREENGARD, P., D. A. MCAFEE, and J. W. KEBABIAN: Adv. cycl. Nucleot. Res. 1, 337 337 1972)
[29] QUASTEL, D. M. J., and J. T. HACKETT: Fedn Proc. Fedn Am. Socs exp. Biol. 30, 557 (1971)
[30] FERRENDELLI, J., A. L. L STEINER, D. B. MCDOUGAL, and D. M. KIPNIS: Biochem. biophys. Res. Commun. 41, 1061 (1970)
[31] KUO, J. F., T. P. LEE, P. L. REYERS, K. G. WALTON, T. E. DONELLY and P. GREENGARD: J. biol. Chem. 247, 16 (1972)
[32] GOLDBERG, A. L., and J. J. SINGER: Proc. natn. Acad. Sci. U.S.A. 64, 134 (1969)
[33] SINGER, J. J., and A. L. GOLDBERG in: Advances in Biochemical Psychopharmarcology. Vol. 3 p. 335—348. P. GREENGARD, and E. COSTA (eds.). Raven Press, New Yor 1970

Zusammenfassung

H. KLUGE, H.-D. FISCHER, W. ZAHLTEN, W. HARTMANN und V. WIECZOREK: Zerebraler Gehalt an Azetylcholin, Adeninnukleotiden und deren Abbauprodukten nach intraperitonealer und intrazerebraler Adenosinapplikation

Es werden die Auswirkungen von intrazerebralen (intraventrikulären) und intraperitonealen Injektionen von Adenosin auf die Azetylcholinsynthese und die Adeninnukleotide, Adenosin, Inosin und Hypoxanthin im Rattenhirn beschrieben. Als Folge beider Injektionsarten trat ein dosis- und zeitabhängiger Anstieg des zerebralen Azetylcholingehaltes ein, der nicht direkt mit den ebenfalls auftretenden Veränderungen im Gehalt der Adeninderivate und ihrer Abbauprodukte korrelierte. Es war ein intrazerebraler Metabolismus des Adenosins nach beiden Injektionsarten sowohl in Richtung Nukleotidbildung als auch in Richtung Abbau nachweisbar. Eine Beeinflussung der isolierten und gereinigten Cholinazetyltransferase und Azetylcholinesterase durch Adenosin konnte nicht festgestellt werden. Damit ist die adenosininduzierte Steigerung der Azetylcholinsynthese nicht auf eine direkte Wechselwirkung zwischen dem Nukleosid und dem Synthese- bzw. Abbauenzym zurückzuführen. Als derzeit mögliche Deutung wird ein indirekter Mechanismus unter Beteiligung von zyklischem AMP diskutiert.

Acta biol. med. germ., Band 36, Seite 1307—1314 (1977)

All-Union Research Institute of Antibiotics, M-105 Moscow, USSR

Relationship between the neuromuscular blocking effect of gentamicin and streptomycin and their concentration in blood

V. N. Soloviev, A. A. Firsov, G. V. Dolgova, V. V. Berezhinskaya, and V. M. Fishman

(Received January 4, 1977)

Summary

The principle of the analysis of concentration-response relationships is valid in the case if the effective course is defined by a logistic function and the drug distribution is approximated by a two-compartment model. The method of calculation the data to construct the curves describing the dependence of the effect on drug concentration in the central and in peripheral compartments was elaborated. The relations between the concentrations of gentamicin and streptomycin and their peripheral neuromuscular blocking effect were investigated experimentally on cats. The blocking action of both drugs is evident at concentrations higher than the drug serum levels after administration of therapeutic doses, gentamicin being more active.

Introduction

The neuromuscular blockade is a well-known side-effect of aminoglycoside antibiotics [1—5]. To compare the blocking properties of these drugs accurately the concentration-effect relations mus tbe established. However, only occasional clinical observations have been published concerning the blood drug level at the time of revealing the blocking action [6, 7]. In the present communication the relationship between the neuromuscular blocking effect and the serum level of gentamicin and streptomycin are described. It was assumed that the effect is a function of the antibiotic's serum level at the definite time without cumulation and that the physiological territory of the receptor-drug interaction may be adequately included in the central compartment of the two-compartment pharmacokinetic model, both assumptions having been proved in the course of the investigation.

Methods and mathematical models

Cats of either sex weighing 2.5—3.5 kg were anesthetized with urethane injected intraperitoneally. The right carotid artery and the femoral vein were cannulated for recording the arterial blood pressure and for administration of the drugs, respectively. The left hindlimb was set up in a horizontal position on a special stand. Shielded platinum electrodes were placed on the sciatic nerve and the nerve was ligated and cut centrally to the electrodes. Twitches and tetani of the tibialis anterior muscle were elicited by the stimulation of the sciatic nerve with the supramaximal rectangular pulses of 0.2 ms duration and of 0.75 Hz frequency. The contractions of the muscle were recorded by a kymograph.

Gentamicin sulphate and streptomycin sulphate were administered by rapid intravenous infusion (5—10 s) in doses which should elicit the neuromuscular blockade according to the preliminary experiments (35, 40 and 50 mg/kg of gentamicin and 70 mg/kg of streptomycin). The complete blockade was usually recorded in a few minutes after the drug administration. This lapse of time is not large enough to ascertain the drug blood level in a sufficient number of samples. Therefore, the recovery period of neuromuscular transmission was used for the analysis of the effect-concentration relations. The contractability of the muscle in the period of complete recovery was accepted as maximal, and the response S was expressed in the term of a per cent of the maximal contraction S_m as follows: $(S/S_m \cdot 100)\%$. The blocking effect E was expressed as an additive value as follows: $E = (100 - S/S_m \cdot 100)\%$. The effect as a function of time $E(t')$ was expressed by a logistic function

$$E(t') = \frac{1}{1 + e^{at'+b}}, \tag{1}$$

where a and b are the constants, and t' is the time from beginning of recovery.
The concentration of the antibiotics in the serum was determined by the agar diffusion method, using the experimental design described in previous papers [8, 9]. The samples of blood were taken from the carotid artery 10—12 times during 150—180 min. The serum concentration curves have evidently a biexponential form (Fig. 1 and 2); therefore, the two-compartment mathematical model (Fig. 3) was used to calculate the pharmacokinetic constants. The insignificance of protein binding of aminoglycosides allows not to include the binding parameters into the pharmacokinetic model. The concentration data, corresponding to the entire time course of experiments, were used in the calculations. The drug concentration in the central compartment C_1 as a function of time t (from the beginning of the drug administration) is defined by the equation

$$C_1(t) = A\,e^{-\alpha t} + B\,e^{-\beta t}, \tag{2}$$

where A, B, α and β are the complex constants connected with the true pharmacokinetic constants as follwos:

$$k_{el} = \frac{\alpha\beta(A + B)}{A\beta + B\alpha};\; k_{12} = \frac{AB(\alpha - \beta)^2}{(A\beta + B\alpha)\,(A + B)};\; k_{21} = \frac{A\beta + B\alpha}{A + B};\; V_1 = \frac{D}{A + B}.$$

Here k_{el}, k_{12} and k_{21} are the rate constants of elimination and transport of the drug between the central and peripheral compartments, respectively. V_1 is the apparent volume of distribution in the central compartment and D is the dose.

Results

In all experiments administration of the antibiotics resulted in the complete neuromuscular blockade without any response to the electrical stimuli. The duration of the blockade covered from 0 bis 27 min, and duration of the recovery period covered from 6 to 21 min.
The dependence of the blocking effect on time can be adequately expressed by a logistic function (1), as it was shown in the preliminary experiments [10]. The corresponding theoretical curves of all experiments are represented on Figs. 2 and 3. On the same figures the theoretical serum concentration curves of the same experiments are shown. The adequacy of the latter curves to the biexponential equation (2) has been confirmed.
The general strategy of establishing a certain correlation between response and drug concentration at some hypothetical compartment was outlined by WAGNER [11]. To derive the analytical relationship between concentration and effect, the equations (1) and (2) should be combined as follows. The logistic function (1) must be solved for t':

$$t' = \frac{\ln\left(\frac{1 - E}{E}\right) - b}{a} \tag{4}$$

The equation (2) for the condition $t = t_0 + t'$ will be:

$$C_1(t) = Ae^{-\alpha(t' + t_0)} + Be^{-\beta(t' + t_0)}. \tag{5}$$

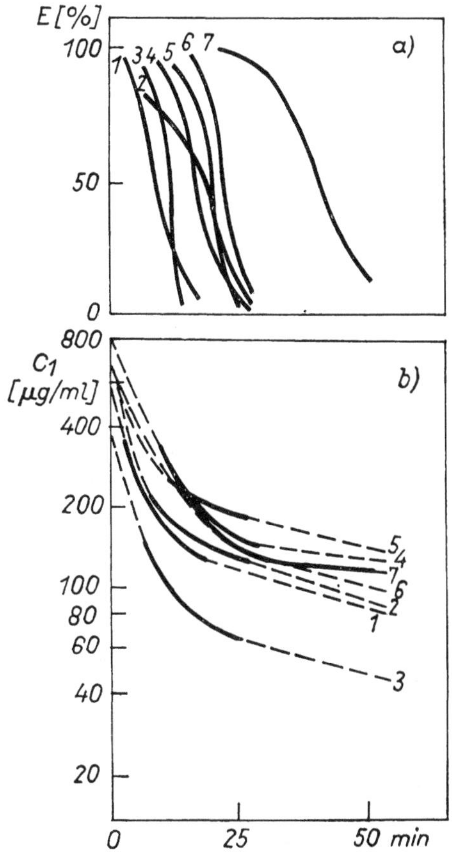

Fig. 1

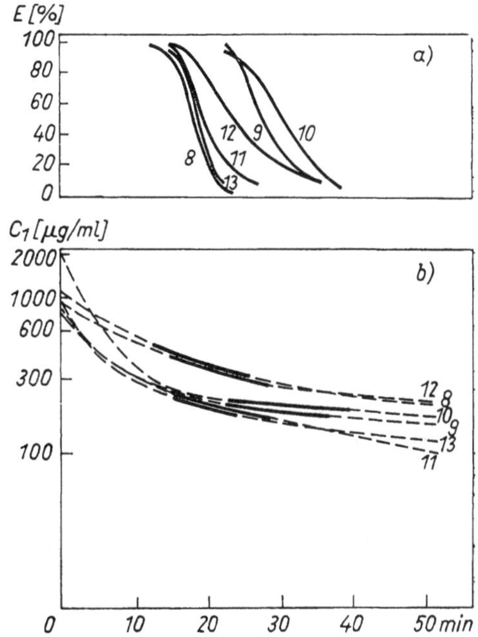

Fig. 2

Fig. 1. Time course of the neuromuscular blockade (a) and of the gentamicin concentration in serum (b).
The numbers indicate the number of the experiment

Fig. 2. Time course of the neuromuscular blockade (a) and of the streptomycin concentration in serum (b).
The numbers indicate the number of the experiment.

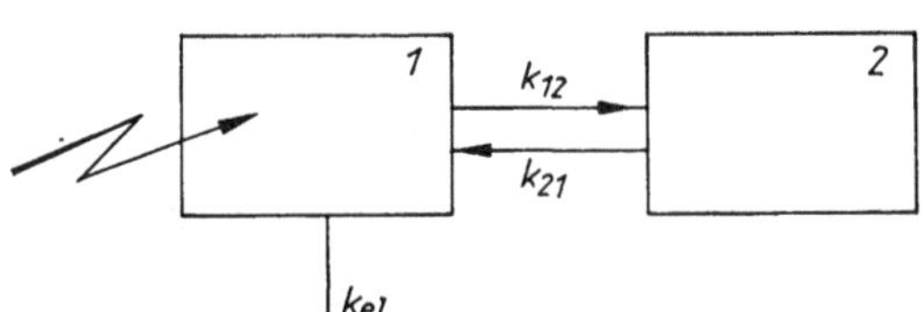

Fig. 3

$$C_1(t) = Ae^{-\alpha t} + Be^{-\beta t} \quad (2)$$

Fig. 3. Schematic representation of the two-compartment pharmacokinetic model

The introduction of (4) into the equation (5) leads to the following equation:

$$C_1(E) = A \exp\left(\frac{b\alpha}{a}\right) \cdot \exp(-\alpha t_0) \cdot \left(\frac{E}{1-E}\right)^{\alpha/a} + B \exp\left(\frac{b\beta}{a}\right) \cdot \exp(-\beta t_0) \cdot \left(\frac{E}{1-E}\right)^{\beta/\alpha} . \tag{6}$$

Taking into account the dose (D) and k_{21} we can rearrange the equation (6) as follows:

$$C_1(E) = D\left[A' \exp(-\alpha t_0) \cdot \left(\frac{E}{1-E}\right)^{\alpha/a} + B' \exp(-\beta t_0) \cdot \left(\frac{E}{1-E}\right)^{\beta/a}\right] \tag{7}$$

where $A' = \frac{k_{21} - \alpha}{V_1(\beta - \alpha)} \cdot \exp(b\alpha/a)$ and $B' = \frac{k_{21} - \beta}{V_1(\alpha - \beta)} \cdot \exp(b\beta/a)$.

Using the same method the equation (8) may be derived which describes the dependence of the drug level in the peripheral compartment on the effect:

$$C_2(E) = D\left[A'' \exp(-\beta t_0) \cdot \left(\frac{E}{1-E}\right)^{\beta/a} - B'' \exp(-\alpha t_0) \cdot \left(\frac{E}{1-E}\right)^{\alpha/a}\right] \tag{8}$$

where $A'' = \frac{k_{12}}{V_1(\alpha - \beta)} \cdot \exp(b\beta/a)$ and $B'' = \frac{k_{12}}{V_1(\alpha - \beta)} \cdot \exp(b\alpha/a)$.

The empirical data of each experiment were computed according to the equations (1) and (2) to obtain the corresponding constants. These constants were introduced into the equations (7) and (8), and the values of C_1 and C_2 were tabulated by means of the computer against the effects values within the interval from 0 to 100 per cent. According to the tabulated values the curves for each experiment were constructed which expressed dependence of the effect on concentration. On all C_1-E-curves the concentration and the effect change simultanously (Fig. 4),

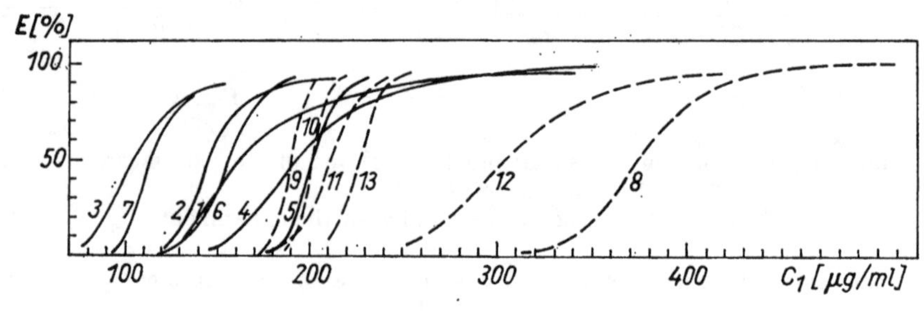

Fig. 4. Relationship between the neuromuscular blocking effect and the serum level of gentamicin (———) and streptomycin (— — —)

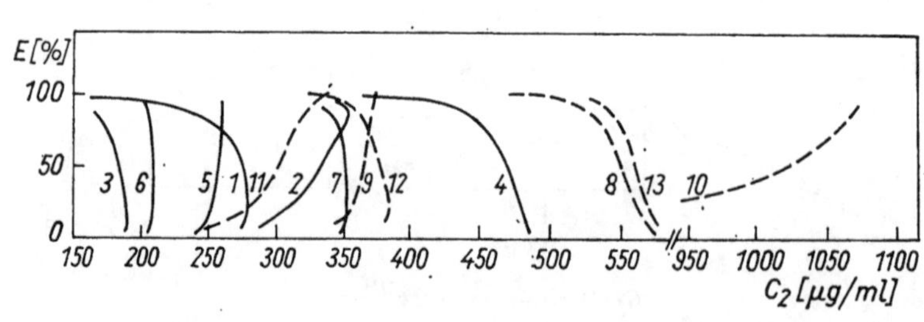

Fig. 5. Relationship between the neuromuscular blocking effect and concentration of gentamicin (———) and streptomycin (— — —) in the second compartment

which satisfies the main requirements for including the corresponding biophase into the central compartment of the multicompartment model [12]. On the contrary, on most of the C_2-E-curves the concentration is still rising, while the effect begins already to diminish (Fig. 5), which contradicts the above criterion [12].
To compare the blocking activity of gentamicin and streptomycin the drug levels in the central compartment were determined which correspond to 50 per cent of maximal blocking effect values on the each curve. As the data in the Table 1 show gentamicin is more active, the difference between the C_{50} values for gentamicin and streptomycin being significant according to Wilcoxon-Mann-Witney test with the level of significance $\alpha = 0.05$. No correlation was observed between the dose of gentamicin and the corresponding C_{50} values.

Table 1
Neuromuscular activity of gentamicin and streptomycin in experiments on cats

Gentamicin		Streptomycin	
Number of the experiment	C_{50} (μg/ml)	Number of the experiment	C_{50} (μg/ml)
1	163	8	376
2	146	9	191
3	105	10	202
4	194	11	212
5	201	12	305
6	157	13	227
7	114		

The dependence of the effect on concentration being nonlinear the following method was used to calculate the average data. For each 1-min interval the average effect values were calculated and used in computation according to equation (1). Then the concentration data of all experiments were used in computation according to equation (2). At this step the gentamicin data were adjusted to the dose of 40 mg/kg on account of linear connection between the dose and the serum concentration (see equation 7) and on account of absence of any correlation between the dose and the C_{50} values. In these calculations some of our previous pharmacokinetic experiments with the same drugs on the similar animals were also used to enlarge the amount of information [10, 13]. At the next step the parameters of both equations (1) and (2) were introduced into equation (7). This enables us to derive the following equations which express the relationship between the effect and concentration for gentamicin:

$$C_1(E) = 0.0052D \cdot \exp(-0.1237t_0) \cdot \left(\frac{E}{1-E}\right)^{-0,5378} + \\ + 0.0013D \cdot \exp(-0.0229t_0) \cdot \left(\frac{E}{1-E}\right)^{-0,0995} \quad (7a)$$

and for streptomycin:

$$C_1(E) = 0.0058D \cdot \exp(-0.1776t_0) \cdot \left(\frac{E}{1-E}\right)^{-0,5920} + \\ + 0.0031D \cdot \exp(-0.0084t_0) \cdot \left(\frac{E}{1-E}\right)^{-0,0279}. \quad (7b)$$

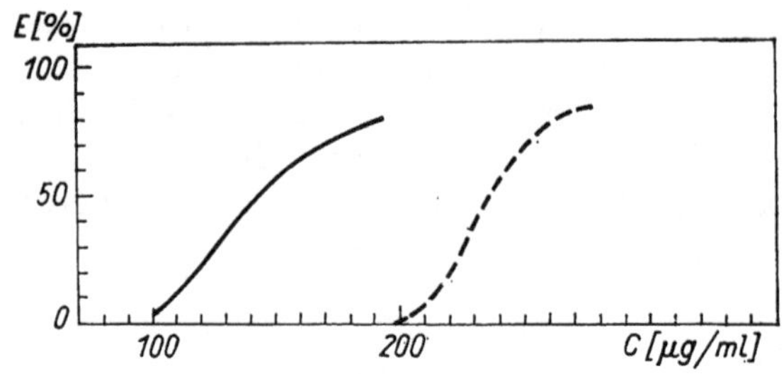

Fig. 6. Mean curves representing the relationship between the neuromuscular blocking effect and the serum level of gentamicin (———) and streptomycin (— — —)

The tabulation of the C_1 values against the effect values according to equations (7a) and (7b) made possible to construct the average concentration-effect curves shown in Fig. 6. The graphically determined average C_{50} values for gentamicin and streptomycin are 144 and 236 μg/ml, respectively.

Discussion

The difference between the effective and tolerated concentrations of the antibiotic in blood is the main parameter of its chemotherapeutic efficiency. Some occasional observations concerning the serum levels of aminoglycosides at the time of revealing the undesirable effects have been published [6, 7]. But to proclaim definite conclusions about relations between antibiotic serum level and effect, the adequate mathematical model is needed. One of the possible principles for elaboration of such a model is presented in this communication. The rapid recovery of neuromuscular transmissions during the lowering of antibiotic serum level leads to a general assumption that the neuroblocking effect may be regarded as a function of the antibiotic serum concentration at a definite time, i.e. that the effect does not depend on the duration of the drug action. In fact, the muscle's response to the electrical stimuli before and after administration of the antibiotics had the same values within 5 per cent limits of error. This enables us to study the effect-concentration relationship by means of the comparatively simple experimental procedure. The same criterion has been proclaimed for analytical interpretation of dependence of the duration of the effect on the plasma concentration according to the one-compartment model [14, 15]. If the two-compartment pharmacokinetic model is used, the dependence of the effect on the concentration cannot be expressed analytically, and the reverse dependence is expressed by somewhat complicated equation which is not easy to be used for numerical computation. Henceforth, the indirect method is recommended which consists in tabulation of the effect and concentration values for definite time intervals following a graphic construction of the curve representing effect as a function of concentration. By means of the corresponding calculations a series of curves have been obtained which describe the relations between the concentrations in both compartments and the effect. Only the concentration in the central compartment diminished simultaneously with the blocking effect. On the contrary, on most of the C_2-effect-curves the drug concentration is still rising, while the effect begins already to diminish (Fig. 5). The

latter fact may be explained by the coicidence, in most cases, of the time course of the effect with the α-phase as with the β-phase of the corresponding elimination curves (Fig. 2 and 3). The reason for it is that C_1- and C_2-time courses will run parallelly, according to the theory, only after the pseudoequilibrium is established [11]. Only in experiments No 9, 10 and 11 the effect coincided with the β-phase of elimination curves, with the result that the effect and concentration data change simultaneously. This confirms the assumption that the neuromuscular junctions may be adequatly included into the central compartment of the pharmacokinetic model. The analysis of the pharmacokinetics of the neuromuscular blocking action of d-tubocurarin had already led to the same conclusion [16].
The calculation problem is comparatively simple in case the response falling on the drug elimination curve in the so called β-phase. In this phase equation (5) may by simplified as the monoexponential function:

$$C_1(t') = B \cdot \exp\,[(-\beta(t' + t_0)] \tag{9}$$

Taking into account (4) the following equation may be derived:

$$C_1(E) = B \exp\left(\frac{b\beta}{a}\right) \cdot \exp\,(-\beta t_0) \cdot \left(\frac{E}{1 - E}\right)^{-\beta/a}. \tag{10}$$

By means of equation (9) the effect may be expressed as a function of concentration as follows:

$$E(C) = \frac{1}{1 + \exp\,(a/\beta) \cdot \ln C - [(a/\beta) \ln B - at_0 + b]}.$$

The latter equation is the true logistic function, which corresponds to a linear relationship between concentration and response within its 20 per cent to 80 per cent limits [12, 14, 15, 16]. Henceforth, it may be helpful to administer the higher doses of the drug, so that the period of pharmacological action coincides in all experiments with the pharmacokinetic β-phase which corresponds to the monoexponential function. It was impossible, however, to follow this recommendation in our experiments, the higher doses of the antibotics resulting in the blockade of the respiratory muscles and the heart followed by the death of certain number of animals. On the other hand, the coincidence of the blocking effect with both pharmacokinetic phases provided a means to test the hypothesis that the site of the neuromuscular action had been included into the central compartment of the mathematical model quite adequately.
The neuromuscular blocking action of gentamicin and streptomycin takes place at the concentrations considerably higher than the serum levels of these drugs after administration of the usual therapeutic doses. However, serious complications of the type of the respiratory muscles relaxation were recorded at combined use of aminoglycosides with the usual myorelaxant drugs and in patients with myasthenia gravis. Henceforth, the values of C_{50} of each aminoglycoside are valuable, especially in estimation of the potential risk of such side-effects during preclinical investigation. In the present study gentamicin proved to te more active than streptomycin, whereas their comparison in an in vitro system did not show any significant difference [17]. In the latter series of experiments the denervated frog muscles preparations have been used, the only target of the drug action being the postsynaptic membrane. Some experiments in vivo lead to the conclusion

that the presynaptic action of aminoglycoside antibiotics is partly responsible for their neuromuscular blocking properties [1, 4]. So the higher blocking action of gentamicin in vivo might be attribute to its higher presynaptic affinity.

References

[1] BRAZIL, G. V., and J. PRADO-FRANCESCHI: Archs int. Pharmacodyn. Thér. 179 78 (1969)
[2] HOKKANEN, E.: Acta neurol. scand. 40, 346 (1964)
[3] LODER, R. E., and G. P. WALKER: Lancet 1969/II, 812
[4] PITTINGER, G. B., Y. ERYASA and R. ADAMSON: Anesth. Analg. 49, 487 (1970)
[5] WARNER, W. A., and E. SANDERS: J. Am. med. Ass. 215, 1153 (1971)
[6] SHORT, W. B., J. L. HARTLEY and J. B. MARTIN: J. med. Ass. Ga 18, 453 (1969)
[7] WRIGHT, E. A., and M. P. McQUILLEN: Ann. N.Y. Acad. Sci. 183, 358 (1971)
[8] SOLOVIEV, V. N., A. A. FIRSOV, S. A. MURAVIEVA and V. M. FISHMAN: Antibiotiki 19, 821 (1974)
[9] SOLOVIEV, V. N., A. A. FIRSOV, V. V. BEREZHINSKAYA, V. M. FISHMAN, and S. A. MURAVIEVA: Antibiotiki 20, 36 (1975)
[10] SOLOVIEV, V. N., G. V. DOLGOVA, A. A. FIRSOV and V. V. BEREZHINSKAYA: Antibiotiki 19, 917 (1974)
[11] WAGNER, J.: J. mond. Pharm. 12, 85 (1972)
[12] LEVY, G. and M. GIBALDI: A. Rev. Pharmac. 12, 85 (1972)
[13] SOLOVIEV, V. N., A. A. FIRSOV, V. V. BEREZHINSKAYA, V. N. FISHMAN and S. A. MURAVIEVA: Antibiotiki 19, 546 (1974)
[14] LEVY, G., and E. NELSON: J. pharm. Sci. 54, 812 (1966)
[15] LEVY, G.: Clin. Pharmac. Ther. 7, 362 (1966)
[16] GIBALDI, M., G. LEVY and W. HAYTON: Anesthesiology 36, 213 (1972)
[17] SOLOVIET, V. N., G. V. DOLGOVA and S. A. MURAVIEVA: Farmak. Toks. 38, 354 (1975)

Address: PROF. DR. V. N. SOLOVIEV, Al-Union Institut of Antibiotics, M-105 Moscow, Nagatinskaya str. 3a, USSR

Zusammenfassung

V. N. SOLOVIEV, A. A. FIRSOV, G. V. DOLGOVA, V. V. BEREZHINSKAYA und V. M. FISHMAN: Die Beziehungen zwischen der neuromuskulären Wirkung von Gentamizin und Streptomyzin und ihrer Blutkonzentration

Es wird das Prinzip der Analyse von Dosis-Wirkungs-Beziehung für den Fall dargestellt, daß die Wirkung durch eine logistische Funktion und die Arzneimittelverteilung durch ein Zweikammermodell approximiert ist. Die Methode für die Berechnung, die Abhängigkeit der Wirkung von der Konzentration des Arzneimittels in beiden Kompartimenten wird beschrieben. Die Beziehungen zwischen der Konzentration von Gentamizin und Streptomyzin und ihrer peripheren blockierenden Wirkung wurden in Experimenten an Katzen untersucht. Die neuromuskuläre blockierende Wirkung beider Antibiotika zeigt sich bei einem Gehalt im Serum, der höher ist, als die Konzentration bei Verwendung der üblichen Dosen.

Acta biol. med. germ., Band 36, Seite 1315—1327 (1977)

Institut für Pharmakologie und Toxikologie der Medizinischen Akademie Erfurt, 50 Erfurt, DDR, und
Forschungsabteilung der Zentralklinik für Herz- und Lungenkrankheiten, 5303 Bad Berka, DDR

Tierexperimentelle Untersuchungen zur thrombolytischen Wirkung von Ocrase

F. Markwardt, H.-P. Klöcking, K. Sedlařik und J. Drawert

(Eingegangen am 17. Januar 1977)

Zusammenfassung

Die thrombolytische Wirksamkeit der aus Aspergillus ochraceus isolierten Protease „Ocrase" wurde tierexperimentell untersucht. Um eine allgemeine, zu toxischen Nebenwirkungen führende Hyperproteolyse zu vermeiden, wurde die Protease nur bis zu einer Dosis angewandt, die von den Inhibitoren im Blut der Versuchstiere neutralisiert wurde. Experimentell erzeugte Abscheidungs- und Gerinnungsthromben in peripheren venösen bzw. arteriellen Gefäßen bei Mäusen, Ratten, Zwergschweinen und Hunden wurden durch regionale und systemische Applikation von Ocrase aufgelöst. Der Therapieerfolg wurde vitalmikroskopisch, rheographisch oder angiographisch kontrolliert sowie im Falle der beim Zwergschwein erzeugten Koronarthrombose elektrokardiographisch verfolgt.

Einleitung

Vorangegangene gerinnungsphysiologische Untersuchungen mit der aus dem Pilzstamm Aspergillus ochraceus isolierten [1—3] und biochemisch charakterisierten [2, 4] Protease „Ocrase" haben ergeben, daß dieses Enzym in der Lage ist, in vitro und intravasal gebildete Fibringerinnsel aufzulösen [5—7].
Im Gegensatz zu dem therapeutisch angewandten Thrombolytikum Streptokinase kommt die fibrinolytische Wirkung der Ocrase nicht durch eine Aktivierung des körpereigenen fibrinolytischen Systems zustande, sondern durch einen direkten Angriff am Fibrin. Außerdem werden durch Ocrase weitere Plasmaproteine, insbesondere Fibrinogen, gespalten [8]. Weder synthetische Antifibrinolytika, wie ε-Aminokapronsäure und p-Aminomethylbenzoesäure, noch der polyvalente Proteaseninhibitor aus Rinderorganen Aprotinin vermögen die fibrinolytische Wirkung dieses Enzyms zu hemmen.
In der vorliegenden Arbeit wurde die thrombolytische Wirkung der Ocrase unter Berücksichtigung ihrer Reaktionsweise an experimentell erzeugten Thrombosen erprobt.

Material und Methodik

Substanzen

Ocrase: proteolytisches Enzym aus Aspergillus ochraceus (Kombinat VEB Arzneimittelwerk Dresden); spezifische Aktivität: 15 CE/mg. Azokollagen: Azocoll (Calbiochem, San Diego, USA). Atropinsulfat: Atropinum sulfuricum-Ampullen 1 mg (Pharmachim, Sofia, Bulgarien). Droperidol: Droperidol Injektion (Chemische Fabrik Gedeon Richter AG., Budapest, Ungarn). Fentanyl: Fentanyl Injektion (Chemische Fabrik Gedeon Richter AG., Budapest, Ungarn). Hexobarbital: Hexobarbital-Natrium AWD (Kombinat VEB Arzneimittelwerk Dresden). Amidotrizoat: Visotrast 290 (VEB Fahlberg-List, Magdeburg). Lidokainhydrochlorid: Xylocitin 1% (Kombinat VEB Jenapharm).

Versuchstiere

Die Versuche wurden an männlichen Bastardhunden mit einem Körpergewicht von 15—30 kg, an weiblichen und männlichen Zwergschweinen mit einem Körpergewicht von 24—40 kg, an 200—250 g schweren männlichen Wistar-Ratten (hauseigene Koloniezucht) und an 18 bis 22 g schweren weiblichen Agnes-Bluhm-Mäusen durchgeführt.

Erzeugung und Nachweis experimenteller Thrombosen

1. Thrombose in arterio-venösen Kunststoffshunts beim Hund

Der Shunt wurde nach der in [10] beschriebenen Methode zwischen der Arteria femoralis und Vena femoralis angelegt. Ein kompletter thrombotischer Verschluß des Shunts wurde nach 5 Tagen angiographisch nachgewiesen. Das abführende venöse Gefäß war in jedem Fall pulslos und blaß zyanotisch gefärbt.

2. Thrombose der Arteria femoralis beim Hund

Die Thromboseinduktion in der Arteria femoralis beim Hund erfolgte durch Gefäßwandschädigung mittels Gleichstrom nach der in vorangegangenen Arbeiten [11, 12] beschriebenen Methode. 30 min nach Abschluß der Thromboseinduktion wurde der Verschluß des Gefäßes angiographisch nachgewiesen und die Operationswunde verschlossen.

3. Thrombose der Arteria coronaria dextra beim Schwein

Der thrombotische Verschluß in der Arteria coronaria dextra wurde durch Gefäßwandschädigung mittels Gleichstrom hervorgerufen. Die Thromboseinduktion erfolgte mit Hilfe der Kathetertechnik am geschlossenen Thorax auf folgende Weise:

Beim narkotisierten Schwein (offene Methode der Inhalationsnarkose mit Halothan, anschließend i. v. Applikation von Hexobarbital nach Wirkung (insgesamt 4—10 g in 5 Std.); Prämedikation: Fentanyl (0,04 mg/kg i.m.), Droperidol (1 mg/kg i.m.) und Atropin (0,01 mg/kg)) wurde unter aseptischen Bedingungen die Arteria carotis communis dextra freigelegt. Nach ihrer Inzision wurde ein Katheter in den Bulbus aortae vorgeschoben. Durch den Katheter wurde eine flexible Stahldrahtelektrode mit einem Durchmesser von 1 mm eingeführt, bis die Elektrodenspitze 2 cm über die Katheterspitze in das Koronargefäß hineinragte. Mit Ausnahme des in die Koronararterie hineinragenden Teiles war die Elektrode durch einen Kunststoff-Film isoliert. Als Stromquelle diente eine 6-Volt-Batterie in Verbindung mit einem veränderbaren Widerstand, deren Anode mit der intrakoronar liegenden Elektrode und deren Kathode mit einer in der Nähe des rechten Schulterblattes eingestochenen kräftigen Nadel verbunden war. Ein Strom von 1 mA wirkte 60 min lang.

Koronarographische Untersuchungen erfolgten nach einer bereits beschriebenen Technik [13]. Vor jeder selektiven Sondierung wurde zur Arrhythmieprophylaxe 40 mg Lidokain in den Bulbus aortae und weitere 100 mg i. v. injiziert.

Die Elektrokardiogramme wurden in Form der klassischen Extremitätenableitung mit Hilfe eines Sechs-Kanal-Elektrokardiographen 6-NEK-3 und eines Universalsichtgerätes USG 101 (beide Kombinat VEB Meßgerätewerk Zwönitz) registriert. Zur Messung des peripheren arteriellen sowie des zentralvenösen Druckes wurden Katheter in die rechtsseitige Arteria femoralis bzw. Vena cava caudalis eingeführt. Die Registrierung erfolgte während des Experimentes fortlaufend mit einem Biometer BM 101 (Kombinat VEB Meßgerätewerk Zwönitz) und dem Sechs-Kanal-Schreiber 6-NEK-3.

4. Thrombose der Arteria femoralis beim Schwein

Die Thromboseinduktion in der Arteria femoralis erfolgte durch Gefäßwandschädigung mittels Gleichstrom auf folgende Weise:

Nach der unter 3. beschriebenen Vorbehandlung wurde unter aseptischen Bedingungen die Arteria femoralis communis im oberen Drittel sowie die Arteria femoralis profunda freigelegt.

Das Schwein wurde unter spontaner Luftatmung orotracheal intubiert. In die Arteria femoralis profunda wurde ein Plastikkatheter eingeführt, durch den die Angiographie vorgenommen wurde. Auf diesem Wege wurde eine Drahtelektrode in den Hauptstamm der Arteria femoralis 5 cm unterhalb der Einmündung der Arteria femoralis eingeführt. Durch eine Stromgabe von 5 mA für 10 min wurde die Thrombusbildung ausgelöst. Durch den starken Vasospasmus der Arteria femoralis beim Schwein lag die Gefäßwand der Elektrode gut an, womit die Verwendung von Tourniquetts entfiel.
Nach Entfernung der Drahtelektrode wurde der Plastikkatheter weiterhin im Gefäß belassen, da über diesen Weg die Kontrollangiographie vorgenommen wurde. 30 min nach Abschluß der Gefäßwandschädigung wurde der Verschluß der Arteria femoralis angiographisch nachgewiesen.

5. Thrombose der Arteria carotis dextra bei Ratten

Durch punktförmige Schädigung der Arteria carotis mittels Gleichstrom wurde nach einer bereits beschriebenen Methode [14, 16] ein thrombotischer Verschluß erzeugt. Die kontinuierliche Kontrolle der Ausbildung des thrombotischen Gefäßverschlusses erfolgte mit Hilfe der Rheographie.

6. Thrombose in Ohrvenen bei Mäusen

In Ohrvenen der Maus wurden durch Gleichstrom nach der in früheren Arbeiten [6, 14, 15] beschriebenen Methode Thrombosen erzeugt. Die kontinuierliche Kontrolle der Ausbildung bzw. Lyse des thrombotischen Gefäßverschlusses erfolgte mit Hilfe vitalmikroskopischer Untersuchungen.

Ergebnisse

1. Bestimmung des Inhibitorpotentials

Zur Bestimmung des Inhibitorpotentials gegenüber Ocrase im Plasma der Versuchstiere wurde der Azokollagentest nach Kiessling [9] herangezogen. Zu jeweils 0,1 ml Zitratplasma (1 + 9) werden steigende Mengen Proteaselösung (10—100 µg) hinzugefügt und die Mischungen 5 min bei 37 °C zur Bildung des Protease-Inhibitor-Komplexes inkubiert. Danach werden 3 ml 0,2 M Phosphatpuffer, *p*H 7,4, hinzugefügt und die Ansätze sofort in Reagenzgläser, die 10 mg Azokollagen enthalten, überführt. Nach 15 min werden die Ansätze zur Entfernung des Azokollagens filtriert. Die proteolytische Aktivität macht sich an einer Violettfärbung der Proben bemerkbar. Von allen Proben werden bei 520 nm die Extinktionen gemessen. Die Auswertung erfolgt graphisch, indem die gemessenen Extinktionswerte gegen die Ocrase-Konzentration aufgetragen werden. Vom Schnittpunkt der beiden Geraden, die aus der Verbindung der Extinktionswerte der ungefärbten Proben und der violettgefärbten Proben resultieren, wird das Lot auf die x-Achse gefällt und der Ocrase-Gehalt in µg/ml Zitratplasma als Maß für die durch natürliche Inhibitoren des Plasmas gebundene Proteasemenge abgelesen.
Wie aus Tab. 1 ersichtlich, ergab die Bestimmung des durchschnittlichen Inhibitorspiegels für die einzelnen Tierspezies unterschiedliche Werte. Auffällig ist der hohe Wert für das Zwergschwein und die niedrige Bindungskapazität für den Hund.

2. Thrombolyse durch lokale Applikation

Die thrombolytische Wirkung von Ocrase bei Applikation in Thrombusnähe wurde bei thrombotisch verschlossenen arterio-venösen Kunststoffshunts sowie bei experimentell erzeugten thrombotischen Verschlüssen in der Arteria femoralis des

Tabelle 1

Ergebnisse der thrombolytischen Behandlung experimentell

Versuchs-tierart (*n*)	Ort des obturierenden Verschlusses	Alter des Thrombus bei Behandlungsbeginn	Applikationsform	Dosis
Hund (11)	Kunststoffshunt zwischen Arteria femoralis u. Vena femoralis	5 bzw. 10 Tage nach Implantation	lokal	0,03 mg/kg/min
Hund (15)	Arteria femoralis	3—14 Tage	lokal	0,1—0,9 min/kg/min
Schwein (4)	Arteria coronaria dextra	1 Std.	semilokal (in den linken Ventrikel)	0,065 mg/kg/min
Maus 22 56	Ohrvene	2 Std.	systemisch (ein- bzw. zweimal i. v.)	8 mg/kg 16 mg/kg
Ratte 20 10 19	Arteria carotis	30 min	systemisch (einmalig i. v.)	5 mg/kg 10 mg/kg 15 mg/kg
Schwein (9)	Arteria femoralis	$1^1/_2$ Std.	systemisch	0,015 mg/kg/min

Hundes erprobt. Eine beim Schwein induzierte Thrombose in der Arteria coronaria dextra wurde durch Verabreichung von Ocrase in den linken Ventrikel behandelt (Tab. 1).

2.1. Thrombose in arterio-venösen Kunststoffshunts beim Hund

In den thrombotisch verschlossenen Shunts wurden 0,03 mg Ocrase/kg/min instilliert. Die Thrombolyse wurde zunächst palpatorisch am Wiederauftreten kräftiger Pulsationen am venösen Shuntschenkel erkannt und durch Angiographie nachgewiesen.

In 10 von 11 Fällen gelang die erfolgreiche Wiedereröffnung des thrombosierten Kunststoffshunts innerhalb von 25—60 min nach Beginn der Ocrase-Instillation. Alle mit Protease behandelten Hunde waren unter der Therapie und im Nachbeobachtungszeitraum klinisch unauffällig. Kontrastmittelunverträglichkeiten unter Proteasebehandlung wurden nicht festgestellt.

2.2. Thrombose in der Arteria femoralis beim Hund

Die thrombolytische Behandlung wurde 3, 6 oder 14 Tage nach Induktion des thrombotischen Verschlusses vorgenommen. Die Applikation der Ocrase erfolgte lokal über die kanülierte Arteria femoralis. Nach Infusion von 0,1—0,9 mg/kg/min erfolgte je nach Alter des Verschlusses innerhalb von 25 bis 80 min eine voll-

induzierter thrombotischer Verschlüsse mit Ocrase

Im Plasma gebundene Ocrase-Menge [µg/ml]	Verlaufs-kontrolle	Rekanalisierung des Gefäßverschlusses (*n*)	Teillyse ohne Rekanalisierung (*n*)	Durchschnittliche Dauer bis zur Rekanalisierung des Gefäßes [min]	Durchschnittliche Gesamtmenge bis zur Rekanalisierung des Gefäßes [mg/kg]
123 ± 19	Angiographie	10	1	40 (25—60)	1,4
s. o.	Angiographie Flußmessung	14	1	45 (25—80)	1,4
775 ± 137	selektive Koronarographie	3	1	160 (80—240)	9,6
390 ± 109	Vitalmikroskop. Untersuchungen	2 29	10 16	<24 Std.	16
396 ± 107	Rheographie	1 7 16	— — — —	<180	20
s. o.	Angiographie	6	3	160 (80—240)	2,4

ständige Rekanalisierung. Die Thrombolyse wurde durch Angiographie dokumentiert.

2.3. Thrombose in der Arteria coronaria dextra beim Schwein

Der thrombotische Verschluß der Koronararterie sowie der Verlauf der Thrombolyse wurden angiographisch verfolgt (Versuchsbeispiel Abb. 1). Hierzu erfolgte jeweils eine Koronarographie vor Thromboseinduktion, unmittelbar vor der Ocrase-Behandlung sowie während der Ocrase-Infusion alle 80 min. Eine Stunde nach Ausbildung eines obturierenden Thrombus wurden durch den zur Thromboseinduktion benutzten Katheter 0,065 mg Ocrase/kg/min infundiert. Die Katheterspitze wurde während der Ocrase-Infusion in den linken Ventrikel vorgeschoben.

Bei 3 von 4 Tieren wurde 160 min nach Beginn der Ocrase-Behandlung eine Rekanalisation des thrombosierten Gefäßabschnittes nachgewiesen. Ein Tier verstarb während der Behandlung nach Applikation des Kontrastmittels.

Außerdem wurden elektrokardiographische Untersuchungen durchgeführt (Abb. 2). Da das Schwein kardiovaskulär zum Rechtsversorgertyp gehört, kam es bereits eine Stunde nach Abschluß der Thromboseinduktion in der Arteria coronaria dextra zu erheblichen EKG-Veränderungen (Abb. 2B). Während der thrombolytischen Behandlung mit Ocrase wurde im Elektrokardiogramm eine

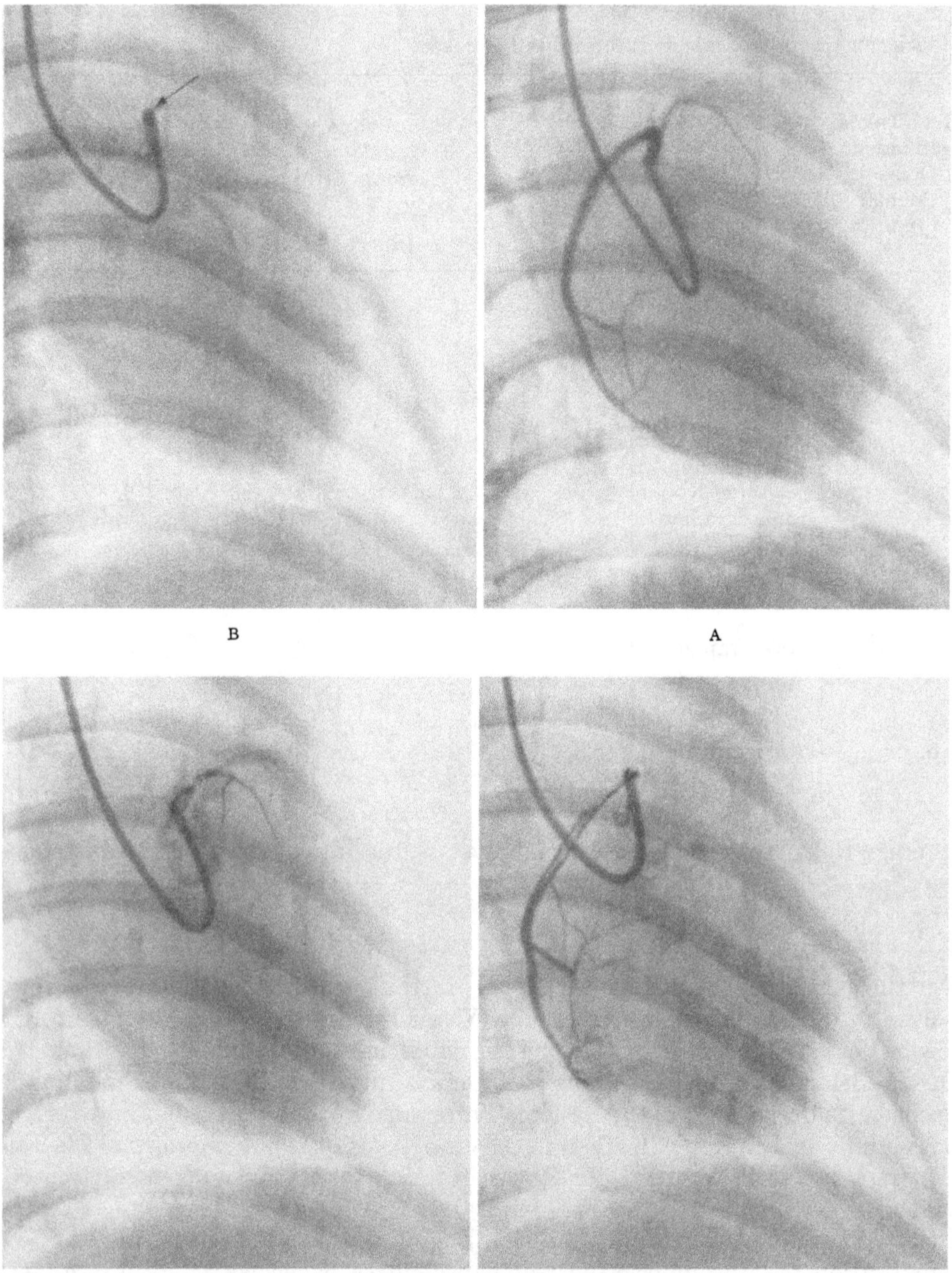

Abb. 1. Selektive Angiographie der Arteria coronaria dextra des Schweines.
A) Vor Thromboseinduktion;
B) 60 min nach Abschluß der Thromboseinduktion (↑ : Verschluß);
C) 80 min nach Beginn der Ocrase-Behandlung (0,065 mg/kg/min) (Erweiterung der Kollateralgefäße);
D) 160 min nach Beginn der Ocrase-Behandlung

teilweise Rückbildung der durch die Koronarthrombose bewirkten EKG-Veränderungen (Abb. 2C) registriert.

3. Thrombolyse durch systemische Applikation

Die systemische Anwendung durch intravenöse Infusion wurde bei Mäusen, Ratten und Schweinen, bei denen experimentelle Abscheidungsthromben in Arterien und Venen erzeugt worden waren, erprobt. Dabei kamen Ocrasemengen zur Anwendung, die den natürlichen Inhibitorspiegel des Blutplasmas nicht überschreiten (Tab. 1).

3.1. Thrombose in der Ohrvene bei der Maus

Nachdem in einem Gefäßabschnitt eines Ohres ein intravasales venöses Gerinnsel erzeugt worden war, wurden i. v. 8 mg Ocrase/kg entweder 2 Std., 2 und 6 Std. oder 2 und 20 Std. nach Thrombuserzeugung appliziert. 24 Std. nach Behandlungsbeginn erfolgte die letzte Inspektion des betreffenden Ohrvenensegmentes. Die Untersuchungen ergaben, daß nach zweimaliger Applikation von 8 mg Ocrase/kg 2 und 6 Std. nach der Thrombosierung die günstigsten Thrombolyseergebnisse erhalten wurden. Ungefähr 65% der so behandelten Tiere wiesen eine vollständige und etwa 20% eine partielle Thrombolyse auf. Eine einmalige i. v.-Ocrase-Gabe ist offenbar für eine vollständige Thrombolyse nicht ausreichend (Tab. 1).

3.2. Thrombose in der Arteria carotis bei der Ratte

20 min nach Abschluß der Thromboseinduktion wurde Ocrase über die Vena femoralis appliziert. Die Gabe von 5 mg Ocrase/kg erwies sich für eine Thrombolyse bei Ratten als unzureichend. Nach Gabe von 10 mg Ocrase/kg wurde in über 50% der Fälle eine vollständige Thrombolyse rheographisch nachgewiesen (Abb. 3).

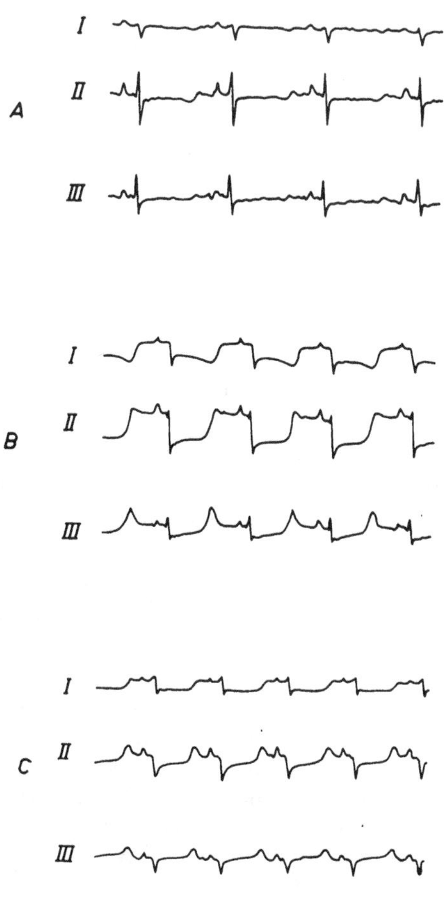

Abb. 2. Elektrokardiogramm vom Schwein.
A) Vor Thromboseinduktion;
B) 60 min nach Induktion einer Thrombose in der Arteria carotis dextra und 30 min Wartezeit ohne Stromgabe;
C) Nach 160 min Ocrase-Infusion (0,065 mg/kg/min)

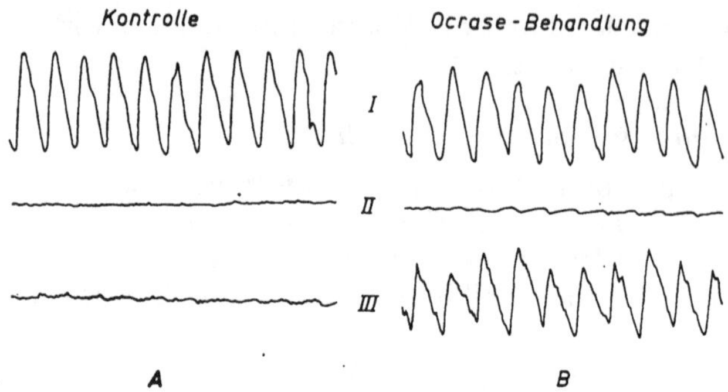

Abb. 3. Rheogramme der Arteria carotis bei Ratten.
I) Vor Stromprovokation (5 mA, 3 min);
II) 20 min nach Stromprovokation;
III) 180 min nach Behandlung mit A) 0,9%iger NaCl-Lösung und B) 10 mg Ocrase/kg als einmalige i. v. Applikation

Nach i. v.-Applikation von 15 mg/kg werden zwar bessere Thrombolyseergebnisse erhalten, jedoch liegt diese Dosis bereits im toxischen Bereich.

3.3. Thrombose in der Arteria femoralis beim Schwein

Die systemische Applikation von Ocrase erfolgte 1,5 Std. nach Abschluß der Thromboseinduktion. Zu diesem Zweck wurde die Vena femoralis der Gegenseite freigelegt und zentralwärts mit einem dünnen Plastikkatheter kanüliert. Über diesen mit einer Infusionspumpe verbundenen Katheter erfolgte die Infusion der Protease (0,015 mg/kg/min). Das Ergebnis der Therapie wurde angiographisch kontrolliert (Beispiel Abb. 4). Der thrombotische Verschluß der Arteria femoralis wurde durch Anwendung von Ocrase in 3 von 4 Fällen innerhalb von 80 bis 240 Minuten beseitigt.

Diskussion

Toxische Nebenwirkungen infolge proteolytischer Wirkung im Blut von Versuchstieren nach parenteraler Gabe von fibrinolytisch wirksamen Enzymen aus Pilzen [17, 18, 19, 20, 21] scheinen zunächst die Anwendung dieser Proteasen als thrombolytische Wirkstoffe in vivo zu begrenzen. Es wurden daher nur solche Proteasemengen zur Thrombolyse angewandt, die von den im Blut vorkommenden Inhibitoren durch Komplexbildung gebunden werden [5, 12], so daß keine „freie" proteolytische Aktivität im peripheren Blut auftritt. Wie die Ergebnisse zeigen, wurden experimentell induzierte arterielle und venöse thrombotische Gefäßverschlüsse auch durch Applikation von Ocrasemengen, die den Inhibitorspiegel des Plasmas nicht überschreiten, aufgelöst. Zur Erklärung der thrombolytischen Wirkung wird angenommen, daß das Enzym einen reversiblen Komplex mit dem im Plasma vorkommenden Inhibitor bildet. Dieser zerfällt in Gegenwart von Fibrin, so daß die Protease ihre thrombolytische Wirkung entfalten kann [19]. Ähnliche Vorstellungen sind für das Enzym Plasmin entwickelt worden [23, 24].
Weiterhin besteht die Möglichkeit, daß der gebildete Ocrase-Inhibitor-Komplex selbst eine fibrinolytische Wirkung besitzt und/oder über eine Freisetzung von

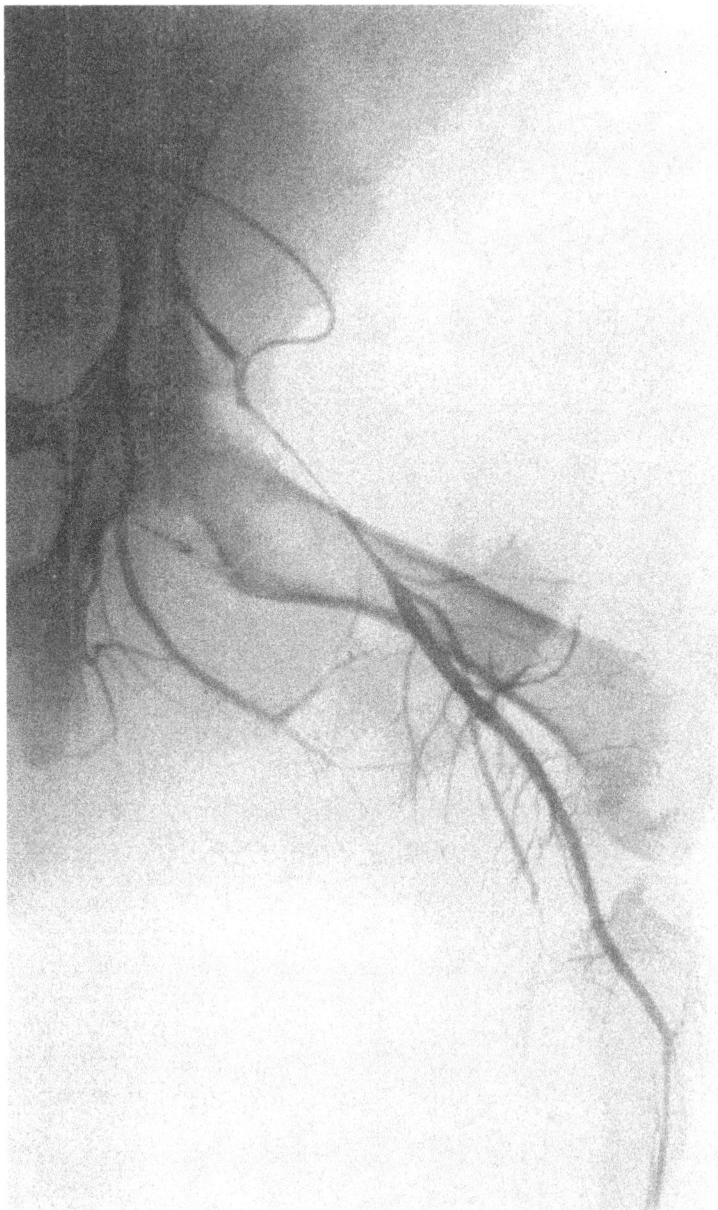

Abb. 4A

Abb. 4. Angiographische Darstellung der Arteria femoralis beim Schwein.
A) Vor Thromboseinduktion (durch operative Manipulation bewirkter Vasospasmus)

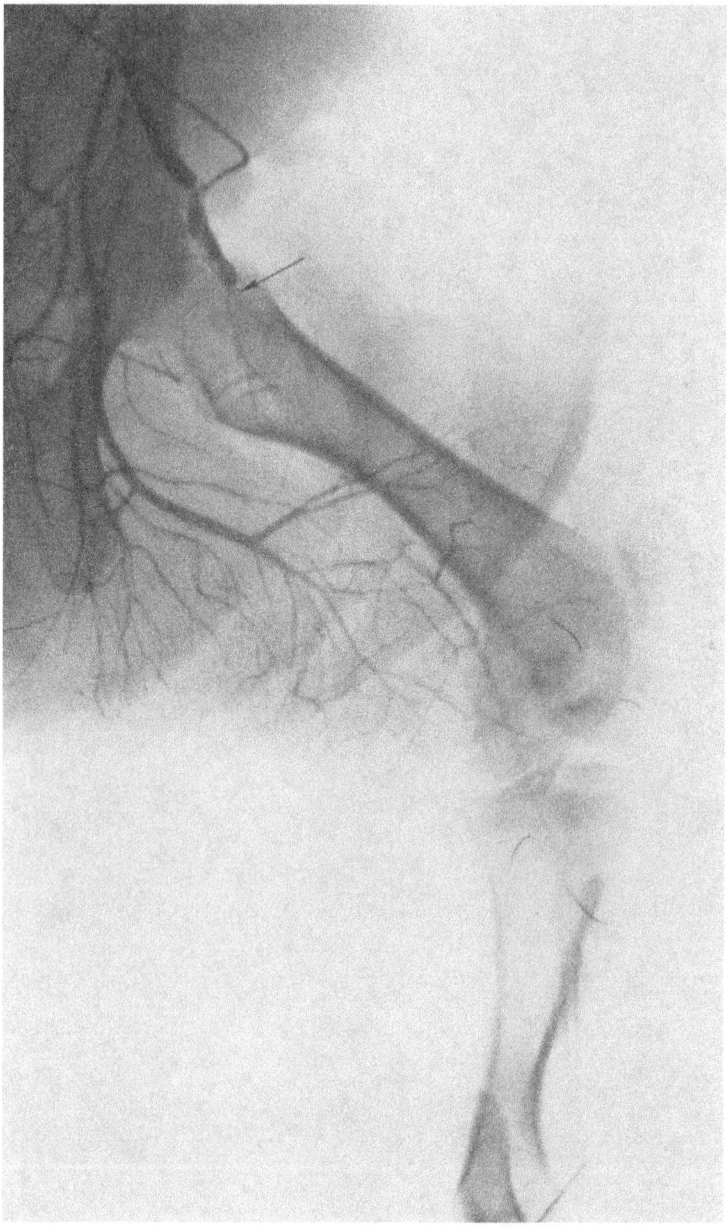

Abb. 4B

B) nach Abschluß der Thromboseinduktion (↑ : Verschluß)

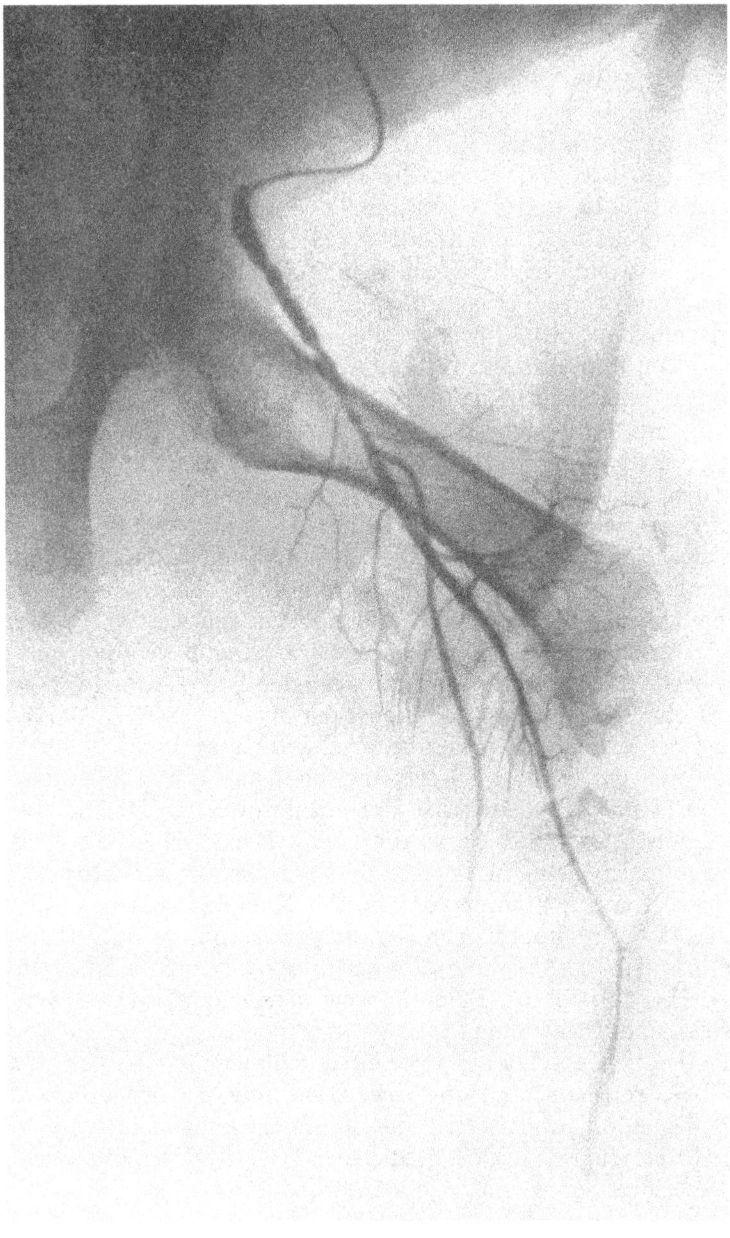

Abb. 4C

C) Rekanalisierung 100 min nach Beginn der thrombolytischen Behandlung (systemische Applikation, 0,015 mg/kg/min)

Plasminogenaktivatoren aus den Gefäßwänden eine Aktivierung des körpereigenen fibrinolytischen Systems bewirkt. Von Bedeutung ist ferner, daß es nach Ocrase-Applikation zu einer Erweiterung der kollateralen Arterienäste kommt [16], die für eine bessere Zufuhr des Fibrinolytikums zum Gefäßverschluß sorgt und somit die thrombolytische Wirkung unterstützt.

Bei der lokalen Verabreichung kommt es bei Verwendung geringer Dosen zu einer hohen Enzymkonzentration am Thrombus, wodurch ein proteolytischer Abbau des Gerinnsels bewirkt wird. In den Gesamtkreislauf gelangen dabei nur geringe Ocrasemengen, so daß toxische Wirkungen durch Hyperproteolyse nicht auftreten. Die durch lokale Überschreitung des Inhibitorspiegels auftretende freie proteolytische Aktivität kann jedoch lokale Nebenwirkungen hervorrufen. Wir beobachteten beim Schwein eine seröse Exsudation während der Behandlung mit Ocrase. Ein derartiger Effekt wurde auch nach Anwendung von Brinase beim Hund beschrieben und auf eine Interferenz der Protease mit dem angewandten Röntgenkontrastmittel zurückgeführt [25].

Bei allen von uns untersuchten Tierarten wurde eine Thrombolyse in relativ kurzer Zeit erreicht. Dagegen dauert offensichtlich beim Menschen die Lyse von thrombotischen Gefäßverschlüssen länger. So wurden nach Nyman et al. [26] zur Auflösung arterieller Verschlüsse im Bein bei lokaler Applikation von Brinase, einer Pilzprotease aus Aspergillus oryzae, 2 bis 18 Tage benötigt. Die im Vergleich zu Untersuchungen am Hund langsame Thrombolyse führen die Autoren auf eine stärkere Hemmung der Protease im Humanplasma zurück.

Die in dieser Arbeit angewandten Dosen zur Lyse von venösen und arteriellen thrombotischen Gefäßverschlüssen bei systemischer Anwendung von Ocrase können nicht ohne weiteres auf den Menschen übertragen werden, da der Inhibitorspiegel bei den einzelnen Spezies unterschiedlich ist und darüber hinaus individuell schwankt (s. Tab. 1). Diese Abweichungen kommen durch die unterschiedliche Art und Reaktionsweise der Inhibitoren im Plasma der einzelnen Spezies zustande [22, 27, 28]. So wurden beim Menschen bisher 2 im Blut vorkommende Proteine, das α_1-Antitrypsin und das α_2-Makroglobulin, nachgewiesen, die mit Brinase Komplexe bilden können. Der Komplex zwischen α_2-Makroglobulin und Brinase soll thrombolytische Wirkung besitzen [22]. Nach Kiessling et al. [27, 28] bildet sich der Komplex zwischen α_1-Antitrypsin und Brinase beim Schwein und Hund nicht aus. Beim Schwein wurden außerdem 2 weitere Inhibitoren der Brinase nachgewiesen [28].

Die vorgelegten tierexperimentellen Untersuchungen lassen die Annahme zu, daß Ocrase bei strenger Einhaltung einer Dosierung, die den Inhibitorgehalt des Blutes nicht erschöpft, und unter einer sorgfältigen Kontrolle des Verlaufs der Therapie nicht nur regional (Übersicht bei [29, 30]) sondern auch systemisch bei Patienten zur Thrombolyse angewendet werden kann.

Für gewissenhafte technische Mitarbeit danken wir Frau S. Thiel, Frl. U. Schreiber und Herrn H.-D. Sperling.

Literatur

[1] Bärwald, G., G. Jahn u. K. D. Volzke: Folia haemat., Lpz. **101**, 83 (1974)
[2] Töpfer, H., K. Piesche u. G. Schäfer: Acta biol. med. germ. **26**, 1111 (1971)
[3] Töpfer, H., K. Piesche u. G. Schäfer: Folia haemat., Lpz. **95**, 174 (1971)

[4] Töpfer, H., u. K. Piesche: Folia haemat., Lpz. **101**, 91 (1974)
[5] Klöcking, H.-P., u. F. Markwardt: Acta biol. med. germ. **26**, 35 (1971)
[6] Klöcking, H.-P., u. F. Markwardt: Folia haemat., Lpz. **95**, 179 (1971)
[7] Markwardt, F., H. Landmann u. H.-P. Klöcking: Fibrinolytika und Antifibrinolytika. Fischer, Jena 1972, S. 39
[8] Teisseyre, E., Z. S. Latallo u. M. Kopeč: Folia haemat., Lpz. **101**, 99 (1974)
[9] Kiessling, H.: persönliche Mitteilung 1972
[10] Bieselt, R., K. Sedlařik u. H. Stanulla: Folia haemat., Lpz. **101**, 118 (1974)
[11] Sedlařik, K., J. Perlewitz, B. Schilling u. G. Reimann: Z. exp. Chir. chir. Forsch. **8**, 266 (1975)
[12] Sedlařik, K., J. Perlewitz u. H. P. Klöcking: Folia haemat., Lpz. **103**, 117 (1976)
[13] Wilde, J., K. Sedlařik, H. Eger, F. Vollmar, H. Fiehring, D. Reichelt, B. Schilling u. G. Reimann: Z. exp. Chir. chir. Forsch. **8**, 247 (1975)
[14] Klöcking, H.-P., u. F. Markwardt: Farmak. Toks. **38**, 341 (1975)
[15] Martin, M., V. Hiemeyer u. H. Rasche: Thromb. Diath. haemorrh. **14**, 519 (1965)
[16] Markwardt, F., H.-P. Klöcking, K. Sedlařik, J. Perlewitz, J. Drawert u. J. Hoffmann: Acta biol. med. germ. **35**, 193 (1976)
[17] Klöcking, H.-P., J. Hauptmann u. G. Nowak: Folia haemat., Lpz. **101**, 111 (1974)
[18] Grinberg, G. E., V. D. Aleeva u. G. A. Mikkailets: Farmak. Toks. **37**, 608 (1974)
[19] Bergkvist, R., u. P. O. Svärd: Acta physiol. scand. **60**, 363 (1964)
[20] Roschlau, W. H. E.: Angiology **17**, 882 (1966)
[21] Freedman, H. J., u. W. H. E. Roschlau: Can. J. Physiol. Pharmac. **48**, 69 (1970)
[22] Bergqvist, R.: Acta chem. scand. **17**, 2239 (1963)
[23] Ambrus, C. M., N. Back u. J. L. Ambrus: Circulation Res. **10**, 161 (1962)
[24] Ambrus, C. M., u. G. Markus: Am. J. Physiol. **199**, 491 (1960)
[25] Frisch, P., L. Hedin, F. Lund u. G. Magnusson: Thromb. Diath. haemorrh. Suppl. **38**, 231 (1970)
[26] Nyman, D., M. A. da Silva, L. K. Widmer u. F. Duckert: Thromb. Diath. haemorrh. **34**, 498 (1975)
[27] Kiessling, H., u. R. Svensson: Acta chem. scand. **24**, 569 (1970)
[28] Kiessling, H., L. Schmidt u. M. Schultz: 9. Meeting of the Federation of European Biochemical Society, Budapest 1974, Abstracts S. 62
[29] Frisch, E. P.: Folia haemat., Lpz. **101**, 63 (1974)
[30] Roschlau, W. H. E.: Thromb. Diath. haemorrh. Suppl. **47**, 315 (1971)

Summary

F. Markwardt, H.-P. Klöcking, K. Sedlařik, and J. Drawert: Investigations in experimental animals on the thrombolytic action of ocrase

The thrombolytic effect of "ocrase", a protease isolated from Aspergillus ochraceus, was investigated in animal experiments. To prevent general hyperproteolysis a protease dose was used which was neutralized by the inhibitors in the blood of the animals. Experimentally produced deposition and clotting thrombi in peripheral venous or arterial vessels of mice, rats, dwarf pigs and dogs were lysed by regional and systemic administration, and the therapeutic result was estimated by vital microscopy, rheography or angiography. Coronary thrombosis induced in dwarf pigs was treated semilocally with ocrase, and the therapeutic result was followed by ECG and angiography.

Acta biol. med. germ., Band 36, Seite 1329—1337 (1977)

Forschungsinstitut für Lungenkrankheiten und Tuberkulose, Abt. Klinische Immunologie, 1115 Berlin-Buch, DDR

Methodische Untersuchungen zur Kopplung von Allergenen an Filterpapier für den Radio-Allergo-Sorbent-Test

K.-Ch. Bergmann

(Eingegangen am 12. 8. 1976; nach Revision am 6. 1. 1977)

Zusammenfassung

Der Radio-Allergo-Sorbent-Test (RAST) wird immer häufiger zur Messung spezifischer IgE-Antikörper benutzt. In dieser Untersuchung wurden die Bedingungen zur Kopplung von Allergenen an Papierscheibchen variiert (Temperatur, Inkubationszeit der Allergene, Filterpapiersorten, Allergenkonzentrationen, Extrakte gleicher Allergene). Die verschiedenen Extrakte gleicher Allergene und Allergenkonzentrationen hatten den größten Einfluß auf die RAST-Ergebnisse, weniger die Filterpapiersorte.

Der Variationskoeffizient des RAST lag zwischen 10—20%; die Zugabe von Carbowachs 200 und Polyäthylenglykol 6000 steigerte die spezifische und unspezifische Bindung mit positiven und negativen Kontrollen.

Einleitung

Der Nachweis und die quantitative Erfassung zirkulierender allergenspezifischer IgE-Antikörper wurde durch die Entwicklung des „Radio-Allergo-Sorbent-Tests" (RAST) möglich [1]. Dies bedeutete einen entscheidenden Fortschritt in der routinemäßigen in vitro-Diagnostik der atopischen Allergie. Klinische Vergleichsstudien erbrachten eine hochsignifikante Übereinstimmung zwischen RAST-Resultaten und inhalativen Provokationstests [2—3], Hauttests [4—5] und Histamin-Freisetzungstests [6].

Durch den kommerziellen Vertrieb als Phadebas RAST (Pharmacia Diagnostics AB, Uppsala, Schweden) wurde der Test als sichere, genaue und einfache in vitro-Alternative zu Hauttests und als zuverlässige Ergänzung zu Provokationstests in vielen Ländern eingeführt.

Die gute Korrelation zwischen allergologischen in vivo-Methoden und RAST-Ergebnissen hängt aber in hohem Maße davon ab, ob in beiden Testsystemen die gleichen Allergene (identische Herstellungsverfahren, gleiche Firmen u. a.) eingesetzt wurden.

Relativ häufig besteht daher die Notwendigkeit, selbst hergestellte oder spezielle Extrakte, die für die Haut- und inhalative Testung im eigenen Land angeboten werden, im RAST zu benutzen. Im Folgenden berichten wir über Untersuchungen zum Einfluß verschiedener Parameter auf die Kopplung selbst hergestellter und kommerzieller Allergene an Filterpapierscheibchen (FPS).

Material und Methodik

Benutzte Allergene: Kommerzielle Allergene der Firmen SSW Dresden; Miles Lab. Lim., England; Hollister-Stier Lab., USA; Bencard, Brentford, England; (Aspergillus fumigatus, Schimmelpilzgemische, Weizenmehl, Roggenmehl).
Nichtkommerziell hergestellte Allergene: 6 verschiedene Aspergillus fumigatus-Extrakte, Weizenmehl, Roggenmehl (AG Allergiediagnostik des FB Arbeitsmedizinische Funktionsdiagnostik des Zentralinstituts für Arbeitsmedizin der DDR).

1. Aktivierung der FPS: Ca. 100 FPS in 100 ml Aqua dest. bei +4 °C für 30 min im Becherglas quellen lassen, nach Entfernung des Wassers überschichten mit 50 ml 5%iger BrCN-Lösung (RT). Unter Rühren tropfenweise Zugabe von 1 M NaOH bis *p*H 9,5—10,0. Nach 5 min Entfernen und Waschen der FPS (5mal) mit jeweils 250 ml 5 mM $NaHCO_3$, danach 4maliges Waschen in je 100 ml Azeton (+4 °C) und Trocknung der Scheiben auf Filterpapier im Exsikkator (+4 °C, 24 Std.). Aufbewahrung der aktivierten FPS bei —20 °C.

2. Allergenkopplung: Je 2 FPS werden mit 0,4 ml der Allergenlösung in Plastetuben (8 mm Innendurchmesser, 63 mm Höhe, runder Boden, Fa. Greiner, BRD) bedeckt. Inkubation für 24 Std. in einem Horizontalschüttler (THYS 2, VEB Labortechnik, Ilmenau) bei 150—180 Bewegungen/min bei +4 °C. Größere Mengen an FPS werden in entsprechenden Mengenverhältnissen inkubiert. Beendigung der Inkubation durch Zugabe von ca. 2,5 ml 0,1 M $NaHCO_3$. Schütteln und Absaugen der $NaHCO_3$-Allergen-Lösung mit Wasserstrahlpumpe, Nach wiederholtem Waschen Einpipettieren von 1 ml Äthanolamin (0,05 M in 0,1 M $NaHCO_3$) Inkubation im Schüttler (5 Std., 150—180 Bewegungen/min, +4 °C). Absaugen der Äthanolamin-Lösung und Zugabe von 2 ml 0,1 M $NaHCO_3$, anschließend 3mal Waschen mit 0,1 M Azetatpuffer, der durch Zugabe von 0,1 M Zitronensäure auf *p*H 6,0 eingestellt wird, danach 3mal Waschen mit einem „Inkubationspuffer" (0,9 g NaCl, 0,3 g Human-Serum-Albumin, 0,05 g NaN_3 und 1% Tween 80 in 100 ml Phosphatpuffer; 0,05 M, End-*p*H 7,4). Die Tubendeckel werden in gleicher Weise gewaschen. Die letzte Portion Inkubationspuffer verbleibt in der Tube, Einfrieren bei —20 °C.
Für die hier vorliegenden Untersuchungen wurden etwa 1500 FPS mit Allergen gekoppelt.

3. Bestimmung der allergenspezifischen IgE-Antikörperaktivität: Je ein allergengekoppeltes FPS wird mit der Pinzette auf Filterpapier vorsichtig abgetupft und auf den Boden eines numerierten Plasteröhrchens gelegt (Zählung der Eigenszintillation des Röhrchens am Vortag). Einpipettieren von 50 µl Patienten- bzw. Standardserum auf das FPS, ohne die Röhrchenwand zu benetzen. Röhrchen mit Silberfolie bedecken und für 3Std. bei RT stehen lassen. Serum absaugen, 3mal mit 0,9%iger NaCl-Lösung waschen, anschließend 50 µl Anti-IgE-^{125}J einpipettieren (benutzt wurde Anti-IgE-^{125}J des Phadebas RAST-Besteckes, Pharmacia AB), in 2 Röhrchen nur je 50 µl Anti-IgE-^{125}J zur Messung der totalen Aktivität, Inkubation für 12 Std. bei RT, Absaugen des Anti-IgE-^{125}J und 3mal Waschen mit 0,9%iger NaCl-Lösung. Messung der an das FPS gebundenen und der in 2 Röhrchen vorhandenen Gesamtaktivität für 10 min in einem Liquidszintillationszähler (Nuclear Chicago). Die Höhe der an die FPS gebundenen Aktivität kann in Prozent der totalen Aktivität oder als Absolutwert angegeben werden. Alle Angaben beziehen sich, falls nicht anders vermerkt, auf Doppelbestimmungen.

Ergebnisse

Einfluß verschiedener Temperaturen: Die Allergenkopplung wurde bei +4, +26 und +37 °C mit Aspergillus fumigatus (Bencard) durchgeführt. Die Differenzen waren bei 24-stündiger Inkubation geringer als 7%.

Einfluß verschiedener Inkubationszeiten: Der Zeitfaktor bei der Allergenkopplung wurde bei +4 °C mehrfach getestet (Tab. 1). Nach 6 Std. wurden keine entscheidenden Steigerungen mehr erreicht; da es in praxi aber keine Schwierigkeiten bereitet, die Inkubationszeit länger auszudehnen, empfehlen sich 24- oder 48-stündige Kopplungszeiten.

Tabelle 1

Einfluß verschiedener Inkubationszeiten bei der Allergenkopplung (1000 µl Aspergillus fumigatus/4 ml Lösung, Bencard, Papier A, +4 °C)

Zeit (Std.)	Impulse/10 min F. H.	Impulse/10 min D. K.	geb. Aktivität F. H.	geb. Aktivität D. K.	Abweichung (%)
1	13135	14267	5,8	6,3	22
2	25137	25590	11,1	11,3	42
6	55936	56343	24,7	24,9	95
12	58268	56026	25,7	24,7	99
24	58110	55868	25,7	24,7	99
48	58721	56456	25,9	24,9	100

F. H. = 71jähr. Pat. mit allergischer bronchopulmonaler Aspergillose, Gesamt-IgE = 24000 E/ml

D. K. = 18jähr. Pat. mit gleicher Diagnose; Gesamt IgE = 12000 E/ml

Abweichung: Die größte gebundene Aktivität (Patient F. H., 38 Std.) wurde als 100% gesetzt.

Einfluß verschiedener Filterpapiersorten: Bei der Prüfung von 5 verschiedenen Filterpapierqualitäten (VEB Spezialpapierfabrik Niederschlag) wurde eine unterschiedliche Fähigkeit zur Allergenkopplung bei sonst identischem Aktivierungsprozeß festgestellt (Tab. 2). Die FPS (gestanzt mit Bürolocher, 5 mm im Durchmesser) unterschieden sich nichtsignifikant im Gewicht, wohl aber in ihrer Oberflächenstruktur, insbes. der Porengröße.

Einfluß verschiedener Allergenkonzentrationen: In mehreren Systemen wurden in mehrfachen Ansätzen die auf gleiche Weise aktivierten FPS mit unterschiedlichen Konzentrationen des gleichen Allergens inkubiert. Meist wurde ein Bereich von 1—2000 µl der Allergenstammlösung pro 4 ml 0,9%ige NaCl-Lösung erfaßt. Der Nachweis der spezifischen IgE-Antikörper war deutlich von der jeweiligen Allergenkonzentration abhängig (Tab. 3). Dabei zeigten selbst Extrakte aus ähnlichem Ausgangsmaterial unterschiedlich optimale Kopplungskonzentrationen (Abb. 1 u. 2).

Einfluß verschiedener Allergenchargen: Vergleichend wurden Allergenextrakte verschiedener Firmen, die für diagnostische Haut- bzw. Geldiffusionsteste vertrieben werden, sowie einige nichtkommerzielle Extrakte gekoppelt und die Bindung von IgE-Antikörpern im RAST getestet. In der Tab. 4 ist eine Übersicht über den Nachweis von Aspergillus-Antigen-spezifischen IgE-Antikörpern bei Benutzung von 12 unterschiedlichen Extrakten im Serum eines sensibilisierten Patienten gegeben. Im Verhältnis zur stärksten gebundenen Aktivität ergab sich eine relativ breite Schwankung; der Extrakt mit der geringsten koppelbaren Allergenaktivität wies vergleichsweise nur 40% nach. Es wurde auch bei diesen Untersuchungen deutlich, daß unter Zugrundelegung einer annähernd gleichen Gesamtausbeute an gebundener Aktivität die optimale Kopplungskonzentration unterschiedlich früh erreicht wird, wie z. B. ein Vergleich der Extrakte 1 und 2 in der Tab. 4 zeigt.

Tabelle 2
Einfluß verschiedener Papiersorten auf die Allergenkopplung

Papiersorten	Gebundene Aktivität			Abweichung (%)
	A. M.	F. H.	D. K.	
A	4959 (2,2)	32836 (14,5)	33289 (14,7)	60
388	5208 (2,3)	43481 (19,2)	41850 (18,5)	79
389	5208 (2,0)	45926 (20,3)	45247 (20,0)	84
390	6499 (2,9)	46447 (20,5)	44884 (19,8)	84
B	7224 (3,2)	55007 (24,3)	60284 (26,6)	100

Angabe der gebundenen Aktivität in Impulsen/10 min, darunter in Klammern die gebundene Aktivität in % der Gesamtaktivität (226462 Impulse/10 min). Pat. A. M. ist ein Nichtatopiker, Pat. F. H. und D. K. wie in Tab. 1.
Abweichung: Die größte gebundene Aktivität (Papier B, Pat. D. K.) wurde als 100% gesetzt.

Tabelle 3
Einfluß verschiedener Allergenkonzentrationen (Aspergillus fum., Bencard) bei der Allergenkopplung

Allergen µl/4 ml Lösung	Gebundene Aktivität			Abweichung (%)
	A. M.	F. H.	D. K.	
1	1908 (1,2)	2940 (1,9)	3300 (2,1)	5
10	2440 (1,6)	7163 (4,6)	6319 (4,0)	12
100	3331 (2,1)	23164 (14,8)	7351 (4,7)	39
1000	3081 (2,0)	59483 (38,0)	27872 (17,8)	100

Angabe der gebundenen Aktivität im Impulsen/10 min, darunter in Klammern die gebundene Aktivität in % der Gesamtaktivität. Patienten A. M., F. H. und D. K. wie in Tab. 2.
Abweichung: Die größte gebundene Aktivität (Patient F. H.) wurde als 100% gesetzt.

Zuverlässigkeitskontrollen: Die Präzision der Kopplung und der nachfolgenden RAST-Prozedur wurde durch mehrfache Analysen (4—8malige Bestimmungen) eines Serums mit mehreren, mit der gleichen Allergencharge und -konzentration beladenen FPS innerhalb einer Untersuchungsserie bestimmt. Die ermittelten Variationskoeffizienten lagen zwischen 10—18%. Bei der Prüfung der Präzision durch ein Nichtallergiker-Serum fanden wir eine verhältnismäßig große Standard-

abweichung, die zu einem überaus hohen Variationskoeffizienten führte (36,8%). Die Präzision von Tag zu Tag wurde durch Doppelbestimmungen der gleichen Seren mit gleichen FPS-Chargen an 7—12 verschiedenen Tagen getestet. Der Variationskoeffizient lag zwischen 17—24,2%.
In 2 Nichtallergikerseren wurden bei Benutzung von FPS mit 2000 µl Roggen- bzw. Weizenmehl und 1000 µl Aspergillus fum. 3550 bis 4910 Impulse/10 min gemessen (1,6—2,2% der Gesamtaktivität). Eine 0,9%ige NaCl-Lösung ergab 4740 Impulse/10 min auf einem FPS mit 100 µl Aspergillus fum. (2,1% der Gesamtaktivität), Kälberserum 3190 Impulse/10 min gegen das gleiche FPS (1,4% der Gesamtaktivität). Diese Aktivitäten, die nicht als allergenspezifische IgE-Antikörperaktivitäten angesehen werden können, lagen in Nichtallergikerseren

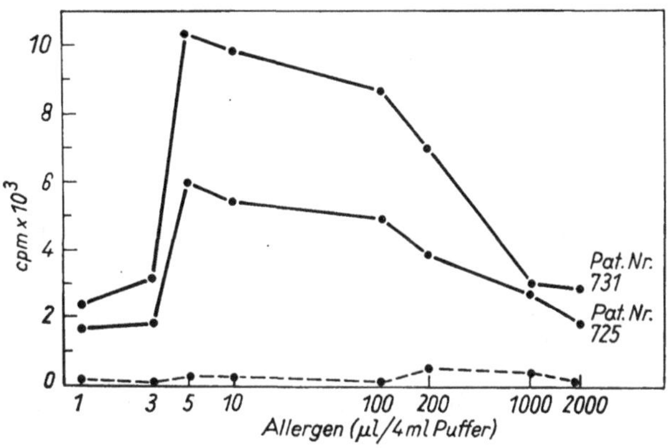

Abb. 1. Beziehung zwischen Allergenkonzentrationen (nichtkommerzieller Roggenmehlextrakt) und Höhe der gebundenen Aktivität (cpm × 1000). Vergleich zwischen Atopiker- (●——●) und Nichtatopikerseren (●– – –●)

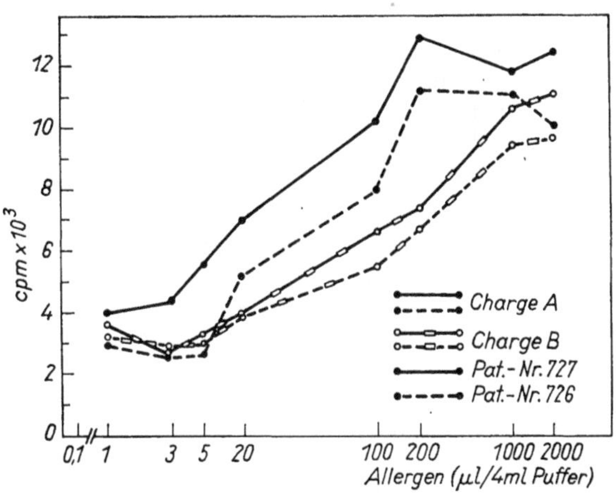

Abb. 2. Vergleich der Allergenaktivität von 2 Extrakten aus gleichem Ausgangsmaterial (A = nichtkommerzieller Weizenmehlextrakt, B = Weizenmehlextrakt, SSW Dresden, Stärke III, 100000 E/ml, Chargen-Nr. 080874) mit 2 Atopikerseren

Tabelle 4

Vergleich verschiedener kommerzieller (1—6) und nichtkommerzieller Aspergillus-Extrakte (7—12). Patient F. H., Papier B

Extrakte	Gebundene Aktivität bei 1 µl	10 µl	100 µl	1000 µl	Abweichung (%)
1	2940	7163	23164	59483	97
2	7789	24494	54181	59655	97
3	10761	14389	14280	35865	58
4		10761	16234	27334	45
5		21327	23652	24626	40
6		38896	38865	37608	61
7		56646		61487	100
8		46148		49803	81
9		52412		50565	82
10		34633		44933	73
11		43204		41281	67
12		31289		48954	80

Angabe der gebundenen Aktivität in Impulsen/10 min (Gesamtaktivität = 156412 Impulse/10 min) bei 4 Allergenkonzentrationen. Extrakte: 1 = 0,5% Asperg. fum. Extrakt zur Intrakutantestung; 2 = 1:10 Verdünnung eines Asperg.-Gemisch Extraktes zur Hauttestung; 3 = Aspergillus-Extrakt zur Hauttestung, Stärke III; 4 = Aspergillus-Extrakt zur Hauttestung; 5 = Schimmelpilzgemisch-Extrakt zur Hauttestung; 6 = Aspergillus-Gemisch Extrakt zur Immundiffusion; 7—12 = Verschiedene nicht kommerzielle Extrakte aus Myzel und Kulturflüssigkeit von Aspergillus fumigatus. Abweichung: Die größte gebundene Aktivität (Extrakt 7) wurde als 100% gesetzt.

Tabelle 5

Nachweis der unspezifischen Bindung an „Nullplättchen" (nicht aktivierte Filterpapierscheibchen), aktivierte allergenfreie Filterpapierscheibchen und Einfluß der Besetzung der aktiven Zentren durch Äthanolamin. Pat. A. L. und K. B. sind Nichtatopiker. Bestimmung des IgE-Gehaltes durch RAST

Serumproben	IgE-Gehalt (E/ml)	Gebundene Aktivität „Nullplättchen"	freie aktive Stellen	besetzte aktive Stellen
A. L.	120	930	886	1069
		(0,7)	(0,7)	(0,8)
K. B.	85	1029	912	1447
		(0,8)	(0,7)	(1,1)
F. H.	24000	3415	20555	4132
		(2,6)	(15,8)	(3,2)

Angabe der gebundenen Aktivität in Impulsen/10 min, darunter in Klammern in % der Gesamtaktivität (130370 Impulse/10 min).

Tabelle 6

Einfluß der Zugabe von Carbowachs 200 bzw. Polyäthylenglykol 6000 auf die gebundene Aktivität

Serum	RAST nativ	Carbowachs		PÄG 6000	
		5%	15%	5%	15%
D. K.	17017	16910	18640	17658	25484
	(10,9)	(10,8)	(11,9)	(11,3)	(16,3)
%	100	99	109	103	149
A. K.	3003	2248	5705	3222	5740
	(1,6)	(1,4)	(1,9)	(2,1)	(3,7)
%	100	88	119	131	231
D. K.	17017	17546	18503	16579	27557
	(10,9)	(11,2)	(11,8)	(10,6)	(17,6)
%	100	102	108	97	161
A. K.	3003	2361	3409	3456	6610
	(1,6)	(1,5)	(2,2)	(2,2)	(4,2)
%	100	94	138	138	262
D. K.	17017	15259	22495	24087	33102
	(10,9)	(9,7)	(14,4)	(15,4)	(21,2)
%	100	89	131	141	193
A. K.	3003	2877	3472	4066	8228
	(1,6)	(1,8)	(2,2)	(2,6)	(5,3)
%	100	113	138	163	331

Angabe der gebundenen Aktivität in Impulsen/10 min, darunter in Klammern in % der Gesamtaktivität (156412 Impulse/10 min). Oberes Tabellendrittel = Polymerzugabe nur zum Pat.-Serum (D. K.-Allergiker, A. K. = Nichtallergiker); Mitte = Polymerzugabe nur zum Anti-IgE-^{125}J; unten = Polymerzugabe zum Patienten-Serum und zum Anti-IgE-^{125}J.

insgesamt in ihrer gebundenen Aktivität um 2% ($\bar{x}_a = 1{,}7\%$, $s = 0{,}35\%$, $n = 17$) der Gesamtaktivitäten.

Der Nachweis der Unspezifität ergab sich durch Aktivitätsmessungen an nichtaktivierten, allergenfreien FPS sowie an aktivierten, allergenfreien FPS vor und nach Inkubation mit Äthanolamin (Tab. 5). Die funktionelle Bedeutung der Absättigung von nicht durch Allergene besetzten aktivierten Stellen mit Äthanolamin wird damit ebenso belegt.

Einfluß des Zusatzes nichtionischer Polymere: Die Zugabe von niedrig- und großmolekularen Polymeren zum Patientenserum bei der Inkubation mit dem FPS bzw. bei der Inkubation des Anti-IgE-^{125}-J im 2. RAST-Schritt oder in Kombination in beiden Etappen hatte in Abhängigkeit von dem Molekulargewicht und der Konzentration einen eindeutigen positiven Effekt auf die Zählrate (Tab. 6). Die größte Steigerung an gebundener Aktivität ergab der Zusatz von 15% Polyäthylenglykol 6000 zum Patienten- und Anti-IgE-^{125}J-Serum. Dies weist einen „Enhancement-Effekt" sowohl für die Bindung von allergenspezifischen IgE an das FPS als auch für die Bindung des Anti-IgE-^{125}J an den FPS-IgE-Komplex nach. Leider betraf die Steigerung auch erheblich die unspezifischen Reaktionen durch Normalserum.

Diskussion

Auf der Basis grundlegender Untersuchungen über die Benutzung von FPS mit gekoppelten Allergenen zum Nachweis spezifischer IgE-Antikörper [7] und in Anlehnung an technische Modifikationen des RAST mit an Zellulosepartikel gekoppelten Allergenen [8] analysierten wir eine Reihe von Faktoren, die auf die Allergenkopplung an FPS Einfluß haben können.
Einige der äußeren Bedingungen, wie Temperatur und verlängerte Inkubationszeiten hatten wenig Einfluß auf die Endresultate. Im Gegensatz zu Ceska et al. [7] fanden wir eine unterschiedliche Eignung verschiedener Filterpapiersorten, die möglicherweise in ihrer Oberflächenstruktur begründet ist.
Entscheidend für den Kopplungserfolg erwies sich in Übereinstimmung mit anderen die Konzentration der zu koppelnden Allergene [8]. Es wurde deutlich, daß für die routinemäßige Kopplung eines bestimmten Allergens und der entsprechenden Charge in Voruntersuchungen der günstigste Konzentrationsbereich zu ermitteln ist. Bei zu hohen Allergenkonzentrationen trat ein deutlicher Abfall der gebundenen Aktivität auf (Abb. 1). Wir führen diesen Effekt auf Allergenmoleküle zurück, die durch ein „Überangebot" während der Kopplung nicht genügend an den Träger fixiert wurden, sich während der Inkubation mit dem zu untersuchenden Serum vom Träger lösen und zu einer Absorption spezifischer IgE-Antikörper im Serum führen. Dies bewirkt eine scheinbare Abnahme der IgE-Titer bei der Testung mit „überladenen" Filterpapierscheibchen.
Durch die Möglichkeit der parallelen Kopplung von 12 verschiedenen Aspergillus-Extrakten konnte der große Einfluß unterschiedlicher Extraktqualitäten auf die RAST-Ergebnisse verdeutlicht werden. Daraus ergeben sich praktische Möglichkeiten einer Eignungsprüfung kommerzieller oder selbst hergestellter Extrakte für allergologische in vivo-Tests sowie die von anderen beschriebenen Chancen einer Allergenstandardisierung [9, 10].
Die Präzision der Kopplung und der nachfolgenden RAST-Schritte waren in der Reihe nicht sehr gut; bei der Überprüfung von Tag zu Tag teilweise sogar schlecht. In 50 vorliegenden Literaturberichten zum RAST wurde auf diese statistischen Fragen nur von Gleich und Jones [8] sowie Johansson et al. [11] eingegangen; auch sie geben einen Variationskoeffizienten von ca. 20% an. Die möglichst vollständige Adsorption noch freier, aktivierter Stellen durch Äthanolamin nach der Allergenkopplung erwies sich auch in unseren Versuchen als sehr bedeutungsvoll. Dabei muß bemerkt werden, daß die unspezifische Aktivität bei Nichtatopikern mit 2—4% noch relativ hoch lag und damit noch keine ideale Absättigung der allergenfreien aktivierten Filterpapieroberfläche erreicht werden konnte. Der „Enhancement-Effekt" der Polymerzugabe beim RAST wurde bereits beschrieben [8, 12]. Da auch eine Steigerung der unspezifischen Aktivität eintritt, die zu einer Verwischung der Grenze insbesondere zwischen negativen Seren (RAST-Klasse 0) und Grenzfällen (RAST-Klasse 1) führen könnte, halten wir die routinemäßige Anwendung von Polymeren nicht für sinnvoll. Insgesamt kann geschlußfolgert

werden, daß die eigene Allergenkopplung für den RAST bei bestimmten Fragestellungen mit vertretbarem technischem Aufwand durchführbar ist, wobei die Benutzung von FPS als Trägermaterial aus mehreren Gründen zu empfehlen ist (einfach, ökonomisch, geringerer Einfluß RAST-blockierender Faktoren [13]).

Literatur

[1] WIDE, L., H. BENNICH u. S. G. O. JOHANSSON: Lancet **1967**/II, 1105

[2] AAS, K., u. U. LUNDKVIST: Clin. Allergy **3**, 255 (1973)

[3] AHLSTEDT, S., N. ERIKSON, S. LINDGREN u. A. ROTH: Clin. Allergy **4**, 131 (1974)

[4] HADDAD, Z. H., u. D. HOFFMAN: Ann. Allergy **32**, 297 (1974)

[5] LOBEL, M., P. DUNAND, H. CHAI, N. LYNCH u. J. BIGLEY: J. Allergy clin. Immun. **55**, **55**, 83 (1975)

[6] AAS, K.: Ann. Allergy **32**, 296 (1974)

[7] CESKA, M., R. ERIKSSON u. J. M. VARGA: J. Allergy clin. Immun. **49**, 1 (1972)

[8] GLEICH, G. J., u. R. T. JONES: J. Allergy clin. Immun. **55**, 334 (1975)

[9] ARONSSON, T., u. L. WIDE: Int. Archs Allergy appl. Immun. **45**, 50 (1973)

[10] AAS, K.: Int. Archs Allergy appl. Immun. **49**, 44 (1975)

[11] JOHANSSON, S. G. O., H. BENNICH u. T. BERG: Int. Archs Allergy appl. Immun. **41**, 443 (1971)

[12] CESKA, M., u. J. M. VARGA: Eur. J. Immun. **2**, 58 (1972)

[13] VERVLOET, D., Y. FUJITA, J. I. WYPICH, R. E. REISMAN u. C. E. ARBESMAN: Clin. Allergy **4**, 359 (1974)

Summary

K.-CH. BERGMANN: Methodical investigations for allergen coupling to paper discs for the radio-allergo-sorbent test

The radio-allergo-sorbent test (RAST) is increasingly used for measurement of specific IgE antibodies. In this study the conditions for allergen coupling to paper discs are varied (temperature, time of allergen incubation, quality of filter paper, concentration and quality of allergens). Of these variables the most significant were the concentration and quality of allergens used in the coupling procedure, less the quality of filter paper.

The correlation coefficient of the RAST was between 10–20%, addition of carbowachs 200 or polyethylene glycol 6000 increased both the specific and nonspecific binding with positive and negative controls.

Kurzmitteilungen

Acta biol. med. germ., Band 36, Seite 1339—1342 (1977)

Department of Biochemistry, Instituto de Quimica, Universidade Federal do Rio de Janeiro and Biochemical Laboratory, Instituto Oswaldo Cruz, Rio de Janeiro, Brasil

Some lipid classes in the fat-body of Rhodnius prolixus

LUIZ P. RIBEIRO and M. MATILDE R. MAGALHÃES

(Received December 22, 1976)

It is well known that lipids are of major importance in insects due to its metabolic and structural functions [1]. The way lipids are released into hemolymph and transported as glyceride-protein complexes has been extensively studied [2, 3]. Recently, the presence of lipoprotein lipase, one of the enzymes involved in the hydrolyses of the triglyceride moiety of lipoproteins, was detected in the fat-body of the Reduviidae bug Triatoma maculata [4] one of the vectors of Chagas' disease. Later, the enzyme was characterized in Triatoma brasiliensis [5]. These results suggested an investigation of some lipid classes of the fat-body of these insects.

The lipid of several insects have been investigated. A review and comparative characterization of the fatty acid composition of different insect orders was recently published [6]. These studies included some data on Reduviidae insects such as Triatoma phyllosama and Rhodnius prolixus. Nevertheless, data on other lipid classes were not available.

The present paper described some of the lipid classes in the fat body of Rhodnius prolixus with special reference to the phospholipids.

Materials and methods

Chemicals: Lecithin (phosphatidyl choline) was obtained from Sylvana Chemical Co., Orange, N.J. or from American Lecithin Co., Atlanta, GA. Phosphatidyl inositol, phosphatidyl serine and phosphatidyl ethanolamine were obtained from American Lecithin Co. All phospholipids were purified before use.

All solvents were reagent grade. Chloroform was dried under calcium chloride, methanol was dried with calcium sulphate, and acetone purified with NaI. All were redistilled before use.

Insects: Adult males and females of Rhodnius prolixus were utilized in all experiments. The insects were kept at 25 $\pm$ 0.5 °C in the laboratory. Handling of the insects and feedling procedures have been described in a previous paper [5].

Extraction of fat-bodies: The fat-body was dissected out from the abdominal cavity as quickly as possible with the insect immersed in cold Krebs-Ringer-phosphate, *p*H 7.4, weighed, and kept chilled until sufficient tissue was collected (10—15 insects) for lipid extraction. For cholesterol determinations the fat-body was removed without immersing the insect in the cold Krebs-Ringer solution.

Lipid extraction: Fat-body was extracted by homogenization in a Sorvall Omnimixer with cold chloroform-methanol 2:1 (v/v). The homogenated material was centrifuged in a refrigerated Sorvall centrifuge at 3,000 × *g* and the supernatant collected. This procedure was repeated twice as proposed by D'ACOSTA and BIRT [7]. The extracted lipids were further purified by the procedure of FOLCH et al. [8]. The final washed lipid extract was evaporated in a water bath under nitrogen and dried to constant weight.

Lipid fractionation: The extracted lipids were separated into neutral lipids, glycolipids, and phospholipids by usual column chromatographic procedures. The glass column used was 30 × 2 cm and was prepared with activated silicic acid suspended in chloroform. Neutral lipids were eluted with chloroform. Following that, acetone was passed through the column to recover the glycolipid fraction and finally the phospholipids were eluted with methanol, following the procedure of PATTON and THOMAS [9]. Each eluate from the column was evaporated separately at 50 °C under nitrogen and quantified gravimetrically.

The phospholipid fraction was further fractionated by TLC. The plates were coated with silica gel G and developed in a mixture of chloroform-methanol-water-ammonium hydroxide (28% in water) 130:70:8:0.5 (v/v/v/v) in a nitrogen atmosphere. After development the thin-layer plates were dried under nitrogen and exposed to iodine vapors to locate the lipid spots. Specific color tests were also used and they included the reagents proposed by DITTMER and LESTER [10], ROUSER et al. [11], SKIPSKI et al. [12] or plain 50% H_2SO_4.

Chemical determinations: Total lipids were estimated gravimetrically from aliquots dried to constant weight as proposed by PATTON and THOMAS [9].

Determinations of phosphorus of the spots obtained in TLC were essentially as described by ROUSER et al. [11].

Cholesterol was determined by the method of ABELL et al. [13]. Protein was determined according to the method of LOWRY et al. [14] in all cases.

Results and discussion

The gross composition of the fat-body material from Rhodnius prolixus is presented in Table 1. These results represent the mean value obtained from three to five independent determinations, individual variations being small.

The neutral lipids were analyzed mainly to establish the cholesterol levels. The total cholesterol averaged 0.4 μg/mg tissue, while free sterols ranged around 0.20 μg/mg tissue. These values seemed to be acceptable since in many instances the free sterols ranged close to half the total sterols present in the sample.

Neutral lipids were somewhat higher than the observed quantity for other sources such as rat liver (39.0%) for example [15]. However, since we were dealing with fat-body these values seemed quite reasonable.

Glycolipids estimated were not followed by further analysis since they were not of interest for the present investigation. Nevertheless, preliminary analysis by TLC showed that glucose was the major sugar present. Perhaps it should be noted that the percentage of glycolipids found was much higher than expected. Comparison with two other sources showed that rat liver had about 5.6% of glycolipid [15] while the swim bladder of ocean fish species showed values of 8.0% glycolipid [9]. In the present investigation values of 18.4% were found for the R. prolixus fat-body.

The phospholipid composition was determined by TLC after comparison of the R_f values of standard mixtures. The pattern obtained is shown in Fig. 1. Plate A was called "comparison plate" and was used for the characterization of the lipid spots of the extracted material from the fat-body of R. prolixus. plate B, the

Table 1
Gross composition of the material extracted from the fat-body of R. prolixus
Mean of 3—5 determinations

Wet wt.	7.2 mg/insect
Total lipid	0.58 mg/insect
Protein	0.285 μg/mg tissue
Lipid composition:	
Neutral lipid	42.8%
Glycolipid	18.4%
Phospholipid	38.8%
Neutral lipids:	
Total cholesterol	0.41 μg/mg tissue
Free cholesterol	0.20 μg/ml tissue
Phospholipid phosphorus	9.36 μg/mg phospholipid

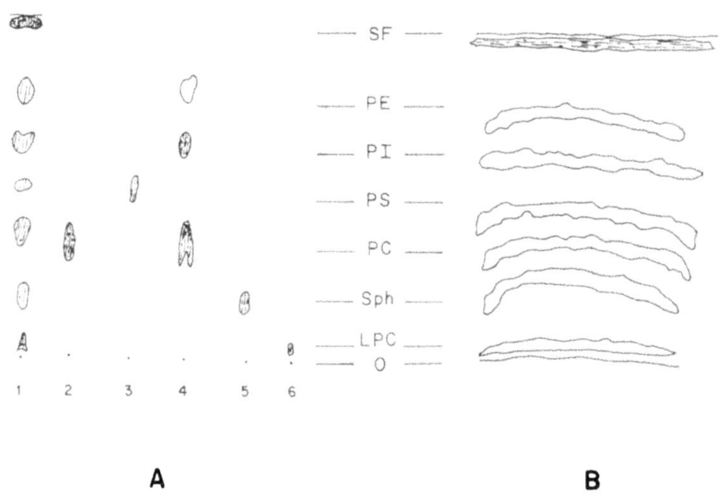

Fig. 1. Thin-layer chromatograms of the lipids extracted from the fat-body of R. prolixus. Developing solvent: chloroform-methanol-water-ammonium hydroxide (28% in water) 130:70:8:0.5 (v/v/v/v). (A). Comparison plate. (B). Preparative plate. Compounds: (1) Sample, (2) phosphatidyl choline, (3) phosphatidyl serine, (4) "Asolectin" (a mixture of phosphatidyl inositol, phosphatidyl choline and phosphatidyl ethanolamine), (5) sphingomyelin, (6) lysophosphatidyl choline.
Abbreviations: O = origin, LPC = lysophosphatidyl choline, Sph = sphingomyelin, PC = phosphatidyl choline, PS = phosphatidyl serine, PE = phosphatidyl ethanolamine, SF = solvent front

"preparative plate", was used for the determination of the phosphorus content of the fractions.

An analysis of the plates showed the presence of the following: lysophosphatidyl choline ($R_f = 0.13$), sphingomyelin ($R_f = 0.17$), phosphatidyl choline ($R_f = 0.34$), phosphatidyl serine ($R_f = 0.46$), phosphatidyl inositol ($R_f = 0.60$), phosphatidyl ethanolamine ($R_f = 0.63$), and some material moving close to the solvent front, probably phosphatidic acids.

In order to identify the phospholipids it was necessary to perform a hydrolysis of each material. However, this was not possible under the circumstances, due to the small amounts of lipid obtained. To overcome this difficulty some standards and known mixtures of phospholipids were developed simultaneously in the same TLC plate and the spots characterized by comparison of the R_f values.

It has been noted that phosphatides do breakdown during storage. Therefore, all experiments were carried out as soon as possible. Even so, in some instances traces of iodine-positive substances were observed on TLC of the standards with varying R_f values. These were taken as impurities and not considered in the evaluations. It is interesting to note that in Trypanosoma rhodesiense the major phospholipid found was phosphatidyl choline [16] which accounted for almost 50% of the total phospholipid present in blood of T. rhodesiense. Even higher values were obtained for Trypanosoma lewisi. In our experiments such marked elevated percentage of the major component was not observed for the vector of the Trypanosomas, although phosphatidyl choline was the predominant phospholipid together with phosphatidyl inositol.

The results obtained in the present investigation suggested that the fat-body of R. prolixus contains the phospholipids usually found in other tissues such as liver [17].

Acknowledgements

This work was supported in part by grants from Conselho Nacional de Pesquisas (CNPq Grant no 1111.5199/76) and Conselho de Ensino para Graduados (CEPG) da UFRJ. We are indebted to Dr. JOSÉ JURBERG da Fundação Oswaldo Cruz for the supply of the insects.

References

[1] GILBERT, L. I.: Adv. Insect Physiol. **4**, 69 (1967)
[2] CHINO, H., and L. I. GILBERT: Biochim. biophys. Acta **98**, 94 (1965)
[3] BHAKTHAN, N. M. G., and L. I. GILBERT: Comp. Biochem. Physiol. **33**, 705 (1970)
[4] RIBEIRO, L. P., and C. L. CONTARDO da Fonseca: Comp. Biochem. Physiol. **52B**, 523 (1975)
[5] RIBEIRO, L. P., and CONTARDO DA FONSECA, C. L.: Archs Ent. Physiol. Biochim. **84**, 1 (1976)
[6] THOMPSON, S. N.: Comp. Biochem. Physiol.: **45B**, 467 (1973)
[7] D'ACOSTA, M. A., and L. M. BIRT: J. Insect Physiol. **12**, 1377 (1966)
[8] FOLCH, J., M. LEES, and G. H. SLOANE-STANLEY: J. biol. Chem. **226**, 497 (1957)
[9] PATTON, S., and A. J. THOMAS: J. Lipid Res. **12**, 331 (1971)
[10] DITTMER, J. C., and R. L. LESTER: J. Lipid Res. **5**, 126 (1964)
[11] ROUSER, G., A. N. SIAKOTOS, and S. FLEISCHER: Lipids **1**, 85 (1966)
[12] SKIPSKI, V. P., R. F. PETERSON, and M. BARCLAY: J. Lipid Res. **3**, 467 (1962)
[13] ABELL, L. L., B. B. LEVY, B. B. BRODIE, and F. E. KENDALL: J. biol. Chem. **195**, 357 (1952)
[14] LOWRY, O. H., N. J. ROSEBROUGH, A. L. FARR, and R. J. RANDALL: H. biol. Chem. **193**, 265 (1951)
[15] RAY, T. K., V. P. SKIPSKI, M. BARCLAY, E. ESSNER, and M. ARCHBALD: J. biol. Chem. **244**, 5528 (1969)
[16] DIXON, H., and J. WILLIAMSON: Comp. Biochem. Physiol. **33**, 111 (1970)
[17] CHAHL, J. S.: Experientia **27**, 608 (1971)

Acta biol. med. germ., Band 36, Seite 1343—1346 (1977)

Department of Pathological Biochemistry, Division of Medicine of the Ernst-Moritz-Arndt University, 22 Greifswald and
Central Institute for Diabetes "Gerhardt Katsch", 2201 Karlsburg, GDR

Basal hyperinsulinemia in Wistar-rats rendered obese by a high-fat diet

W.-H. Peters, D. Gottschling, M. Ziegler, and W. Haude

(Received February 8, 1977)

Summary

Basal plasma insulin levels were measured in Wistar-rats rendered obese fy feeding a high-fat diet (50% fat, w/w). During the period of rapid weight gaining ("dynamic phase" of the development of obesity) fat-fed rats show elevated basal insulin levels in the peripheral blood plasma. No further enhancement occurred in the so-called "static phase" of obesity. Changing the feeding schedule at 20 weeks of age, e.g. feeding control diets (3% fat, w/v) for 4 weeks to fatty rats, results in a depression of insulin levels to control values together with a reduction of the body weight. The findings are discussed in relation to the dietary induced alterations of carbohydrate and lipid metabolism of obese rats.

Introduction

Since Karam et al. [1] described enhanced IRI-values in the basal state and after glucose stimulation in obese subjects, the relationship between hyperinsulinemia and overweight has been the subject of numerous clinical and experimental studies. Animals made obese by providing foods with a high fat content show, despite under somewhat different experimental conditions, an impaired response to glucose loading and usually unchanged or even diminished plasma insulin [2—5]. Although, on the other hand, genetic obesity is accompanied by hyperinsulinemia and hyperinsulinism, insulin is not a prerequisite of the developmend of obesity as shown by feeding high dietary fat to these animals [6]. Lohmann et al. [7] demonstrated in humans after short-term experiments a diminished insulin response to glucose stimulation suggesting a "diabetogenic effect" of fat-enriched diets.

Therefore, we determined basal insulin values in an experimental model of animal obesity developed by long-term feeding a high-fat diet.

Materials and methods

One week after weaning Wistar-rats were fed ad libitum either a control diet (3% fat, w/w) or a high-fat diet (50% fat, w/w). The detailed experimental conditions (laboratory conditions, composition of diets) were reported elsewhere [8]. In a second series feeding schedule was changed at 20 weeks of age (reversed feeding), e.g. fatty rats received control diets for 4 weeks and vice versa.

Abbreviations used: C = control animals, F = fatty rats, IRI = immunoreactive insulin, FFA = free fatty acids, TG = triglycerides, CE = cholesteryl ester

To circumvent diurnal changes [9] all investigations were made between 8—10 a.m. after a 16 hrs fasting. Rats were bled in anaesthesia (Hexobarbital-sodium, 0.05 g/100 g body weight i.p.) by cardiac puncture. Blood was withdrawn in heparinized centrifuge tubes for insulin determinations by a radioimmunoassay according to the principle of back titration [10].
The experimental results were calculated by routine computer programs at the Computing Center of the Ernst-Moritz-Arndt-University using Students t-test and the Wilcoxon-test for significances.

Results

Measurements of basal insulin values were done in groups of 6 to 7 animals out of randomized series of 30 to 60 rats for further studies of lipid and carbohydrate metabolism. As summarized in Fig. 1, fatty rats show higher body weights in the "dynamic phase" of the development of obesity, characterized by a more accelerated weight gain. These differences (about +90 g in fatty rats) remain stable throughout the "static phase" of obesity, as measured at 20—24 weeks of age. When fatty rats received control diets at 20 weeks, a significant weight loss of about 50 g occurred after 4 weeks. Basal insulin concentrations as determined in the peripheral blood plasma are shown in Fig. 2. Significant differences of insulin levels can be demonstrated in the dynamic phase of obesity. Fatty rats show basal hyperinsulinemia, but in the static phase no further enhancement of IRI-values occurred. Somewhat different mean values in C and F aged 20—24 weeks are not significant. It is interesting to note that feeding fat-enriched food to control

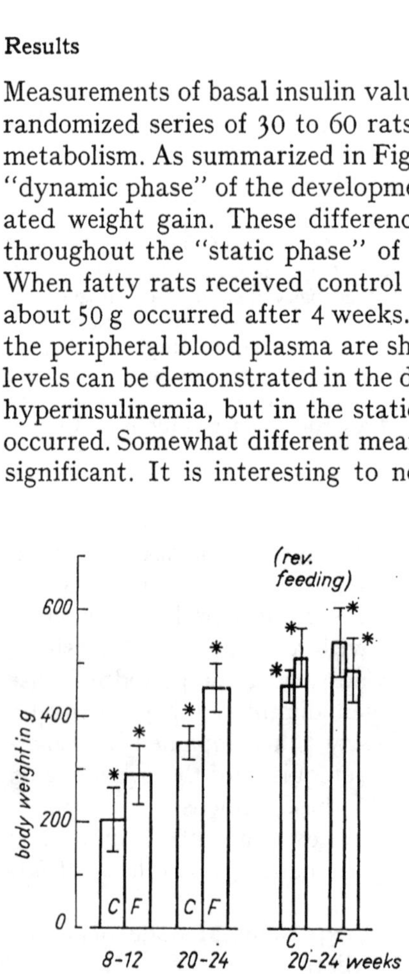

Fig. 1

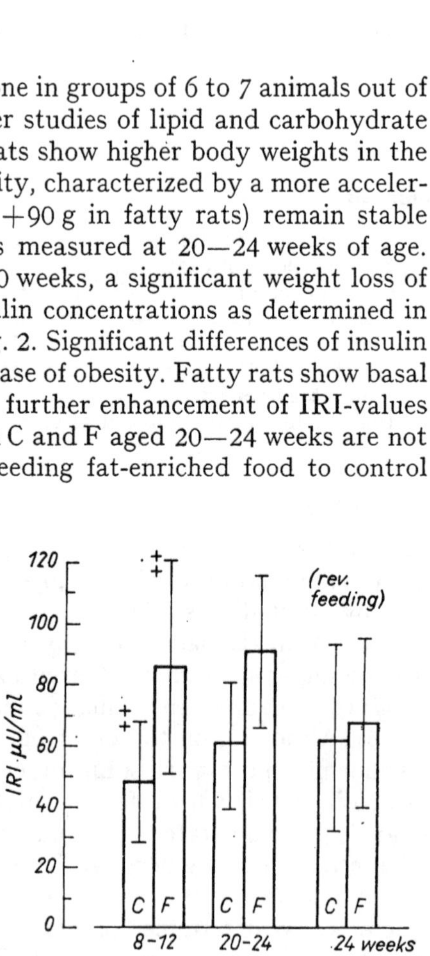

Fig. 2

Fig. 1. Mean body weight measurements and standard deviations in control (C) and fatty rats (F) aged 8—12 weeks ("dynamic phase" of obesity) and 20—24 weeks ("static phase"). Right columns show body weights after changing the feeding schedule in control animals (to 50% fat-diet) and fatty rats (to 3% fat-diet) for 4 weeks

Fig. 2. IRI-values in fatty rats (F) in the dynamic and static phase of obesity in comparison to control animals (C) and after 4 weeks of reversed feeding (right columns). Each bar is the mean ± standard deviation from 6—7 animals.
Asterics denote statistical significant differences (‡ $P < 5\%$, * $P < 0.1\%$)

animals aged 20 weeks does not elevate insulin values after 4 weeks. On the other hand, reversed feeding to obese rats equalized plasma insulin to control values in these animals (Fig. 2, right columns).

Discussion

Long-term feeding of a high-fat diet to a strain of Wistar rats induces obesity of about 50% overweight [8] mainly due to an absolute and relative enlargement of fat depots, which show increased fat cell size [11, 12].

Metabolic studies on obese-fed rats and mice revealed [13—16] a weakly elevated plasma glucose level, a diminished turnover rate of glucose, a depressed glucose oxidation, a decreased lipogenesis, an enhanced production of lactate and incorporation of glucose in glyceride glycerol ("glyceroneogenesis").

Further investigations of metabolites showed alterations of ketone bodies [17] and a significant rise in serum FFA as well as increases in TG and CE concentrations in the liver of obese rats [18]. The high ratio of TG concentration/lipid phosphorus in epididymal adipose tissue supports the finding of obesity with hypertrophy of adipocytes [18]. An intravenous glucose tolerance test showed a significantly impaired response to glucose loading in obese rats already in the dynamic phase of the development of obesity [19].

The results of our present investigations indicate a basal hyperinsulinemia in obese-fed animals aged 8—12 weeks. Insulin values remain high in the static phase of obesity, but due to the continuous age-related increase of IRI-concentrations in Wistar rats [20] differences between C and F are no longer significant. The observed hyperinsulinemia in alimentary obesity is nearly of the same degree as in hypothalamic obesity [21]. But, we do not find at any time extremely high IRI-values as reported for the genetic-obese Zucker rat [22]. With regard to the discussed significance of early overnutrition and hyperinsulinemia for the development of diabetes mellitus and obesity [23, 24] it should be noted that feeding the high-fat diet to older rats (20—24 weeks in our experiments) does not further elevate their circulating insulin levels. On the other hand, the effect of feeding control diets (3% fat, w/v) to 20 weeks old obese rats reduced the IRI-concentrations to control values.

Obesity induced by providing diets with a high fat content is characterized by an excessive storage of exogenous fat in adipose tissues [25]. Therefore, hyperinsulinemia in this type of obesity may be discussed as a secondary and reversible phenomenon to overweight and fat-cell enlargement. Furthermore, direct influences of elevated FFA and ketone bodies may also contribute to increased insulin levels [26]. The observed glucose intolerance [19] was already mentioned in connection with the reported impairment of glucose metabolism in skeletal muscle [2—4].

The complex relationships between hypertrophy of adipocytes, hyperinsulinemia and impaired insulin receptor function in fat cells [27] and possibly in muscle [28] raise the question if hyperinsulinemia, once established, can promote the development of obesity in these animals. The effect of hyperinsulinemia on insulin-sensitive metabolic phenomena remains to be studied in further experiments in vitro.

References

[1] KARAM, J. H., G. M. GRODSKY and P. H. FORSHAM: Diabetes **12**, 197 (1963)
[2] BLÁZQUEZ, E., and C. LOPEZ QUIJADA: J. Endocr. **42**, 489 (1968)
[3] MALAISSE, W. J., D. LEMONNIER, F. MALAISSE-LAGAE, and I. M. MANDELBAUM: Horm. Metab. Res. **1**, 9 (1969)
[4] ZARAGOZA, N., and J. P. FELBER: Horm. Metab. Res. **2**, 323 (1970)
[5] HERBERG, L., W. DÖPPEN, E. MAJOR and F. A. GRIES: J. Lipid Res. **15**, 580 (1974)
[6] GENUTH, S. M.: Diabetologia **12**, 155 (1976)
[7] LOHMANN, D., H. J. VERLOHREN, U. BRÜCKNER, H. BEMUM, and A. POHL: Dte. Gesundh-Wes. **28**, 645 (1973)
[8] VOSS, CHR., N. HARTMANN and K. HARTMANN: Nahrung **18**, 73 (1974)
[9] JOLIN, T., and A. MONTES: Horm. Res. **4**, 153 (1973)
[10] GOTTSCHLING, D., M. ZIEGLER, W. WILKE and R. MICHAEL: Radiobiol. Radiother. **15**, 91 (1974)
[11] PFLUGRADT, K., CHR. VOSS and N. HARTMANN: Posterbeitrag, X. Jahrestagung der Biochemischen Gesellschaft der DDR, Leipzig 1976
[12] HARTMANN, K., CHR. VOSS and G. HÜBNER: Posterbeitrag, X. Jahrestagung der Biochemischen Gesellschaft der DDR, Leipzig 1976
[13] ZARAGOZA-HERMANS, N. M.: Eur. J. Biochem. **38**, 170 (1973)
[14] ZARAGOZA-HERMANS, N. M.: Eur. J. Biochem. **48**, 579 (1974)
[15] LAVAU, M., and C. SUSINI: J. Lipid Res. **16**, 134 (1975)
[16] LEMONNIER, D., J. P. SUQUET, R. AUBERT, P. DE GASQUET and E. PEQUIGNOT: Diabete Metab. **1**, 77 (1975)
[17] HÜBNER, G., and CHR. VOSS: Nahrung **19**, 469 (1975)
[18] VÖLCKER, C.-E., D. STAUSKE, and W. HAUDE: Acta biol. med. germ. **35**, 183 (1976)
[19] VOSS, CHR., N. HARTMANN and K. PFLUGRADT: Nahrung **19**, 461 (1975)
[20] BERDANIER, C. D., M. W. MARSHALL and P. MOSER: Life Sci. **10**, 105 (1971)
[21] GOLDMAN, J. K., J. D. SCHNATZ, L. L. BERNADIS and L. A. FROHMANN: Metabolism **19**, 995 (1970)
[22] ZUCKER, L. M., and H. N. ANTONIADES: Fedn Proc. Fedn Am. Socs exp. Biol. **29**, 379 (1970)
[23] DÖRNER, G., and F. GÖTZ: Acta biol. med. germ. **29**, 467 (1972)
[24] DÖRNER, G., N. HAGEN and W. WITTHUHN: Acta biol. med. germ. **35**, 799 (1976)
[25] LEMONNIER, D., J. WINAND, J. FURNELLE and J. CHRISTOPHE: Diabetologia **7**, 328 (1971)
[26] BALASSE, E. O., E. COUTURIER and J. R. M. FRANCKSON: Diabetologia **3**, 488 (1967)
[27] KONO, T.: J. biol. Chem. **244**, 1772 (1969)
[28] RENNER, R.: FEBS Lett. **32**, 87 (1973)

Author's address: Dr. med. W.-H. PETERS, Institut für Physiologische Chemie, Karl-Marx-Universität, 701 Leipzig, Liebigstr. 16, GDR

Acta biol. med. germ., Band 36, Seite 1347—1350 (1977)

Physiologisches Institut der Martin-Luther-Universität Halle—Wittenberg, 402 Halle, DDR

Die Abhängigkeit inotroper Vaguswirkungen von der Dehnung des Vorhofmyokards

B. Nilius

(Eingegangen am 1. November 1976)

Summary

Isolated left rabbit atria were tested. Preparations are vagal innervated and driven by a constant frequency. Isovolumetric contractions, volumes of the auricles and intraatrial pressures were recorded. With increasing intraatrial pressure the effectivity of peripheral nerve-ending stimulation decreases. There exists a critical value of atrial area. The vagal effectivity will decrease rapidly, if the atrial surface increases higher than this critical value by stretching the auricles.

Einleitung

Die Abhängigkeit inotroper Vaguswirkungen von der Dehnung des Vorhofmyokards ist nach unserer Kenntnis bisher nicht untersucht worden. Diese Fragestellung ist für Untersuchungen von Herznerven als Stellglieder der Herzfunktionen von großer Wichtigkeit. Wenn nämlich die vagale efferente Innervation des Vorhofes durch den negativ inotropen Effekt eine Empfindlichkeitsverstellung dort lokalisierter Mechanorezeptoren bewirkt, so wäre zu klären, über welchen Dehnungsbereich eine solche efferente Beeinflussung erfolgen kann.

Material und Methoden

Als Versuchstiere dienten 28 Kaninchen beiderlei Geschlechts mit Gewichten zwischen 950 und 1400 g. Die Präparation der isolierten, vagusinnervierten Vorhöfe erfolgte im wesentlichen wie schon früher beschrieben [1]. Durch die Mitralklappe des linken Ventrikels wurde ein dünner Gummiballon, der mit einer Kanüle verbunden war, in den linken Vorhof eingeführt und an einem erhaltenen ventrikulären Muskelsaum vernäht. Der Anschluß der Kanüle an einen Druckmeßwandler W 101 (VEB Meßgerätewerk Zwönitz) erfolgt über ein Doppelhahnsystem, so daß Vorhof und periphere Enden der Nn. vagi von dieser Aufhängung in eine karbogengesättigte Krebs-Henseleit-Lösung von 30 °C tauchten. Doppelhahnsystem und Ballon wurden luftblasenfrei mit Krebs-Henseleit-Lösung über ein Steigrohrsystem gefüllt. Durch Variation des Lösungsstandes in diesem Steigrohrsystem konnte jeder beliebige Füllungsdruck P_0 zwischen 0 und 60 Torr eingestellt werden. Jedem Druckwert P_0 ist über die Ruhe-Druck-Volumen-Kurve des Vorhofs ein Vorhofvolumen V zugeordnet. Die Dehnungseigenschaften des Ballons sind dabei berücksichtigt worden. Die isovolumetrischen Kontraktionen wurden von einem Druckwandler aufgenommen, verstärkt (BMT 301 VEB Meßgerätewerk Zwönitz), auf einem 8-Kanal-Lichtschreiber registriert sowie zur weiteren Datenverarbeitung auf einem Magnetband gespeichert. Ein Rechteck-Impulsgenerator diente zur Treibung des Präparats ($2\ s^{-1}$). Die peripheren Enden der Nn. vagi wurden mit Serien elektrischer Impulse zwischen 1 und $100\ s^{-1}$ elektrisch gereizt. Eine Volumenmessung bei unterschiedlichen Füllungsdrucken P_0 war auf folgende Weise möglich: am Steigrohr wurde das Volumen abgelesen, welches bei völliger vorheriger Vorhofentleerung beim Ausgangsdruck P_0 im Vorhof versackt.

Im Folgenden bezeichnen P_0 den Füllungsdruck, V das Vorhofvolumen, P_{max} die maximale isovolumetrische Druckamplitude bei einem eingestellten Füllungsdruck, $P_E = P_{max} - P_0$ den vom Präparat entwickelten Extradruck. P_0 nimmt Werte aus dem Druckbereich P_0 zwischen 0 und 38 Torr an. Die Vaguseffekte wurden nach folgender Formel berechnet:

$$E_v(f) = \frac{P_E - P_E^f}{P_E} \cdot 100 \tag{1}$$

P_E^f ist der vom Präparat entwickelte Extradruck bei einer Vagusreizfrequenz f nach 10 s Reizzeit. Aus einem früher angegebenen Modell [2] wird als Maß für die Vaguswirkung bei einem festen Füllungsdruck P_0

$$E_{max} = \sup_f E_v \tag{2}$$

berechnet. Die Vaguseffektivität E^* bei verschiedenen Füllungsdrucken ergibt sich aus

$$E^*(P_0) = \frac{E_{max}(P_0)}{\max\limits_{P_0} E_{max}(P_0)} \tag{3}$$

Ergebnisse

Abb. 1 zeigt die vom Vorhofpräparat entwickelten Extradrucke P_E in Abhängigkeit vom Vorhofvolumen. Mit steigendem Volumen fällt der Extradruck steil ab. Bei einem Vorhofvolumen von etwa 250% entwickelt das Präparat keinen Extradruck mehr. Das Vorhofvolumen beim Füllungsdruck $P_0 = 1$ Torr wurde dabei gleich 100% gesetzt. Bie Berechnung der Kurve des Extradruckes erfolgte aus

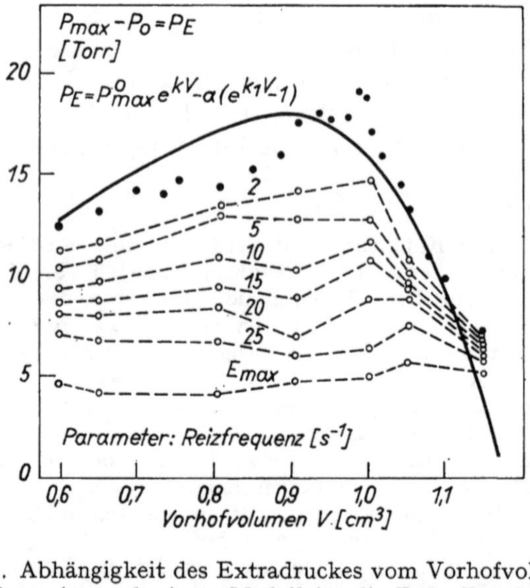

Abb. 1. Abhängigkeit des Extradruckes vom Vorhofvolumen.
Die durchgezogene Kurve ist nach einem Modell für die Ruhe-Druck-Volumen-Kurve und die Kurve der isovolumetrischen Druckmaxima für den linken Kaninchenvorhof berechnet ($P_{max}^0 = 3.97$, $k = 2{,}25$, $k_1 = 6{,}01$, $a = 0{,}0566$). Die eingezeichneten Scharen geben die Extradruckkurven bei verschiedenen Vagusreizungen an. Die Reizfrequenz ist an jeder gestrichelten Kurve eingezeichnet. Die Kurve bei „E_{max}" ergab sich aus einer Berechnung nach Formel (2).

● P_E-V-Kurven ohne Vagusreizung; ○ P_E-V-Kurven bei Vagusreizung mit den in den Kreisen angegebenen Reizfrequenzen

einem Modell für Ruhe-Druck-Volumen-Kurve und Kurve der isovolumetrischen Maxima (Abb. 1). Unter Vagusreizung nehmen die entwickelten Extradrucke mit wachsenden Reizfrequenzen ab. Bei maximalen Vaguswirkungen sind die vom Vorhof entwickelten Extradrucke nur noch wenig vom Vorhofvolumen abhängig. Aus der Effektberechnung (Formel 1) ergibt sich schon aus diesem Diagramm eine Abnahme der Vaguswirkungen E_V sowohl bei niedrigen als auch bei großen Vorhofvolumina. Maximale Wirkungen wurden bei einem mittleren Vorhofvolumen von 0,9 cm^3 erzielt, das entspricht einer Volumenvergrößerung von etwa 70% des Füllungsvolumens bei 1 Torr.

Im Abb. 2 ist die in Formel (3) definierte Vaguseffektivität E^* in Abhängigkeit vom Füllungsdruck P_0 bzw. von der Vorhofoberfläche (bei Annahme eines kugelförmigen Vorhofs) dargestellt. Die Vaguseffektivität ist maximal bei einem Füllungsdruck von 15 Torr. Bei größeren Füllungsdrucken nimmt die Vaguseffektivität steil ab. Nur noch 14% der maximalen Vaguseffektivität waren bei 38 Torr vorhanden. Geringe Füllungsdrucke zwischen 0 und 15 Torr, also geringere Vorhofdehnungen, beeinflussen die Vaguseffektivität nur wenig. Zwischen inotroper Vaguswirkung und inotroper Effektentwicklung durch Azetylcholinperfusion ($3 \cdot 10^{-4}$ g/ml) lassen sich keine signifikanten Unterschiede im untersuchten Füllungsdruckbereich feststellen. Trägt man die Vaguseffektivität gegen die Vorhofoberfläche auf (Inset in Abb. 2), wird der steile Abfall der Vaguseffektivität bei Überschreiten einer kritischen Vorhofoberfläche besonders deutlich. Diese kritische Grenze liegt bei einer Oberflächenzunhame von 36% gegenüber der Oberfläche bei einem Füllungsdruck von 1 Torr.

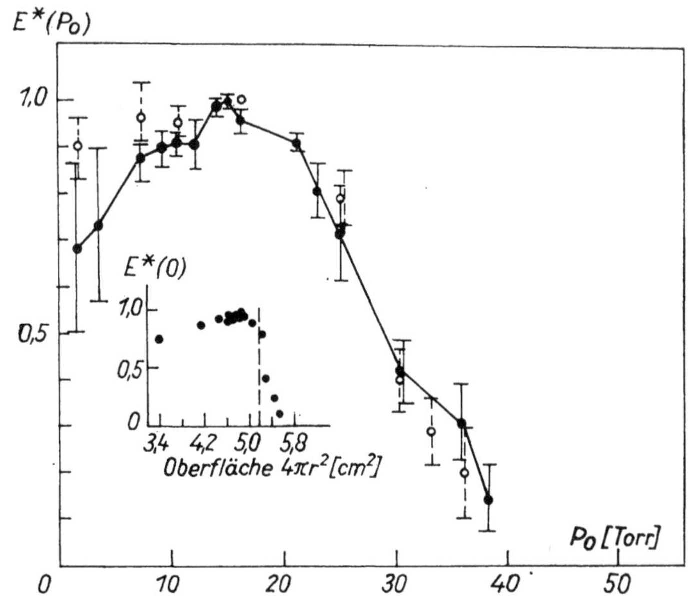

Abb. 2. Abhängigkeit der Vaguseffektivität vom Füllungsdruck des linken Vorhofs. Im Inset ist die Abhängigkeit der Vaguseffektivität von der Vorhofoberfläche dargestellt. Weitere Erklärungen im Text.

● Vagusreizung; ○ ACh-Perfusion ($3 \cdot 10^{-4}$ g/ml).

Diskussion

Über die Abhängigkeit der Vaguswirkungen von der Dehnung isolierter Vorhofpräparate existieren nach unserem Wissen bisher noch keine exakten Untersuchungen. Eine solche Abhängigkeit könnte jedoch für die gesamte Herzsteuerung bedeutungsvoll sein. Nach unseren Ergebnissen besteht eine starke Abhängigkeit der inotropen Vaguseffektivität von der Dehnung des isolierten Vorhofes. Mit wachsenden Füllungsdrucken, also zunehmender Dehnung, nimmt die Vaguswirksamkeit steil ab. Eine efferente vagale Kontrolle von Rezeptorstrukturen im Vorhof wäre also bei großen Vorhofdehnungen nicht mehr möglich. Die Effektabnahme könnte auf die Vergrößerung der Diffusionsstrecken für Azetylcholin (ACh) bei Dehnung zurückzuführen sein. Nach neueren morphologischen Arbeiten erfolgt auch am Warmblütervorhof eine ACh-Freisetzung aus „Varikositäten" der postganglionären Vagusfasern [3]. Eine Vergrößerung der Abstände zwischen diesen „Varikositäten" und Vorhofmyokardfasern könnte den Vaguseffekt bei Dehnung herabsetzen. Durch Dehnung des Vorhofs wird weiterhin die Dichte der ACh-Rezeptoren vermindert. Setzt man die Vaguseffektivität bzw. die ACh-Wirksamkeit proportional zur Rezeptordichte, könnte auch die Abnahme der inotropen ACh-Wirkung bei zunehmender Dehnung erklärt werden. Einige Autoren beschreiben eine Zunahme der Aktivität spezifischer ACh-Esterasen bei vergrößerten hydrostatischen Drucken [4, 5]. Eine solche vergrößerte Esteraseaktivität bei gleichzeitig zunehmenden Diffusionsstrecken für ACh im Vorhofmyokard würde bei Dehnung die Vaguseffektivität kritisch herabsetzen.

Literatur

[1] Nilius, B.: Nova Acta Leopoldina NF **38**, 123 (1973)
[2] Koester, G., u. E. Weiss in: Physiologie — Ergebnisse und Entwicklungen. Wiss. Beitr. Martin-Luther-Univ., Halle 5, R 11, 21 (1969)
[3] Ellison, J. P., u. R. G. Hibbs: J. molec. cell. Cardiol. **8**, 89 (1976)
[4] Brown, D. E. S., K. F. Guthe, H. C. Lawler u. M. P. Carpenter: J. cell. comp. Physiol. **52**, 59 (1968)
[5] Young, W., u. F. Upham: Am. J. Physiol. **202**, 947 (1962)

Acta biol. med. germ., Band 36, Seite 1351—1345 (1977)

Institut für Wirkstofforschung der Akademie der Wissenschaften der DDR, 1136 Berlin, DDR

Über die Hemmung der ^{3}H-Noradrenalin-Aufnahme in Synaptosomen durch Substanz P

L. PIESCHE, H. HILSE, E. SCHEER, M. BIENERT und P. OEHME

(Eingegangen am 9. Dezember 1976)

Summary

The uptake kinetics of DL-[^{3}H]-norepinephrine into synaptosomes from rat brain hypothalamus can be described as a two stage process with uptake constants of $K_m = 0.9$ µM and $K_m = 0.06$ µM, respectively. Substance *P* exerts an inhibiting influence on both uptakes. The possible importance of this inhibition for the regulation of noradrenergic transmission is discussed

Einleitung

Substanz P, ein Undekapeptid der Struktur

H-Arg-Pro-Lys-Pro-Gln-Gln-Phe-Phe-Gly-Leu-Met-NH_2,

ist in bestimmten Bereichen des Nervensystems von Säugern lokalisiert und spielt offenbar bei der neuronalen Transmission eine wichtige Rolle [1—6]. Dabei ist noch nicht klar, ob Substanz *P* selbst als Transmitter fungiert oder nur eine modulatorische Funktion bei der synaptischen Übertragung ausübt.

Zur Klärung möglicher Wechselbeziehungen zwischen Substanz P und Transmittern wurde daher in dieser Arbeit die Aufnahme von DL-[^{3}H]-Noradrenalin in Synaptosomen unter dem Einfluß von Substanz P untersucht.

Material und Methodik

12 männliche Wistar-Ratten (ca. 3 Monate alte, Körpergewicht 250—300 g) wurden zwischen 8—9 Uhr durch Nackenschlag getötet und die Hypothalami nach GLOWINSKI und IVERSEN [7] präpariert. Die Homogenisierung erfolgte einzeln in je 5 ml eiskalter, gepufferter 0,32 M Saccharose-Lösung (Zusätze pro l Lösung: 722 mg $Na_2HPO_4 \cdot 2\,H_2O$, 131 mg KH_2PO_4, 203 mg $MgCl_2 \cdot 6\,H_2O$ und 1117 mg ÄDTA) unter schonenden Bedingungen. Die weitere Aufarbeitung erfolgte wie von WHITTAKER et al. [8, 9] angegeben. Die Sedimente P_2 wurden einzeln in je 2,5 ml McIlwain-Puffer [10], der zusätzlich 0,2 mg Askorbinsäure, 0,06 mg ÄDTA und 8.95 µg Iproniazid pro ml enthielt, suspendiert, vereinigt und nach kurzem Schütteln 15 min im Eisbad belassen. 1 ml-Portionen dieses Sammelhomogenates wurden 10 min bei 37 °C mit 8 verschiedenen Konzentrationen von DL-[^{3}H]-Noradrenalin (NEN Chemicals Boston, spez. Aktivität 6,9—8,6 Ci/mMol) inkubiert, und zwar beginnend mit $1 \cdot 10^{-8}$ M bis $128 \cdot 10^{-8}$ M unter jeweiliger Verdopplung der Konzentration. Nach Beendigung der Inkubation durch Abkühlen im Eisbad schloß sich eine Zentrifugation für 30 min bei 20000 × *g* an. Die resultierenden Sedimente P_2' wurden 2mal mit je 1 ml eiskaltem Puffer (s. o.) gewaschen und danach in 2 ml Aqua bidest. resuspendiert. Hiervon dienten Aliquots zur Be-

stimmung der Aktivität (mit Aquasol im Liquid Scintillation Counter LKB Wallac 81 000) bzw. des Gesamtproteins nach LOWRY et al. [11] mit Eialbumin als Standard.
Substanz P wurde entweder i.v. appliziert (500 µg/kg, 15 min vor dem Töten) oder der Inkubationslösung zugesetzt ($1 \cdot 10^{-5}$ M).

Ergebnisse

Die elektronenmikroskopische Überprüfung der Fraktion P_2 bestätigte das Vorliegen von Synaptosomen unterschiedlicher Größe, die im allgemeinen zahlreiche Vesikel und häufig auch Mitochondrien enthalten. Manche Synaptosomen sind zusammen mit ihren postsynaptischen Fragmenten erkennbar. Daneben treten aber auch isolierte Mitochondrien, Mikrosomen, beschädigte Synaptosomen, leere Synaptosomenhüllen („ghosts") und Myelinfragmente auf.
Im untersuchten Noradrenalin-Konzentrationsbereich ließen sich zwei unterschiedliche Aufnahmeprozesse nachweisen, wie die Auswertung nach LINEWEAVER und BURK [12] verdeutlicht (Abb. 1). Ein Vergleich ergibt, daß für den Typ „high

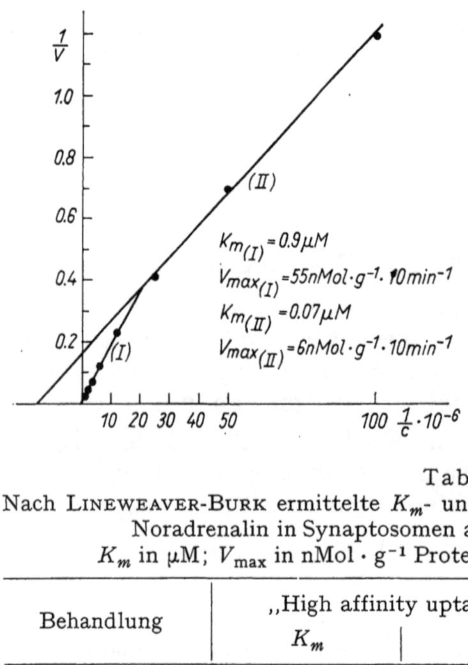

Abb. 1. Lineweaver-Burk-Darstellung der Aufnahme von DL-[^{3}H]-Noradrenalin in Synaptosomen aus Ratten-Hypothalamus. V = Aufnahmegeschwindigkeit (Ordinate) in nMol $\cdot$ g^{-1} Protein $\cdot$ 10 min^{-1}; C = DL-[^{3}H]-Noradrenalin-Konzentration (Abszisse) in M.
I = Aufnahme vom Typ „high affinity uptake I"; II = Aufnahme vom Typ „high affinity uptake II"

Tabelle 1
Nach LINEWEAVER-BURK ermittelte K_m- und V_{max}-Werte für die Aufnahme von DL-[^{3}H]-Noradrenalin in Synaptosomen aus dem Hypothalamus der Ratte.
K_m in µM; V_{max} in nMol $\cdot$ g^{-1} Protein $\cdot$ 10 min^{-1}; Zahl der Versuche in ().

Behandlung	„High affinity uptake I"		„High affinity uptake II"	
	K_m	V_{max}	K_m	V_{max}
Unbehandelte Kontrolltiere	0,94 ± 0,05 (5)	51,4 ± 5,7 (5)	0,061 ± 0,026 (5)	5,6 ± 1,7 (5)
SP-Injektion (15 min vor Tötung; 500 µg/kg i.v.)	3,77 ± 2,04 (3)*	87,7 ± 76,4 (3)	0,038 ± 0,007 (3)	1,7 ± 0,1 (3)**
SP-Inkubation (Inkubations-Lösung 10^{-5} M an SP)	1,81 ± 0,60 (4)*	82,5 ± 38,0 (4)	0,103 ± 0,050 (4)	5,1 ± 1,2 (4)

* $p < 0,02$; ** $p < 0,01$

affinity uptake I" die K_m-Werte das 10—15fache, die V_{max}-Werte das 6—10fache der entsprechenden Werte des „high affinity uptake II" betragen. Unter der Einwirkung von Substanz *P* erhöhte sich der K_m-Wert für die [^{3}H]-Noradrenalin-Aufnahme des „high affinity uptake I" auf das 2—4fache (Tab. 1), wobei die i.v. Injektion von Substanz *P* wirksamer als die Zugabe zur Inkubationslösung war ($K_m = 3{,}77$ µM nach Injektion von SP; $K_m = 1{,}81$ µM bei Inkubation mit SP; $K_m = 0{,}94$ µM für Kontrollen). Die Werte für V_{max} nahmen unter dem Einfluß von Substanz *P* gleichfalls zu, wobei aber auch die Streuung erheblich anstieg. Die K_m-Werte für die [^{3}H]-Noradrenalin-Aufnahme des „high affinity uptake II" verhielten sich gegenläufig (Tab. 1) je nachdem, ob Substanz *P* injiziert oder in vitro eingesetzt wurde. Die beobachteten Veränderungen sind aber nicht signifikant. Dagegen ist die Erniedrigung des V_{max}-Wertes signifikant verglichen zur Kontrolle.

Diskussion

Ein Vergleich der in dieser Arbeit gefundenen K_m-Werte für die synaptosomale DL-[^{3}H]-Noradrenalinaufnahme mit bereits bekannten Daten zeigt, daß der sogenannte „high affinity uptake I" mit $K_m = 0{,}94$ µM den an Synaptosomenfraktionen unterschiedlicher Darstellung [13—18] bzw. Schnittpräparaten [19] ermittelten Werten entspricht. Für den zusätzlich gefundenen „high affinity uptake II" mit $K_m = 0{,}061$ µM finden sich dagegen in der Literatur weniger Parallelen. Nur die von Clarenbach et al. [20] an Synaptosomen aus Ratten-Hypothalamus bestimmten K_m-Werte für die Aufnahme von Noradrenalin ($K_m = 0{,}3$ µM) bzw. Dopamin ($K_m = 0{,}07$ µM) liegen in diesem Bereich. Ähnlich niedrig ist auch der K_m-Wert für die Noradrenalinaufnahme in Neuroblastom-Zellen [21] ($K_m = 0{,}14$) µM bzw. für den „uptake$_1$" von (—)-Noradrenalin am isolierten Rattenherz [22] ($K_m = 0{,}27$ µM). Wong und Bymaster [23] beobachteten gleichfalls eine biphasische Noradrenalinaufnahme in Synaptosomen aus Ratten-Hypothalamus, wobei die Autoren zwischen einer Aufnahme mit hoher Affinität ($K_{m1} = 0{,}15$ µM) und einer weiteren Aufnahme mit niedriger Affinität ($K_{m2} = 0{,}49$ µM) unterscheiden.

Eine befriedigende Erklärung für die Existenz zweier „high affinity uptake"-Systeme bei Synaptosomen aus Ratten-Hypothalamus ist zur Zeit nicht möglich. Wegen der Heterogenität der untersuchten Fraktion P_2 können mehrere Arten von Speicherorganellen dafür verantwortlich sein.

Substanz *P* beeinflußt — sowohl in vivo als auch in vitro — den „high affinity uptake I" im Sinne einer kompetitiven Hemmung mit einer scheinbaren Erhöhung der K_m-Werte. Der „high affinity uptake II" wird nach Injektion von Substanz P (nicht aber bei Inkubation) nichtkompetitiv gehemmt (d. h. Erniedrigung von V_{max}).

Die kompetitive Hemmung des „high affinity uptake I" entspricht einer Konkurrenz von Substanz P mit dem Transmitter Noradrenalin um gleiche Bindungsorte und kann möglicherweise für die Modulation der sympathischen Aktivität von Bedeutung sein. Über die Beeinflussung des „reuptake" ist damit eine Regulation der aktuellen Transmitterkonzentration am synaptischen Spalt möglich. Die Bedeutung der nichtkompetitiven Hemmung des „high affinity uptake II" durch Substanz P bleibt noch zu klären.

Literatur

[1] KONISHI, S., u. M. OTSUKA: Brain Res. **65**, 397 (1974)
[2] TAKAHASHI, S., S. KONISHI, D. POWELL, S. E. LEEMAN u. M. OTSUKA: Brain Res. **73**, 59 (1974)
[3] OTSUKA, M., S. KONISHI u. T. TAKAHASHI: Fedn Proc. Fedn Am. Socs exp. Biol. **34**, 1922 (1975)
[4] SAITO, K., S. KONISHI u. M. OTSUKA: Brain Res. **97**, 177 (1975)
[5] KRNJEVIĆ, K., u. M. E. MORRIS: Can. J. Physiol. Pharmac. **52**, 736 (1974)
[6] HENRY, J. L., K. KRNJEVIČ u. M. E. MORRIS: Can. J. Physiol. Pharmac. **53**, 423 (1975)
[7] GLOWINSKI, J., u. L. L. IVERSEN: J. Neurochem. **13**, 655 (1966)
[8] GRAY, E. G., u. V. P. WHITTAKER: J. Anat. **96**, 79 (1962)
[9] WHITTAKER, V. P., I. A. MICHAELSON u. R. J. A. KIRKLAND: Biochem. J. **90**, 293 (1964)
[10] McILWAIN, H.: Biochem. J. **49**, 382 (1951)
[11] LOWRY, O. H., N., J. ROSEBROUGH, A. L. FARR u. R. J. RANDALL: J. biol. Chem. **193**, 265 (1951)
[12] LINEWEAVER, H., u. D. BURK: J. Am. chem. Soc. **56**, 658 (1934)
[13] COLBURN, R. W., F. K. GOODWIN, D. L. MURPHY, W. E. BUNNEY u. J. M. DAVIS: Biochem. Pharmac. **17**, 957 (1968)
[14] SNYDER, S. H., u. J. T. COYLE: J. Pharmac. exp. Ther. **165**, 78 (1969)
[15] SNYDER, S. H., u. J. T. COYLE: J. Pharmac. exp. Ther. **170**, 221 (1969)
[16] WHITE, T. D., u. D. M. PATON: Biochim. biophys. Acta **226**, 116 (1972)
[17] HENDLEY, E. D., B. MOISSET u. B. L. WELCH: Science, N.Y. **180**, 1050 (1973)
[18] WELCH, B. L., E. D. HENDLEY u. I. TUREK: Science, N.Y. **183**, 220 (1974)
[19] SNYDER, S. H., A. I. GREEN u. E. D. HENDLEY: J. Pharmac. exp. Ther. **164**, 90 (1968)
[20] CLARENBACH, P., G. RAFFEL, D. K. MEYER u. G. HERTTING: Archs int. Pharmacodyn. Ther. **219**, 79 (1976)
[21] ZWILLER, J., J. TRESKA-CIESIELSKI, G. MACK u. P. MANDEL: Nature, Lond. **254**, 443 (1975)
[22] IVERSEN, L. L.: The uptake and storage of noradrenaline in sympathetic nerves. University Press, London 1967
[23] WONG, D. T. u. F. P. BYMASTER: Biochem. Pharmacol. **25**, 1979 (1976)

Acta biol. med. germ., Band 36, Seite 1355—1359 (1977)

Institute of Physiological Chemistry and Central Workshop for Technical Research of the Division of Medicine, Friedrich-Schiller-University of Jena, 69 Jena, DDR

A modified KAPA-chamber and its application in blood group typing and enzyme tests

B. Horn[1], K. Thielmann[2], I. Schauer, G. Pfotenhauer, Chr. Müller and A. Horn

(Received January 13, 1977)

Summary

A modified chamber for the KAPA-technique is described. It enables mixing of sample and reagent without vibrator, and visual evaluation can be carried out directly in the chamber. The advantages for blood group typing and enzyme tests are demonstrated.

Introduction

In previous publications on the KAPA-procedure, reaction chambers of polystyrol were described [1, 2]. They were made with five rows of ten depressions each, the depressions being drilled to a depth of about 3 mm. These chambers proved to have two disadvantages. First, a vibrator is required for mixing of sample and reagents. Second, they are not suitable for reactions that are to be evaluated visually in the chamber (i.e. serological reactions). To overcome these disadvantages a chamber was constructed without central drillings. The construction and applications of the new chamber are presented in this paper.

Principle

The chamber consists of two plates. Each plate carries reaction areas instead of drillings. The reaction areas are separated from each other in different ways, for instance by grooves. The sample volumes are placed onto the areas of one plate, the reaction mixture onto those of the other plate. Both plates are placed together so that the reactants come into contact. They are mixed and the reaction is started by positioning the two loaded plates sandwich style and moving the top plate slightly up and down on the bottom plate. The plates are fixed in the exact position by mechanical means. A definite distance between the reaction areas, located on the surface of each chamber can be achieved by inserting sponge rubber into grooves around the borders of the plates. The sponge rubber not only maintains the required distance, but also helps to prevent evaporation of the reactants. After mixing and after necessary reaction time the result can immediately be

[1] Blutspendezentrale der Chirurgischen Universitätsklinik, Jena
[2] Department of Pathological Biochemistry, Medical Academy of Erfurt

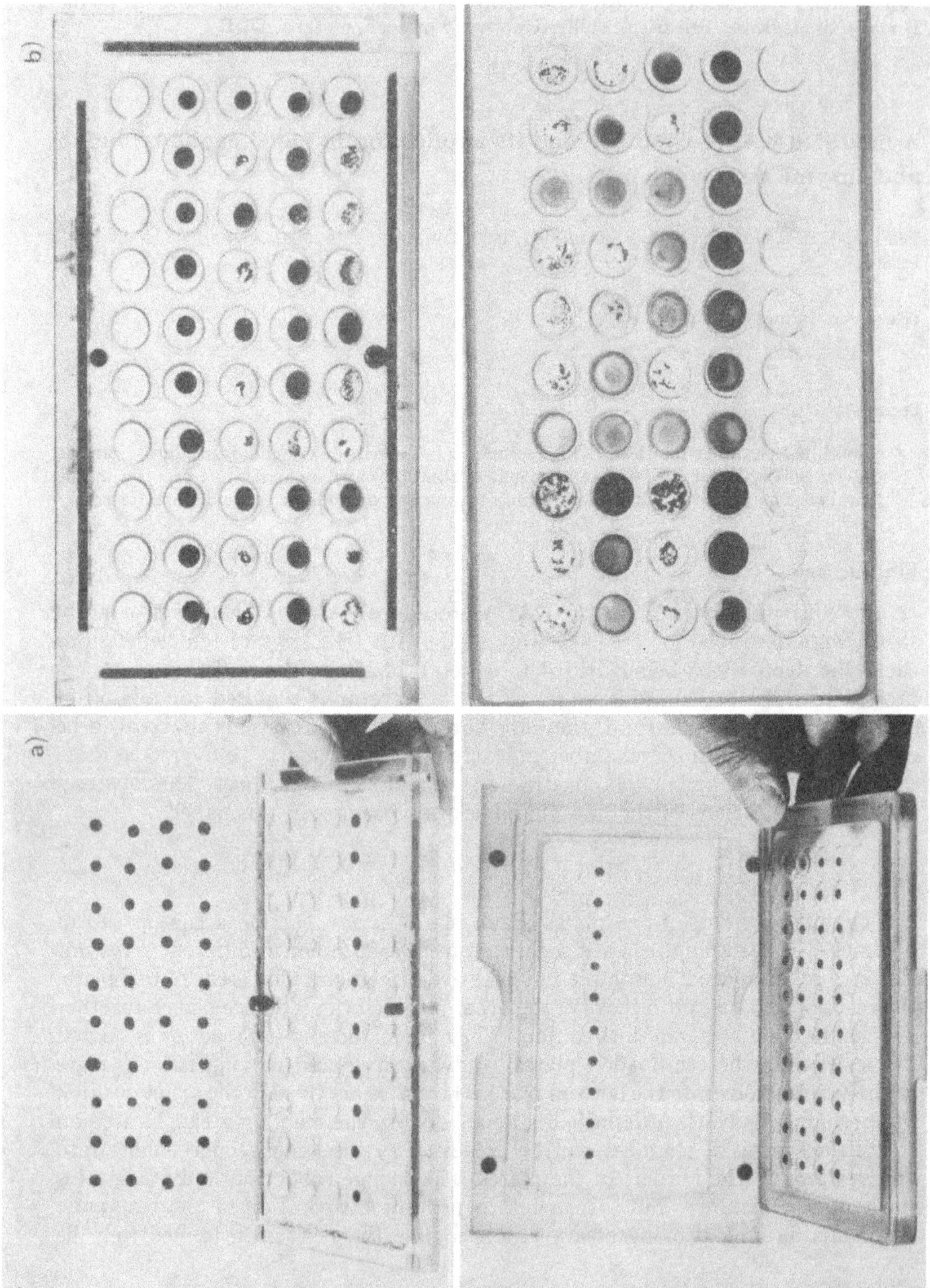
b)
a)

evaluated visually; or the solution may be transferred onto paper, as with the original KAPA procedure. Two types of chambers are proposed:

a) Chambers of polystyrol: Polystyrol chambers have good optical properties, such as required for visual evaluation. Each plate carries 50 reaction areas arranged on 5 rows of ten each (s. Fig. 1 a). Each reaction area has a diameter of about 7 mm. They are separated from each other by circular grooves. Grooves for the sponge rubber border the four edges of the plate.

b) Polyvinyl chloride (PVC) plastic sheeting (Fig. 1 b): Carrier material for test plates as an alternative to polystyrol plates must be colourless, transparent and of sufficiently heavy gauge. Plastic PVC sheeting (VEB Gölzaplast, Gölzau) 0.4—0.6 mm thick is heated and pressed so that 50 depressions of 1.0—2 mm depth each are obtained. The floor of each depression is flat, in order to facilitate visua-l sation of test results. These plastic plates are inserted into a supporting frame where they are held in exact position. The properties of the plastic material in combination with the flattened shape of the depressions serve to avoid loss of reactant solutions or confluence of adjacent samples. The plates are easy to clean for re-use. However, they are so cheap that they can be used as one-way material. For some tests the reagents can be fixed on the plates in advance by drying. This is useful for large scale commercial production.

Applications

1. Serological reactions

With the polystyrol or PVC chambers described, blood group determinations and blood group bedside tests can be carried out in the ultramicro range. Instead of 50—100 µl of test serum only 5 µl are required. The expense for the test sera is thus reduced by one order of magnitude.

a) Polystyrol-KAPA-chambers: Blood group typing in KAPA-chambers is carried out using the technique described above. 5 µl erythrocyte suspension are pipetted onto each of the reaction areas of a second plate. 5 µl each of 0-, A-, and B-test serum are pipetted respectively onto the reaction areas of the same plate. A dispenser pipette is used [3]. Both plates are placed together as explained above and the erythrocytes and serum then mixed. Within 5 min or less, agglutination can be observed in the respective positions. Correspondingly, serum properties may be checked with test erythrocytes. Fig. 1 shows an example of blood group typing for ten different samples.

b) PVC sheeting blister chambers: One special advantage of these chambers for application in blood group serology is that test sera can be fixed on them in advance by the producer. They are then ready for use as a disposable item. Only the blood samples to be tested have to be pipetted, and good standardization and high productivity are attained.

◄ Fig. 1. Blood group determination in the A-, B-, 0-system a) on polystyrol plates, b) on PVC "blister" sheetings. Left: open plates. Right: after agglutination

Only PVC material is suitable. Other materials (polyethylene, polyamide, cellulose acetate, x-ray film) show nonspecific reactions with erythrocytes or whole blood. For fixation of the test serum on the plate an adhesive has to be employed. The following substances were tested: Kollidon 25, Kollidon 25 + $MgCl_2$, OH-methylcellulose, amylose, $MgCl_2$ + $CaCl_2$, fructose, glucose, glucose + $CaCl_2$, glucose + $MgCl_2$. Only glucose in combination with $CaCl_2$ of $MgCl_2$ was found to be suitable. The serum is mixed with either of these latter two, pipetted onto the reaction areas of the plates and then dried in the refrigerator for several hours. Samples tested after 10 months of storage at 4 °C were found to be fully fixed and completely active. A special form of the plates are bedside cards (Fig. 2). These permit documentation of the test result. About 10 µl of donor and recipient whole blood are dropped into a depression using a standardized glass rod. After mixing and reading the test, the blood serum mixture is allowed to dry at open air. Furthermore the mixture of blood and test serum can be spotted onto filter paper, the latter being used as documentation sheet. In about 50 bedside checks performed in this manner the test result could still be identified correctly after drying.

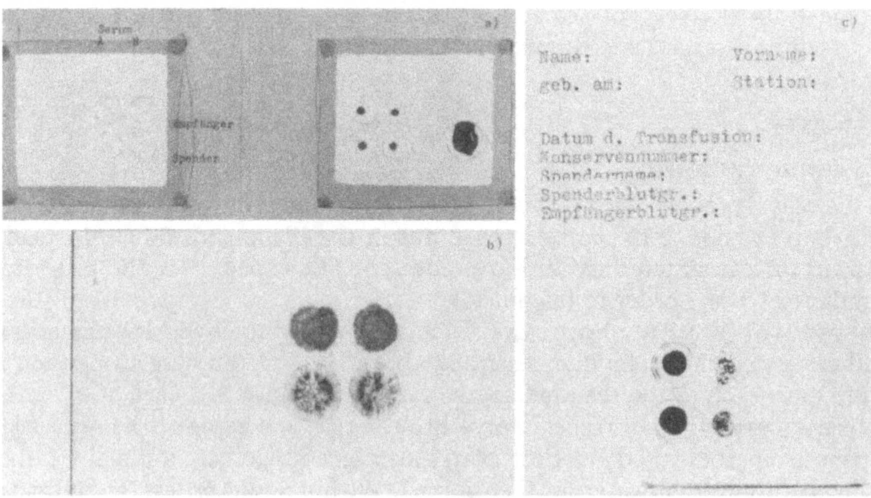

Fig. 2. Bedside card for blood group typing: A PVC "blister" sheeting is inserted into a folded cardbord frame a) open, b) closed card, c) sample spotted on filter paper

2. *Mixing chamber for enzyme tests*

Polystyrol plates and PVC "blister" sheetings were tested as mixing chambers, placing NADH and serum samples on two plates respectively. After mixing the reaction mixture is transferred on filter paper. Table 1 shows the degree of precision obtained.

To prove the applicability of prefabricated test plates with fixed reagents, 4 µl of test solution were applied to each reaction area and air dried.

Redissolution was made in 8 µl serum per test. In 600 parallel determinations (Table 1 b) standard errors of 1.6—2.3% (cv) were obtained in several sets of experiments. During a 6 weeks storage of the plates at 4 °C no loss of NADH fluorescence and no significant increase of the standard error was observed.

Table 1

Standard deviations of fluorescence on filter paper after mixing. NADH containing test solution and serum in a mixing chamber, a) after mixing test solution between PVC "blister" sheetings, b) after drying test solution on PVC "blister" sheetings. 100% arbitrary units correspond to 0.75 mM NADH

NADH-concentration	Standard deviation (%) a) ($n = 400$)	b) ($n = 150$)
0 75 mM (100%)	1 7	1 85
0 54 mM (75%)	1 9	2 3
0 37 mM (50%)	3.1	1 6
0 18 mM (25%)	2 7	2 3

References

[1] THIELMANN, K, A HORN, K SCHILLING, and O PFEIFER: D G.R. Patent + WPG 01n/ 154932 96784, 1973
[2] HORN, A, and K THIELMANN: Acta biol med germ. **27**, 657 (1971)
[3] HORN, A, K THIELMANN, I VOLKE, H WÖLFEL, and G MITULA: Patentschrift 107392

Buchbesprechung

HERBERT J. LEVINE: Clinical Cardiovascular Physiology (Clinical cardiology monograph), Grune & Stratton, Inc. New York, San Francisco, London, 1976, 945 S., 232 Abb., 56 Tab.

Dem Herausgeber, HERBERT J. LEVINE, gelang es mit diesem Werk, die Erfahrungen und das Wissen von 40 Autoren für die 24 Kapitel über die verschiedensten Probleme der Pathophysiologie des Herz-Kreislauf-Systems zu nutzen. Er legt damit ein Buch vor, das man mit Recht als Standardwerk auf diesem Gebiet bezeichnen kann. Bewußt verzichtet er auf die Detailschilderung einer Vielzahl sich schnell verbessernder Untersuchungstechniken in Klinik und Forschung. Sein Ziel, „. . .to present our current understanding of the pathophysiology of diseases of the heart and circulation, in their clinical setting when possible . . ." wird mit diesem Werk voll erreicht. Durch eine klare und einprägsame Sprache, eine Vielzahl von Abbildungen und Tabellen sowie eine didaktisch übersichtliche Anordnung des Stoffes in den einzelnen Kapiteln, die meist eine Zusammenfassung besitzen, wird es zu einem Lehrbuch, das sowohl Fachärzte für Innere Medizin, Kardiologen, Kreislaufphysiologen, als auch Studenten der Medizin gern in die Hand nehmen werden.

Durch die relativ kurze Zeit von ca. 2 Jahren, die zwischen Manuskriptabgabe und Drucklegung 1976 lag, entspricht der dargelegte Stoff dem Wissensstand auf diesem Gebiet etwa dem des Jahres 1974. Das Buch bietet somit auch dem erfahrenen, klinisch tätigen Kardiologen eine Vielzahl von Erkenntnissen auf dem Gebiet der Pathophysiologie des Herz-Kreislauf-Systems. Jedoch auch der in der Forschung tätige Pathophysiologe findet in diesem Werk noch viele Anregungen. Durch die enge Verknüpfung der pathophysiologischen Probleme des Herz-Kreislauf-Systems mit den verschiedensten klinischen Symptomen wird sein Verständnis für die Anwendung der Ergebnisse seiner Forschung vertieft.

Somit ist „Clinical Cardiovascular Physiology" nicht nur ein Lehrbuch, sondern auch ein Handbuch, dessen jedes einzelne Kapitel fast den Charakter einer Monographie besitzt. Das umfangreichste Kapitel mit 359 Literaturzitaten ist das Kapitel 18 über Lungenzirkulation, -insuffizienz und -ödem sowie die anatomischen und physiologischen Grundlagen.

Sehr umfangreich sind noch die ersten 7 Kapitel, die sich hauptsächlich mit den anatomischen und physiologischen Grundlagen der Herzfunktion beschäftigen: 1. Die strukturelle Basis der abnormalen Herzfunktion (eine Betrachtung der myokardialen und perikardialen Herzerkrankungen auf koronarer, hypertensiver, valvulärer und idiopathischer Basis); 2. Physiologie des Herzmuskels; 3. die Steuerung des Schlagvolumens; 4. die Steuerung der peripheren und koronaren Zirkulation; 5. das venöse System; 6. Pathophysiologie der Herztöne und -geräusche; 7. die elektrophysiologische Basis der Arrhythmien

Weitere Kapitel behandeln die Wirkung der Herzglykoside, die akute und chronische Myokardinsuffizienz aufgrund der verschiedensten Ursachen sowie deren Auswirkung auf die Nierenfunktion, den kardiogenen Schock, die Pathophysiologie der ischämischen Herzkrankheit und die Erkrankungen der einzelnen Herzklappen. Die Kapitel 15 bis 20 sind mit Ausnahme des 16. Kapitels, das sich mit der neonatalen Zirkulation und der Pathophysiologie der Shunts beschäftigt, mehr oder weniger extrakardialen Erkrankungen bzw. Einwirkungen auf das Herz gewidmet, die jedoch auch in unmittelbarer Beziehung zu den Erkrankungen des Herzens stehen: Pathophysiologie der arteriellen Hypertonie; Pathophysiologie der Störungen des Perikards; pulmonale Zirkulation, Insuffizienz und Ödem; Pathophysiologie des akuten und chronischen Cor pulmonale, adrenerge Mechanismen und das klinische Bild der Herzkrankheiten.

Kapitel 21 und 22 sind den Kardiomyopathien gewidmet. Sie repräsentieren den aktuellen Stand auf diesem Gebiet und geben sogar Hinweise für Therapieversuche bei der kongestiven Form.

Kapitel 23 beschäftigt sich mit der Elektrotherapie der Rhythmusstörungen, wobei ebenfalls nicht nur die physiologischen bzw. pathophysiologischen Grundlagen, sondern auch klinische Aspekte der Kardioversion, wie Komplikationen und Kontraindikationen behandelt werden. Das letzte Kapitel ist den biochemischen Mechanismen der Dysfunktion des Herzmuskels, ins-

besondere der ischämischen Reaktion und den daraus resultierenden diagnostischen und therapeutischen Methoden gewidmet.
Mit seinen insgesamt 24 Kapiteln behandelt das Werk somit alle Bereiche der Pathophysiologie des Herz-Kreislauf-Systems. Soweit es die Erkenntnisse gestatten, wurde sogar versucht, eine Vielzahl von Mechanismen aus molekularbiologischer Sicht zu betrachten, immer jedoch in Übereinstimmung mit den entsprechenden Krankheitsbildern.
Das 29seitige Sachwortregister ist für den Leser eine sehr große Hilfe. Obgleich das Werk besondesrs für den Pathophysiologen, der auf dem Gebiet der Pathophysiologie des Herz-Kreislauf-Systems tätig ist, besonders zu empfehlen ist, dient es auch klinisch tätigen Kardiologen und kardiologisch interessierten Internisten als ein wertvolles Nachschlagewerk. Einzelne Kapitel, wie die ersten 7 Kapitel, können auch dem Studenten der Medizin eine tiefere Einsicht in die Verhältnisse des Herz-Kreislauf-Systems bieten.

L. GABRIEL (Berlin Buch)

Acta biol. med. germ. 36, K 53 - K 58 (1977)

Central Institute of Cancer Research, Academy of Sciences of the GDR, Department of Virology, 1115 Berlin-Buch, GDR

Demonstration of RNA-dependent DNA polymerase activity in nondisrupted type D-retravirus particles after treatment with EDTA

G. Sydow and V. Wunderlich

(Received November 22, 1977)

Summary

The type D-retraviruses PMF virus (PMFV) and Mason-Pfizer monkey virus (MPMV) show RNA-dependent DNA polymerase (revertase) activity after treatment of the nondisrupted virions with the chelating agent ethylenediaminetetraacetate (EDTA). In the range of 1 to 5 mM, the effect is dependent on the concentration of EDTA. As compared with Nonidet P40 disrupted particles treatment of PMFV with EDTA results in a revertase activity of about 65%. Simultaneous addition of Mg- or Ca-ions prevents the EDTA effect. Other divalent cation-binding agents (o-phenanthroline, thiosemicarbazide) do not induce an EDTA-like effect. It is suggested that EDTA chelates divalent ions responsible for the structural organization of the viral membrane which, after chelation, gets permeable for the exogenous revertase template.

Introduction

For the demonstration of RNA-dependent DNA polymerase (revertase) activity of retraviruses disruption of virus particles by detergents is usually required since the enzyme is located in the virion core. It has been reported, however, that some virus preparations do not need detergent treatment to show enzyme activity [1,2]. The reason for this effect was not elucidated, but it is generally assumed to be due to aging of the particles [3]. Here we wish to report that the chelating agent EDTA which is widely used for the preparation of retraviruses (Tris-NaCl-EDTA buffer) is able to make accessible revertase activity at least in undisrupted type D-retravirus particles.

Materials and methods

Viruses: PMF virus, a Mason-Pfizer like virus isolated from permanent malignant human cells was propagated in the human cell line Tu 197 [4]. The revertase of PMF virus has been shown to prefer Mg-ions as does the revertase of Mason-Pfizer monkey virus (MPMV). MPMV, kindly provided by the J.L. Smith Memorial for Cancer Research, Pfizer, Inc., Maywood, U.S.A. through courtesy of Dr. J. Gruber, was also adapted to grow in Tu 197 cells. The virus-producing cells were maintained in Hanks-Eagle-MEM containing 2, 5, or 10% inactivated calf serum.

Virus preparation: Viruses were isolated from 24-hr harvests of supernatants of virus-producing cultures. Supernatants were clarified of cells and cell debris by centrifugation at 14000g for 15 min. Viruses of 20 ml of clarified medium were pelleted at 50000g for 120 min through a 5ml-cushion of 30% (w/v) sucrose in TN buffer (0.01 M Tris-HCl, 0.1 M NaCl, pH 8.3).

Treatment of viruses with EDTA or other agents: Virus pellets were resuspended either in 5 ml 0.01 M Tris buffer, pH 8.3, containing EDTA as indicated or in 5 ml 0.01 M Tris buffer without EDTA. In some experiments, EDTA was either supplemented with 15 mM $MgCl_2$ or $CaCl_2$ or replaced by o-phenanthroline or thiosemicarbazide. Immediately after resuspension, viruses were sedimented again at 50000g for 60 min. To assay for revertase activity the final pellets were resuspended in 50-100 µl of Tris buffer. Aliquots of these suspensions were taken as controls with maximal revertase activity.

Revertase assay: Revertase activity of the viruses was monitored by the poly(rA) • oligo(dT)-stimulated assay as described earlier [5]. Disruption of particles in control experiments was done with the nonionic detergent Nonidet P40 at a final concentration of 0.05% for 30 min at $0^{\circ}C$. PMFV and MPMV were assayed in the presence of 9.6 mM $MgCl_2$.

Results and discussion

Initially, we noticed in some experiments that EDTA seemed to exert a detrimental effect on the integrity of PMF virus particles. More detailled studies revealed that treatment of PMFV and MPMV even in low concentrations of EDTA, as used in TNE buffers, results in a relatively high accessibility of revertase to the exogenous template poly(rA) • oligo(dT), in spite of the well-known fact that the revertase complex is an internal part of retravirus particles.

The results presented were obtained by (1) sedimenting viral particles through a medium containing different amounts of EDTA (whereat all previous steps of virus preparation were done in the absence of EDTA), (2) assaying the resultant pellets for exogenous revertase activity, and (3) expressing the results obtained as percentage of those of control experiments performed with lysis of viral particles with Nonidet P40. The results (Table 1)

Table 1

Revertase activity of undisrupted retravirus particles treated with EDTA

Retravirus particles were sedimented (60 min, 50000g, 4°C) in TN buffer, pH 8.3, containing the indicated amounts of EDTA. Pellets were assayed for revertase activity with poly(rA) • oligo(dT) as template. Results are expressed as per cent of control with NP 40 disrupted viruses. Incorporation of radioactivity into acid-insoluble material of controls was in the range of 10000-100000 dpm. Mean values ± standard deviation; number of experiments in parenthesis.

Concentration of EDTA (mM)	PMFV	MPMV
0	10 ± 6 (21)	13 ± 12 (7)
1	35 ± 16 (5)	
2	42 ± 14 (6)	
5	59 ± 21 (18)	58 ± 23 (7)
20	66 ± 12 (2)	
50	65 ± 3 (3)	

show that a considerable revertase activity is demonstrable when virus particles were incubated in the presence of EDTA. Obviously, only a small part of revertase activity (cf. first line of Table 1) is accessible by aging of particles. On the other hand, the "lysis" of viral particles reaches a maximum at an EDTA concentration of about 5 mM. This plateau value lies for PMF virus at about 65% of the total revertase activity inherent in virus particles if it is presumed that lysis with Nonidet P40 releases 100% of that activity.

Exposure of MPMV to EDTA showed that this virus reacts as PMFV.

Further experiments were performed to clarify whether there is an influence of magnesium or calcium ions on the EDTA effect. As shown in Table 2 both $MgCl_2$ and $CaCl_2$ prevent the EDTA effect when added at the same time as the chelating agent. However, no complete prevention was observed when the divalent ions were added 30 min after EDTA. Data obtained so far indicate that the EDTA effect is partially reversible, but this preliminary result has to be substantiated by further experiments.

Table 2

Revertase activity of EDTA-treated PMF virus particles after addition of $MgCl_2$ or $CaCl_2$

Results are expressed as in Table 1. Effects observed with 5 mM EDTA alone or without EDTA were 59% or 10% of the control, respectively (cf. Table 1).

Treatment		Per cent of control	
5 mM EDTA 15 mM $MgCl_2$	simultaneously	8 ± 3	(7)
5 mM EDTA 15 mM $CaCl_2$	simultaneously	16 ± 2	(3)
5 mM EDTA 15 mM $MgCl_2$	$MgCl_2$ 30 min after addition of EDTA	37 ± 25	(10)
5 mM EDTA 15 mM $CaCl_2$	$CaCl_2$ 30 min after addition of EDTA	35 ± 21	(8)

To show whether other divalent cation-binding agents produce the same effect as EDTA, o-phenanthroline and thiosemicarbazide were also tested. Both agents, at concentrations of up to 5 mM, do not induce an EDTA-like effect. However, as previously shown [6], they are inhibitors of revertase.
Some other variables tested do not influence the EDTA effect: pH in the range of 6-8 and presence of NaCl (0.01 M to 0.1 M) during exposure. The effect does also not depend on the amount of calf serum (2,5, or 10%) in the medium used for virus propagation.

The results reported here clearly indicate that virions exposed to EDTA during preparation do not need detergent treatment to demonstrate revertase activity. Whether a similar effect is characteristic to other types of retraviruses is unknown and is now under study. In the case of D-type particles, the effect has been proved to be due to EDTA exposure and not to aging of particles, as previously thought. As a consequence, it may be recommended that EDTA should be used very carefully for the preparation of retraviruses. It has been reported that certain human sera are able to lyse retravirus particles [7]. We feel that interpretation of these results must take into consideration whether or not the viruses tested have been isolated in the presence of EDTA.
The mechanism of the EDTA effect has to be clarified. We suggest that it is due to the chelation of divalent ions somehow associated with the viral envelope. After chelation, the envelope is thought to get permeable and exogenous template may pass the membrane. In any case, the DNA synthesis seems to occur within the leaky virus particles, because, after exposure to EDTA, the DNA synthesizing activity still sediments with particles. If this suggestion holds true Mg- or Ca-ions (or others?) must be involved in the structural organization of retravirus envelope. Further studies are required to answer these questions.
Our finding is in accord with results of other authors (see [8] for a summary of current knowledge) suggesting that plant viruses contain calcium-binding sites to control disassembly. More recently a similar function of calcium ions has also been reported for polyoma virus [9]. For lytic viruses, calcium ions might be responsible for inhibition of host cell functions after infection, as recently proposed [10]. It will be necessary to determine

whether divalent ions are also present on the surface of the non-lytic retraviruses and whether they have a function in virus host-cell interaction.

We wish to thank Mrs. H. Sydow for excellent technical aid. We also thank Drs. L. Baumbach and A. Niezabitowski for their help in the propagation of viruses.

References

[1] Baltimore, D.: Nature, Lond. 226, 1209 (1970)

[2] Spiegelman, S., A. Burny, M.R. Das, J. Keydar, J. Schlom, M. Travniček, and K. Watson: Nature, Lond. 227, 563 (1970)

[3] Temin, H.M., and D. Baltimore: Adv. Virus Res. 17, 129 (1972)

[4] Graffi, A., D. Bierwolf, R. Widmaier, E. Bender, V. Wunderlich, M. Rudolph, E. Mothes, A. Niezabitowski, and G. Papsdorf: Dte GesundhWes. 29, 1489 (1974)

[5] Wunderlich, V., St. Zotter, and G. Sydow: Acta biol.med. germ. 35, 1741 (1976)

[6] Levinson, W., A. Faras, B. Woodson, J. Jackson, and J.M. Bishop: Proc.natn.Acad.Sci. U.S.A. 70, 164 (1973)

[7] Welsh, R.M., N.R. Cooper, F.C. Jensen, and M.B.A. Oldstone: Nature, Lond. 257, 612 (1975)

[8] Durham, A.C.H., D.A. Hendry, and M.B. von Wechmar: Virology 77, 524 (1977)

[9] Brady, J.N., V.D. Winston, and R.A. Consigli: J. Virol. 23, 717 (1977)

[10] Durham, A.C.H.: Nature, Lond. 267, 375 (1977)

Acta biol. med. germ. Band 36, K 59 - K 62 (1977)

Central Institute of Molecular Biology of the Academy of Sciences of the GDR, [1]Division of Electron Microscopy, [2]Division of Automation and [3]Division of Cell Physiology, 1115 Berlin-Buch, GDR

Studies on the structure of animal ribosomes
VIII. Application of a digital image processing method to the enhancement of electron micrographs of small ribosomal subunits

G. Lutsch[1], K.-P. Pleißner[2], G. Wangermann[1] and F. Noll[3]

(Received December 1, 1977)

Summary

Electron micrographs of negatively stained small subunits of rat liver ribosomes have been processed by computer-assisted accumulation. The resulting micrographs are characterized by a significant noise suppression and enhancement of image details.

Introduction

Recently, various models have been proposed for the small subunits of eukaryotic ribosomes, based on electron microscopic investigations (1,4,6,9,12). However, these models have been developed by visual and subjective analysis of images showing rather poor contrast differences. In this paper the application of digital image accumulation to electron micrographs of small subunits of rat liver ribosomes is described, which results in an enhancement of image details and enables a more objective and detailed interpretation of these images.

Material and Methods

Small subunits were obtained from rat liver ribosomes as described by NOLL et al. (8). For electron microscopic investigation the subunits were diluted to a concentration of 0.03 mg/ml TKM-buffer (5 mM Tris, 50 mM KCl, 1.5 mM $MgCl_2$, 10 mM ß-mercaptoethanol, pH 7.7). Negative staining was carried out with uranyl acetate according to VALENTINE et al. (11). Micrographs were taken with a JEM 100-B at 80 kV and a magnification of 60 000 x.

Enhancement of image details was obtained by accumulation (superposition) (7,10) of images having the same shape and size; this results in an improvement of the signal-to-noise ratio which is proportional to the square root of the number of superpositions. Digital accumulation was carried out with the digital image processing system BVS (3) consisting of an input unit (scanning system), the small computer system KRS 4200 and optical and electronic display. A laser beam scans the film, and the transparency measured in a picture element is quantized into 32 levels (5 bits). The diameter of the sampling spot is 20 microns, and the distance between two picture elements amounts to 80 microns, corresponding to a distance of 4 Å in the object. Accumulation was carried out in the core memory (capacity: 16k words) of the KRS 4200. Though the number of images that can be accumulated in this way is practically unlimited, accumulation of 15 - 20 images is enough to give the desired noise suppression. Before scanning, the images of the small subunits were grouped and oriented manually on the measuring projector of the BVS by characteristic features such as contours and well visible lines of contrast. The error caused by manual orientation does not exceed 2 - 3 picture elements. The output of the improved image as a gray tone image was accomplished by the image processing system including the computer PRS 4000 and the image output device BAG 1 (2).

Results and Discussion

The electron micrographs of negatively stained small ribosomal subunits show mainly three distinct classes of images, which we described earlier (6) and reinvestigated recently. We can differentiate tripartite images showing a curved profile (Fig. 1a, b) and smaller bipartite images having elongated profiles and a "protuberance" on the lower side (Fig. 1c). The tripartite images exist in two enantiomorphic types, whereas the bipartite ones show, in contrast to our earlier results, mainly one type of orientation on the supporting film. Tripartite images are characterized by two lines of unequal density traversing the long axis of the images. The more prominent line divides the "head" and "body" of the subunits, and a continuation of this prominent line is assumed to be visible in the other characteristic view of small subunits, the bipartite images. A significant enhancement of these features is seen in computer processed images (see Material and Methods) arranged on the right side of each row of Fig. 1.

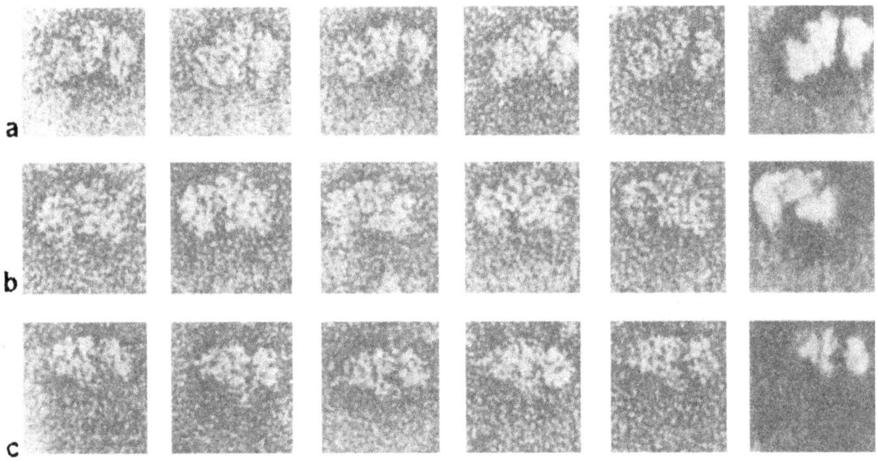

Fig. 1 Selected images of negatively stained small subunits of rat liver ribosomes and computer-processed images, respectively (last frame of every row).
(a), (b) tripartite images with curved profile; (c) bipartite images with elongated profile and a protuberance on the lower side.

The improved images confirm our earlier results (6), especially with regard to the existence of a protuberance in the bipartite elongated images, recently described also for small subunits of E.coli-ribosomes (5). In addition to these findings, application of digital-image processing reveals further details in the structure of the body and head of small subunits images. In particular, we observed two regions of lower density in the head of the bipartite elongated images (Fig. 1c) and a further subdivision of the body of the small subunits in all three image types.
Besides this visual interpretation, the computer-processed images give the possibility to produce patterns of contrast distribution of the whole image or regions of identical density by plotting digital images. Thus the method of digital image accumulation may be used to refine and objectivate a model for the small subunit of rat liver ribosomes as well as for large subunits and whole ribosomes.

Acknowledgements

We wish to thank Mrs. M. Pritsch for skilful technical assistance and Mrs. M. Frankowski for the photographic work.

References

(1) AMELUNKEN, F. and E. SPIESS: Cytobiologie 4, 293 (1971)
(2) FELSKE, D., A. GÜNTER and B. REBEL: rechentechnik - daten verarbeitung 14, 18 (1977)
(3) HAENEL, S. and G. NEIDHOLD: rechentechnik - datenverarbeitung 12, 12 (1975), Beiheft 4
(4) KISELEV, N.A., V. Ya. STEL'MASCHUK, M.J. LERMAN and O.Yu. ABAKUMOVA: J. Mol. Biol. 86, 577 (1974)
(5) LAKE, J.A.: J. Mol. Biol. 105, 131 (1976)
(6) LUTSCH, G., H. BIELKA, K. WAHN and J. STAHL: Acta biol.med. germ. 29, 851 (1972)
(7) NATHAN, R. in: BARER, R. and V.E. COSSLETT (ed.): Advances in Optical and Electron Microscopy, Vol. 4, Academic Press (1971)
(8) NOLL, F., H. THEISE and H. BIELKA: Acta biol.med.germ. 33, 547 (1974)
(9) NONOMURA, Y., G. BLOBEL and D. SABATINI: J. Mol. Biol. 60, 303 (1971)
(10) PLEISSNER, K.-P., S. HAENEL and P. TREPTE: Exp. Techn. Phys. (in press)
(11) VALENTINE, R.C., B.M. SHAPIRO and E.R. STADTMAN: Biochemistry 7, 2143 (1968)
(12) VIGNAIS, P.V., B.J. STEVENS, J. HUET and J. ANDRE: J. Cell Biol. 54, 468 (1972)

Acta biol. med. germ. Band 36, K 63 - K 69 (1977)

Division of Cellular and Molecular Cardiology, Central Institute of Heart and Circulatory Regulation Research, Academy of Sciences of the DDR, 1115 Berlin-Buch, German Democratic Republic

α- and β-Adrenergic Receptor Stimulation in Cultures of Beating Rat Heart Cells and its Effects on Automaticity and Cyclic AMP Levels[1)]

U. KARSTEN[2)], G. WALLUKAT, and A. WOLLENBERGER[3)]

(Received November 25, 1977)

Summary

Positive chronotropic responses were elicited in rocker cultures of beating ventricle cells of 1 to 4-day old rats by both α- and β-adrenergic receptor stimulation. Only the β and not the α-adrenergic receptor-mediated increase in automaticity was associated with a rise in the level of cyclic AMP in the cultures.

Introduction

It has been known for some time that, in addition to β-adrenoreceptor-mediated effects on cardiac automaticity, chronotropic responses can be elicited in cardiac pacemaker tissues by stimulation of α-adrenergic receptors (1-5). But until about a year ago only β- and not α-adrenergic chronotropic receptor activity had been demonstrated in heart cells beating in culture (6-12). Recently, Lane and collaborators (13) presented evidence for an involvement of both α- and β-adrenergic receptors in the positive chronotropic action of adrenaline and noradrenaline on cultured embryonic mouse heart cells. The present communication is a preliminary account of similar observations made in cultures of heart

[1)]Part of this work was presented at the 18th Annual Meeting of the Society for Pharmacology and Toxicology of the DDR in Halle, DDR, November 24-26, 1976.

[2)]Present address: Division of Immunology, Central Institute for Cancer Research, Academy of Sciences of the DDR, Berlin-Buch, DDR.

[3)]To whom reprint requests should be addressed.

cells of 1 to 4-day old rats. It is also shown that only the ß- but not the α-adrenoreceptor-mediated increase in the rate of beat of these cells is associated with elevations of the level of adenosine 3',5'-cyclic monophosphate (cyclic AMP) in the cultures.

Methods

Single cells were dissociated from the heart ventricles of 1 to 4 day-old rats and were cultured at 37°C in air for 8 days as monolayers in Müller flasks (2.4×10^6 seeded cells in 3 ml) that were continuously moved on a rocker platform at a speed of 2 cycles of 2 x 30 degrees each per min. The medium SM 20-I (14) plus 10 per cent calf serum and 2×10^{-6} M fluorodeoxyuridine (15) was used as culture medium with a daily change of half of the medium for the first 7 days and a change to SM 20-I medium without additions on the 8th day. The handling of the cultures preparatory to testing the chronotropic responses and during the tests was the same as in a previous study (16), except for minor modifications stated below. Cyclic AMP was determined in trichloroacetic acid-fixed cultures by the protein binding assay of Gilman (17) after purification of the cell extracts and media by successive passage through columns of Dowex 50, neutral alumina, and Dowex 1, as previously described (16). Protein was determined according to Lowry et al. (18), using ovalbumin as standard.

Results and Discussion

In three series of experiments, which differed in some details of execution but not with respect to the main trend of the results (Table 1), evidence was obtained for both α- and ß-adrenoreceptor-mediated positive chronotropic responses. (-)-Phenylephrine, which at the concentration used (10^{-6} M) acts probably as a pure α-adrenergic agonist, caused an increase in the pulsation rate (PR) which was inhibited by the α-adrenoreceptor blocker phentolamine (5×10^{-8} M), but not by the ß-blocker (-)-propranolol (5×10^{-8} M). Conversely, the increase in PR produced by the ß--adrenergic agonist (-)-isoproterenol was blocked by propranolol, but not by phentolamine (data not shown). The positive chronotropic action of 10^{-6} M (-)-noradrenaline, a mixed adrenergic agonist, was partly blocked by 5×10^{-8} M phentolamine in experimental series 1 and was totally blocked in series 2 (Table 1).

Table 1. Effect of adrenergic agonists and antagonists on pulsation rate (PR) and cyclic AMP content in 8 day-old cultures of rat ventricle cells.

PR (contractions per min) was measured at 37°C on the heated stage of an inverted microscope in 10 fields of the cell layer before and after addition of 10 µl of saline (controls) or agent dissolved in saline. The difference (ΔPR) was calculated for each field. Basal PR ranged between 80 and 120. Each value of ΔPR listed is the mean ± standard error of a minimum of 50 individual ΔPR determinations (50 fields in 5 culture flasks). Cyclic AMP values are given in pmoles/mg protein and are the means ± standard errors from 2 to 7 experiments in series 1 (content of cells plus medium) and from 2 experiments each in series 2 and 3 (content of cells only). Series 1: Measurement of PR between 0 and 3 min and fixation of the cultures 3 min after addition of agents. Series 2 and 3: Measurement of PR between 5 and 10 min and fixation of cultures 10 min after addition of agents. The means marked by § and ✱ differ significantly ($p < 0.01$ and < 0.05, respectively) from the corresponding control means.

Treatment (final concentration, M)	Series 1		Series 2		Series 3	
	ΔPR	Cyclic AMP	ΔPR	Cyclic AMP	ΔPR	Cyclic AMP
Saline (control)	0.0± 2.6	14.3± 1.8	+ 0.6±2.2	8.7±2.4	+ 1.9±3.7	19.4± 7.9
Noradrenaline (10^{-6})	+56.8±14.4§	46.3±12.2§	+24.0±4.0§	12.8±0.8	-	-
Isoproterenenol (10^{-6})	+22.0± 3.6§	151.7±13.0§	-	-	+31.1±5.0§	76.2±17.2
Phenylephrine (10^{-6})	+23.9± 4.4§	14.5± 3.5	-	-	+25.6±3.1§	12.5± 1.8
Noradrenaline (10^{-6}) (-)-Propranolol (5×10^{-8})	+36.4±12.4§	12.7± 2.9	+21.3±4.0§	9.9±0.2	-	-
Noradrenaline (10^{-6}) Phentolamine (5×10^{-8})	+36.8± 8.2§	99.7±30.6§	- 1.9±3.7	20.8±0.2✱	-	-
Phenylephrine (10^{-6}) (-)-Propranolol (5×10^{-8})	+20.4± 3.9§	13.6± 2.9	-	-	-	-
Phenylephrine (10^{-6}) Phentolamine (5×10^{-8})	+ 2.0± 2.1	18.5± 5.4	-	-	-	-
(-)-Propranolol (5×10^{-8})	-	-	+ 4.5±3.5	7.1±3.5	-	-
Phentolamine (5×10^{-8})	-	-	+ 0.1±3.0	7.5±0.1	-	-

In series 1 noradrenaline increased the rate of beat to an extent which equalled the sum of the increases caused by isoproterenol and phenylephrine separately. In no instance did any of the adrenergic agonists and antagonists studied lower the PR significantly below the control rate. Concentration-response curves for the positive chronotropic action of isoproterenol, phenylephrine, and noradrenaline are shown in Fig. 1.

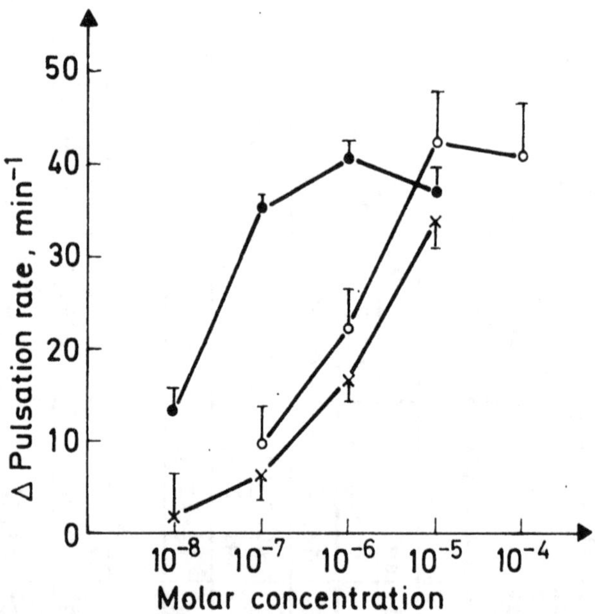

Fig. 1. Cumulative dose-response curves for the chronotropic responses of cultured rat ventricle cells ro isoproterenol (•), noradrenaline (o), and phenylephrine (x).
Vertical bars indicate + or - standard errors of means.
The three curves represent data from separate experiments on different cultures and are not directly comparable.

It is worth noting that some cultures gave chronotropic responses solely to α or solely to ß-adrenergic stimuli or, occasionally, to neither of them. An example of this behavior was encountered in experimental series 2 (Table 1), in which the positive chronotropic effect of noradrenaline was completely blocked by phentolamine and was blocked only to a negligible extent by (-)-propranolol.It is not known whether such a partial or a total absence of chronotropic responsiveness reflects a lack of receptors, a loss of receptor sensitivity, or a defect in a subsequent step of signal processing. Although an effort was made to standardize culture conditions, there remains the possibility that unidentified factors may have been operating which favor the prevalence (or suppression) of one or the other of the two types of adrenergic receptors or their activity or which may silence them both.

Table 1, series 1, shows that the α-adrenergic agent phenylephrine, in a concentration (10^{-6} M) causing an increase in the frequency of beat of the cultured ventricle cells, did not elevate the level of cyclic AMP in the cultures, whereas ß-adrenergic receptor stimulation by isoproterenol or by noradrenaline plus phentolamine produced pronounced elevations. In series 3 exposure of the cells to 10^{-6} M phenylephrine for a longer period than in series 1, namely 10 min, tended to lower the cellular cyclic AMP level at the same time as the PR was increased. The α-adrenergic blocker phentolamine, which by itself did not alter the basal cyclic AMP level and the basal PR, greatly magnified the cyclic AMP--raising effect of noradrenaline, at the same time that it partly inhibited the PR-enhancing action of the catecholamine (Table 1, series 1). It appears that, at least under certain conditions, α-adrenergic receptor activation in myocardial cells may lead to a reduction of the cyclic AMP content, while α-adrenergic receptor blockade may support its augmentation. A cyclic AMP lowering action of phenylephrine, slow in onset and antagonized by phentolamine, was recently observed by Watanabe et al. (19) in freshly isolated cells of the adult rat heart.

In parallel experiments conducted in our laboratory by Dr. S. Bartel phentolamine in concentrations up to 10^{-4} M was found to have no effect on either the low or high k_n phosphodiesterases of our cultured rat heart cells. On the other hand, stimulation of α-adrenergic receptors has been reported to reduce adenylate cyclase activity in membrane preparations of other cell types (20, 21). These observations suggest (see also ref. 19) that reductions of cyclic AMP levels in rat heart cells exposed to phenylephrine may be due to decreased activity of adenylate cyclase. By this argument the potentiation of the cyclic AMP-elevating action of noradrenaline by phentolamine (Table 1) could be ascribed to removal of a restraining α-adrenergic influence on the enzyme.

The near superposition of the concentration-response curves for the cyclic AMP- and the PR-elevating effects of adrenaline on cultured rat heart cells, noted in a previous study (16), was regarded as a piece of evidence for an involvement of cyclic AMP in the positive chronotropic action of this catecholamine. This conclusion is by no means invalidated by the results of the present investigation, although from present data the relationship between catecholamine-induced changes in cyclic AMP levels and in pacemaker activity appears to be much more complex than was hitherto assumed. In what way, if any, a fall in cyclic AMP level may be related to a rise in pulsation rate and vice versa, is a question requiring further study.

Acknowledgements

We thank Monika Wegener and Petra Heere for valuable technical assistance and Rosemarie Irmler and Dr. Sabine Bartel for their cooperation in performing some of the cyclic AMP assays and the phosphodiesterase assay, respectively.

References

1. NICKERSON, M. and G.M. NOMAGUCHI: Am. J. Physiol. 163, 484 (1950)
2. KUNOS, G. and M. SZENTIVÁNYI: Nature 217, 1077 (1968)
3. NAKASHIMA, M. and Y. HAGINO: Jap. J. Pharmacol. 22, 227 (1972)
4. HARRI, M.N.E.: Acta pharmacol. toxicol. 33, 273 (1973)
5. POSNER, P., E.L. FARRAR and C.R. LAMBERT: Am. J. Physiol. 231, 1415 (1976)
6. WOLLENBERGER, A. and W. HALLE: Monatsber. Deutsch. Akad. Wiss. 5, 38 (1963)
7. HARRISON, D.C., R.E. KLEIGER and E.C. MERRIGAN: Proc. Soc. Exp. Biol. Med. 124, 122 (1967)
8. ERTEL, R.J., D.E. CLARKE, J.C. CHAO and F.R. FRANKE: J. Pharmacol. Exp. Ther. 178, 73 (1971)
9. BODER, G.B. and I.S. JOHNSON: J. Mol. Cell. Cardiol. 4, 453 (1972)
0. CHANG, T.D. and G.R. CUMMINGS: Circul. Res. 30, 628 (1972)
1. FAYET, G., F. COURAUD, F. MIRANDA and S. LISSITZKY: Europ. J. Pharmacol. 27, 165 (1974)

12. KAUMANN, A.J. and R. WITTMANN: Naunyn-Schmiedeberg's Arch. Pharmacol. 287, 23 (1975)
13. LANE, M.-A., A. SASTRE, M. LAW and M.M. SALPETER: Develop. Biol. 57, 254 (1977)
14. HALLE, W. and A. WOLLENBERGER: Am. J. Cardiol. 25, 292 (1970)
15. KÖSSLER, A.: Acta biol. med. germ. 29, 119 (1972)
16. WOLLENBERGER, A. and R. IRMLER in: Recent Advances in Studies on Cardiac Structure and Metabolism. Vol. 11, in press. University Park Press, Baltimore 1977.
17. GILMAN, A.G.: Proc. Nat. Acad. Sci. USA 67, 305 (1970)
18. LOWRY, O.H., N.J. ROSEBROUGH, A.L. FARR and R.J. RANDALL: J. Biol. Chem. 193, 265 (1951)
19. WATANABE, A.M., D.R. HATHAWAY, H.R. BESCH Jr., B.B. FARMER and R.A. HARRIS: Circul. Res. 40, 596 (1977)
20. BURNS, T.W. and P.E. LANGLEY: J. Cyclic Nucleotide Res. 1, 321 (1975)
21. JAKOBS, K.H., W. SAUR and G. SCHULTZ: J. Cyclic Nucleotide Res. 2, 381 (1976)

CONTENTS

СОДЕРЖАНИЕ

INHALT

Biochemie

Physiologie/Pathophysiologie

Pharmakologie

Immunologie

Kurzmitteilungen

Bezugsmöglichkeiten

Bestellungen sind zu richten:

- **in der DDR** an eine Buchhandlung oder an den Akademie-Verlag DDR-108 Berlin, Leipziger Straße 3—4
- **im sozialistischen Ausland** an eine Buchhandlung für fremdsprachige Literatur oder an den zuständigen Postzeitungsvertrieb
- **in der BRD und Westberlin** an eine Buchhandlung oder an die Auslieferungsstelle KUNST UND WISSEN, Erich Bieber, 7 Stuttgart 1, Wilhelmstraße 4—6
- **in Österreich** an den Globus-Buchvertrieb, 1201 Wien, Höchstädtplatz 3
- **im übrigen Ausland** an den Internationalen Buch- und Zeitschriftenhandel; den Buchexport, Volkseigener Außenhandelsbetrieb der Deutschen Demokratischen Republik, DDR-701, Leipzig, Postfach 160, oder an den Akademie-Verlag, DDR-108, Berlin, Leipziger Straße 3—4.

www.ingramcontent.com/pod-product-compliance
Lightning Source LLC
LaVergne TN
LVHW081337011026
849161LV00013BB/2938